REUMANN

HEILENDES
Yin Yoga

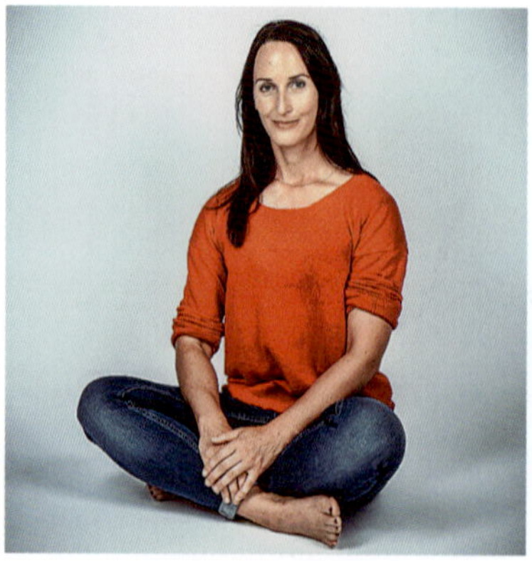

FRIEDERIKE REUMANN ist Physiotherapeutin, Heilpraktikerin und Osteopathin mit eigener Praxis und Yoga Loft am Steinhuder Meer. Sie hat unter anderem Ausbildungen in Traditioneller Chinesischer Medizin und Yoga absolviert und bereits mehrere Bücher über Selbstbehandlungsmöglichkeiten geschrieben. Wer mehr über ihre Arbeit wissen möchte, findet weiterführende Informationen, Podcastbeiträge und einen Gesundheitsblog auf der Website Ihrer Praxis:
www.yoga-am-steinhuder-meer.de
www.physioplus-neustadt.de

FRIEDERIKE REUMANN

HEILENDES YIN YOGA

Asanas & Akupressur wirksam kombiniert: Mit fernöstlicher Heilkunst die Yoga-Praxis vertiefen

TRIAS

DIE BASICS

10 Was ist Yin Yoga?
10 Wann Yin Yoga entstand
12 Wie Yin Yoga wirkt
16 Asanas und Akupressur
16 Praktische Erfahrungen aus der TCM
17 Mehrwert für deine Yin-Yoga-Praxis
17 16 Grundhaltungen aus dem Yin Yoga
54 Grundlagen der Traditionellen Chinesischen Medizin
54 Das Energiesystem des Menschen
57 Der Akupressur-Impuls

HEILENDES YIN YOGA

64 Erden, entspannen und sich neu ordnen
64 Die Kraft der Erde
65 Sich entspannen
72 Ausgleichen – heilende Übungen
104 Mobility-Posen – etwas Yang einstreuen
112 Die individuelle Praxis
112 Auswahl der Übungen

FLOWS – AUF EINEN BLICK

120 FLOW BEI RÜCKENSCHMERZEN IN DER LENDENWIRBELSÄULE
126 FLOW BEI KOPFSCHMERZEN UND NACKENVERSPANNUNGEN
134 FLOW BEI GELENK- UND MUSKELSCHMERZEN AM GANZEN KÖRPER
142 FLOW HERAUSFORDERNDES LEBEN UND DAUERSTRESS
150 FLOW BEI VERDAUUNGSSTÖRUNGEN
158 FLOW BEI ATEMBESCHWERDEN

FLOWS BEI HÄUFIGEN ALLTAGSBESCHWERDEN

118 Rückenschmerzen in der Lendenwirbelsäule
118 Den Rücken im Alltag entlasten
119 Das Übungsprogramm
124 Kopfschmerzen und Nackenverspannungen
124 Verschiedene Kopfschmerzen und mögliche Ursachen
132 Gelenk- und Muskelschmerzen am ganzen Körper
133 Schmerzen aus Sicht der TCM
138 Herausforderndes Leben und Dauerstress
138 In welchem Stress-Level befindest du dich?
146 Verdauungsstörungen
146 Ist gesunde Ernährung für jeden gesund?
147 Das Übungsprogramm
156 Atembeschwerden
156 Die Bedeutung der Atmung in der TCM
157 Das Übungsprogramm

162 SERVICE

162 Weiterführende Literatur
163 Stichwortverzeichnis
164 Empfehlungen von Friederike Reumann

EXKURSE

18 TIPPS FÜR DIE ÜBUNGSPRAXIS

58 BRAUCHST DU MEHR YIN IM LEBEN?

122 SELBSTBEHANDLUNG MIT MOXA

128 TUINA SELBST DURCHFÜHREN

136 SCHRÖPFEN IST EINE TRADITIONSREICHE METHODE

144 ERHOLSAMER NACHTSCHLAF: DAS WIRKSAMSTE MITTEL GEGEN STRESS

152 VITALPILZE MIT STOFFWECHSELAKTIVEN ENZYMEN

160 DAS AKU-TAPE VEREINT AKUPUNKTUR UND TAPING

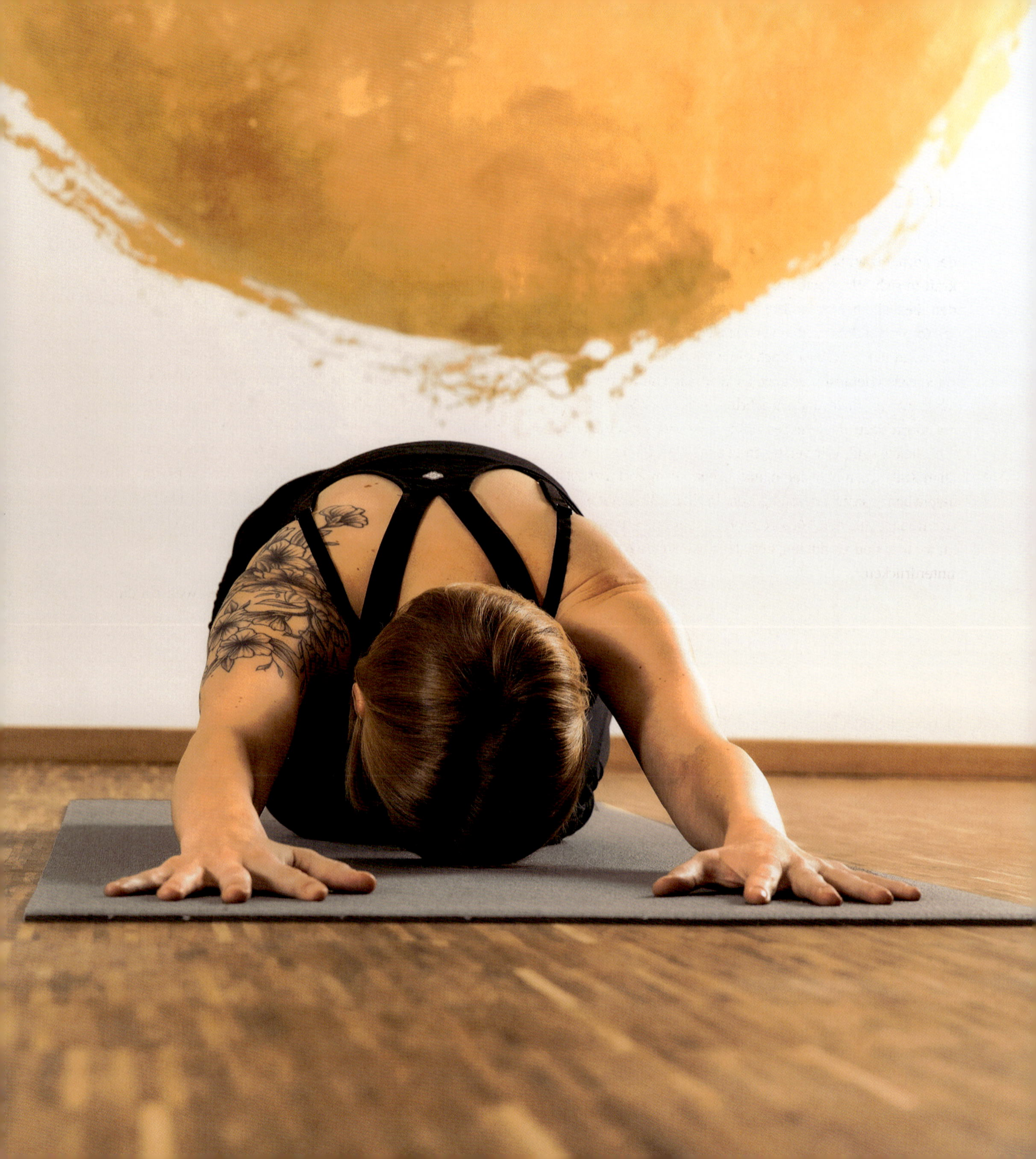

LIEBE LESERINNEN, LIEBE LESER,

der Körper trägt bei jedem Leiden die größte Quelle der Heilkraft in sich. Wenn wir uns unwohl oder krank fühlen, werden die Selbstheilungskräfte angestoßen. Das Energiesystem im Körper, im Geist und in der Seele ordnet sich und Gesundheit wird herbeigeführt. Doch die moderne Lebensweise mit ihren vielen Herausforderungen, wie Arbeiten am Limit, Bewegungsmangel, ungesunde Ernährungsweise und Schlafmangel etc., führt dazu, dass die Selbstheilungskräfte verborgen oder fehlgeleitet sind. Wir verstehen es nicht mehr, diese natürlichen Kräfte zu mobilisieren, und haben uns manchmal sogar angewöhnt, gegen sie vorzugehen. Deshalb müssen wir wieder lernen, mit den körpereigenen Kräften umzugehen, sie zu fördern und zu nutzen, anstatt sie im stressigen Alltag zu unterdrücken.

Mit diesem Buch möchte ich dich ermuntern, diesen Bewusstseinswandel einzuleiten. Denn egal, wie es dir gerade geht oder was andere zu dir sagen – Lebenskraft lässt sich bei jedem stärken!

Die Kombination aus Yin-Yoga-Asanas und Akupressur-Impulsen bietet dir ein Selbstheilungs-Tool bei vielen häufigen Beschwerden. Mit unterstützenden Maßnahmen aus der Traditionellen Chinesischen Medizin greifst du in deine Heilungsprozesse ein und fühlst dich deinem Leiden nicht mehr ausgeliefert. Ich möchte dich damit inspirieren, deinen Körper neu zu entdecken und seine Selbstheilungskräfte zu unterstützen.

So schaffst du dir selbst die Möglichkeit für ein langes, beschwerdefreies Leben!

Viel Spaß beim Lesen, Üben und Ausprobieren wünscht dir
Friederike Reumann

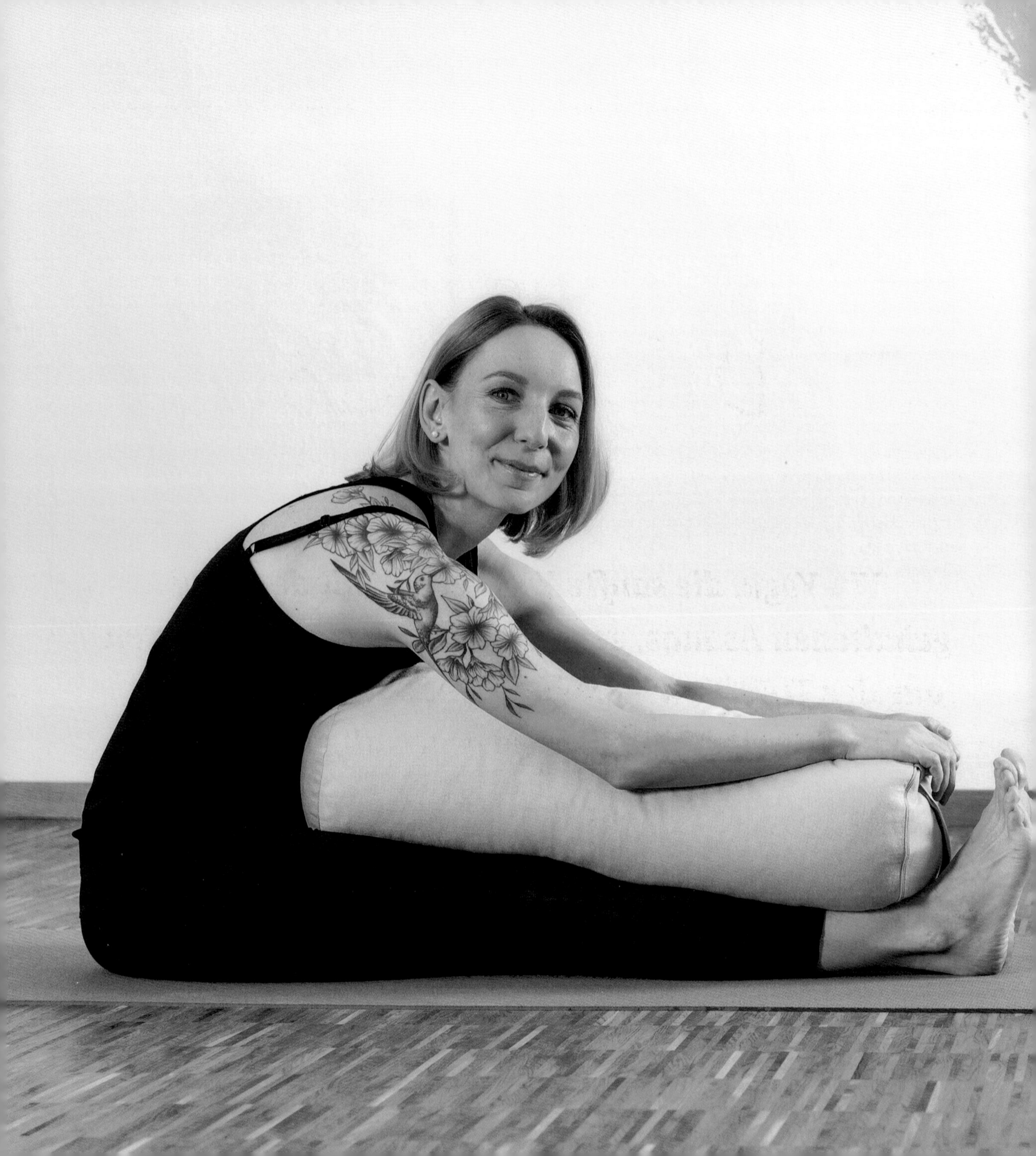

DIE BASICS

Yin Yoga, die sanfte Yoga-Form mit den lang gehaltenen Asanas, gepaart mit Akupressurpunkten aus der Traditionellen Chinesischen Medizin, bieten dir ein Selbstheilungstool gegen alle möglichen Alltagsbeschwerden.

WAS IST YIN YOGA?

Yin Yoga ist ein relativ junger Yoga-Stil, der auf dem Hatha Yoga basiert, jedoch viel sanfter und ruhiger ist. Geübt wird meistens im Sitzen und Liegen. Er ist auch für Anfänger und Ungeübte hervorragend geeignet.

Da du dieses Buch in Händen hältst, hast du wahrscheinlich schon Erfahrungen oder Berührungspunkte mit Yoga gehabt. Vielleicht hast du schon an einem Yoga-Kurs teilgenommen oder mit einem der vielen YouTube-Videos geübt. Vielleicht bist du sogar Yogalehrerin mit viel Praxiserfahrung und suchst in diesem Buch nach neuen Anregungen für deine Schüler oder für dich selbst. Möglicherweise kennst du dich noch gar nicht mit Yoga aus und hast nach diesem Buch gegriffen, weil dir deine eigene Gesundheit wichtig ist und du nach Möglichkeiten suchst, Beschwerden selbst zu heilen und Schmerzen zu reduzieren. Um die gesundheitsfördernden Techniken aus diesem Buch zu erlernen, spielt es keine Rolle, wo du selbst gerade stehst.

Alle Grundübungen, die du kennenlernst, entstammen dem Yin Yoga, einem neuerem Yoga-Stil, der durch seine lang gehaltenen Haltungen und durch die Nutzung von Hilfsmitteln von jedem praktiziert werden kann – egal ob Anfänger, Yoga-Kenner, sportlich, unbeweglich, jung oder alt. Im Gegensatz zu den meisten traditionellen Yoga-Formen werden die Positionen im Yin Yoga minutenlang gehalten. Damit der Körper möglichst passiv in seine Position sinken kann, setzt man Hilfsmittel wie Klötze, Bolster oder Gurte ein. Anstatt die Muskeln zu stärken, wie beispielsweise im Hatha Yoga, wirkt der heilende Impuls der Yin-Yoga-Übungen in den Faszien des Körpers. Das sind insbesondere Faszien, die Organe oder Gelenke umgeben, aber auch feste, stabilere Faszien wie die große Rückenfaszie.

Wann Yin Yoga entstand

Im Yin Yoga werden Asanas geübt, die aus dem klassischen Hatha Yoga abgeleitet sind. Die Haltungen werden mit Erkenntnissen aus der Traditionellen Chinesischen Medizin (TCM) und westlicher Wissenschaft verbunden. Um zu verstehen, wie die alte Yogalehre aus Indien und traditionelle Heilkunst aus China aufeinandertreffen konnten, machen wir eine kleine Zeitreise zurück in das 2. Jahrhundert nach Christus. In diesem Zeitraum tauchten erste Schriften über klassisches Yoga und seine indischen Philosophien in den sogenannten Yogasutras von Patanjali auf.

Der Yoga diente in erster Linie dazu, den Geist zu beruhigen und den Körper auf die Meditation vorzubereiten. Daher wurden die meisten Übungen im Sitzen durchgeführt, stehende Positionen gab es zunächst nur wenige. Die Meditationspraxis und die spirituellen Aspekte des Yoga standen im Mittelpunkt. Mit der Hatha-Yoga-Bewegung (um das 12. Jahrhundert) rückten die körperlichen Aspekte mehr in den Fokus und die vorhandenen Yoga-Haltungen (Asanas genannt) wurden mit stehenden Positionen und fließenden Bewegungen ergänzt. Yoga hatte schon immer die Fähigkeit, sich den Bedürfnissen der Menschen anzupassen, und so entwickelten sich im Laufe der Zeit viele verschiedene Yoga-Stile mit jeweils besonderen Schwerpunkten.

WAS BEDEUTET YIN?

Yin und Yang bezeichnen polarisierende Kräfte, über die du im Kapitel über die Traditionelle Chinesische Medizin (Seite 54) mehr erfährst. Zum jetzigen Zeitpunkt ist es gut zu wissen, dass Yin für eine Kraft steht, die ihre Wirkung in den tiefen Körperschichten (zum Beispiel den organ- und muskelumgebenden Faszien) entfaltet und auf den Parasympathikus (ein Strang des vegetativen Nervensystems) einwirkt. Diese Kraft des Yin unterstützt die Eigenschaften der passiven Haltungen von Paulie Zink und war vielleicht deshalb ausschlaggebend für die Namensfindung des neuen Yoga-Stils.

Der Begründer des Yin Yoga

Paulie Zink, Kampfkunstmeister (Martial Arts, Karate und Kung Fu) in den USA, erkannte in den 1970er-Jahren, dass ihm Yoga zu mehr Beweglichkeit bei seinem Kampftraining verhalf. Logischerweise hatte er dadurch mehr Erfolg in seinen Turnieren. Davon motiviert, entwickelte Zink sein Training weiter. Durch seine Erfahrung mit vielen verschiedenen chinesischen Kampfkunststilen interessierte er sich auch für die Lehren der TCM. Er fand heraus, wie wertvoll insbesondere lang gehaltene, sitzende und liegende Asanas für seine Regeneration nach dem Wettkampf waren. Doch er spürte noch weitere positive Veränderungen: Seine neue Trainingsform schien eine unmittelbare Wirkung auf seine Innenwelt zu haben, denn er fühlte sich mental gestärkt und energiegeladen. Zink schrieb die neu gewonnenen Fähigkeiten der Aktivierung des Energiesystems im menschlichen Körper zu, welches vermutlich ebenfalls durch die lang gehaltenen Asanas angesprochen wird.

Nach den positiven Erfahrungen des erfolgreichen Sportlers lag es Paulie Zink nahe, die Vorteile der lang gehaltenen Yoga-Asanas mit seinem Wissen aus der TCM zu kombinieren. Über die Jahre entstand daraus Yin Yoga. Er begann, diese neue Yoga-Form auch zu unterrichten.

Das Zusammentreffen der beiden uralten Philosophien Yoga und TCM haben wir also Paulie Zink zu verdanken. Ihre Zusammenführung scheint plausibel, haben beide Lehren doch das gleiche Gesundheitsprinzip: Es werden bestimmte, ausgleichende Kräfte im Energiesystem des Menschen aktiviert, die den Körper, den Geist und die Seele zur Selbstheilung anregen und harmonisieren.

Die klassischen Säulen wie Pranayama und Meditation finden sich natürlich auch im Yin Yoga wieder und dienen gerade am Anfang einer Sequenz als wertvolles Tool, um besser zur Ruhe zu finden und sich sammeln zu können.

Weitere Pioniere des Yin Yoga sind zum Beispiel Sarah Powers und Bernie Clark. Sie griffen Paulie Zinks Ideen auf und entwickelten sie weiter. Heute ist Yin Yoga auch in den meisten Studios angekommen. Von der ruhigen und Stress abbauenden Wirkung des Yin Yoga fühlen sich viele Menschen angezogen, die nach einem Ausgleich zu ihrem herausfordernden Alltag suchen.

Wie Yin Yoga wirkt

- Die vielschichtige Wirkung des Yin Yoga ist insbesondere den lang gehaltenen, passiven und durch Hilfsmittel unterstützen Asanas geschuldet. Im Gegensatz zu den dynamischen Yogastilen (Vinyasa, Hatha Yoga u. a.), die hauptsächlich die Muskulatur ansprechen, zielt Yin Yoga auf die tiefer liegenden Bindegewebsstrukturen ab und erreicht Faszien, Bänder, Sehnen und Gelenke. Die genannten Körperstrukturen benötigen mehr Zeit zur Entspannung als Muskulatur. Sie dehnen und lösen sich erst, sobald wenig Muskelaktivität im Spiel ist und der Körper möglichst passiv in die Asana hineinsinken kann. Daher ist es beim Yin Yoga ausdrücklich gewünscht, sich Lagerungshilfen wie Klötze, Kissen und Bolster zur Unterstützung dazuzunehmen.

Ideal für Anfänger mit Gesundheitsbewusstsein

Yin Yoga ist sehr einsteigerfreundlich. Dadurch, dass die Asanas überwiegend im Sitzen und im Liegen praktiziert werden, sind sie leicht auszuführen und bedürfen keiner herausragenden Beweglichkeit oder akrobatischer Fähigkeiten. Die Hilfsmittel erlauben, sich langsam in eine Asana einzufühlen und zu spüren, was die einzelnen Haltungen im Körper verändern und bewirken. Gerade für Neu-Yogis, die noch nicht so viele Erfahrungen in Körperwahrnehmung und in Entspannungstechniken sammeln konnten, sind die Hilfsmittel ein entscheidender Vorteil, den eigenen Körper besser spüren zu lernen. Langes Verweilen in einer Asana benötigt keinerlei Kondition. Als Anfänger wird deine Ausdauerleistung schonend geschult und gesteigert. Yin Yoga kann durch Varianten und Hilfsmittel an nahezu alle Bewegungsmöglichkeiten des Übenden angepasst werden. Wenn du dir trotz der genauen Anleitungen in diesem Buch unsicher bei der Ausführung der Asanas bist, helfen dir Yogalehrer und Physiotherapeuten, die Übungen an deine individuellen Beschwerden anzupassen.

Zusammenfassend lässt sich sagen, dass Yin Yoga ideal für Anfänger ist, weil

- die Asanas leicht auszuführen sind,
- die Asanas an individuelle Bedürfnisse und Fähigkeiten angepasst werden können,
- du Hilfsmittel für mehr Beweglichkeit nutzen kannst,
- du ein Gespür für deinen Körper bekommst,
- du keine Kondition und Fitness brauchst.

Mehr Flexibilität und Beweglichkeit für ältere Menschen

Yin ist in der TCM eine Kraft, die in der Tiefe des Körpers wirkt, also direkt an Knochen, Gelenken und Faszien. Ausreichend Yin-Energie im Körper hält diese Strukturen gesund und beweglich.

Ältere Menschen, die sich nicht mehr so viel oder so gut bewegen können, leiden häufiger an degenerativen Erkrankungen der Gelenke (Arthrose, Verschleiß) oder an Verlust der Knochendichte (zum Beispiel in der Wirbelsäule oder im Oberschenkelknochen). Sie klagen dadurch über Bewegungseinschränkungen und Muskelschmerzen, die auf Dauer die Lebensqualität stark einschränken. Wenn sich ältere Menschen eine tägliche Yin-Yoga-Routine angewöhnen, spüren sie schnell, wie sich die Beweglichkeit durch bestimmte Grundhaltungen verbessern lässt. Das hat einen einfachen Grund: Die Faszien älterer Menschen transportieren weniger Flüssigkeiten und trocknen aus. Dadurch verkleben sie stärker und schränken die Beweglichkeit von Muskeln und Gelenken ein, die von den verklebten Faszien umhüllt werden. Werden sie durch die lang gehaltenen Asanas schonend gedehnt und wieder entfaltet, verbessert sich auch das Gelenkspiel und die Muskeln werden flexibler.

Schnellere Regeneration für Sportler

Im Prinzip geschieht Ähnliches bei Leistungssportlern oder Menschen, die sich sehr einseitig bewegen. Diese Bewegungsmuster (im Sport zum Beispiel Korbleger-Training beim Basketball oder Spitzentanz im Ballett) führen durch die immer wiederkehrenden Reize zur Überlastung in der beanspruchten Körperstruktur. Die umhüllenden Faszien reagieren mit Kompensationsmaßnahmen, verkleben und verfestigen sich, um so die leidende Körperregion zu schützen. Stoffwechselvorgänge innerhalb der Faszien kommen zum Erliegen, und die überlastete Körperstruktur wird mehr und mehr von der Versorgung abgeschnitten. Sogenannte Schlackenstoffe reichern sich im Gewebe an und sorgen für noch mehr Schmerzen.

Wenn sich Sportler angewöhnen, ein paar Yin-Yoga-Übungen in ihr Training einzustreuen, sorgen sie damit für eine schnelle Entlastung in den beanspruchten Strukturen. Die muskelumhüllenden Faszien dehnen sich auf und das Muskelgewebe wird stärker durchblutet. Jetzt können kleinere Schäden an den Muskeln repariert und Schlackenstoffe abtransportiert werden. Da wir im Yin Yoga vor allem Faszien ansprechen wollen, machen wir einen kleinen Exkurs und schauen uns das Fasziengewebe und seine Funktionen genauer an (Kasten unten).

UNTERSTÜTZUNG DER FASZIEN

Eine Faszie ist Bindegewebe, das sämtliche Körperstrukturen – Muskeln, Organe, Knochen und Gelenke – wie ein feines Netz umhüllt. Je nach Körperregion sind Faszien hauchdünn oder mehrere Millimeter stark (zum Beispiel am unteren Rücken). Gesunde Faszien sind geschmeidig und gleitfähig. Sie ermöglichen reibungslose, flexible Bewegungsabläufe und geben dem ganzen Körper Halt und Stabilität.

Darüber hinaus verbinden Faszien sämtliche Körperstrukturen und dienen dem Körper als wichtiges Transportsystem für Flüssigkeiten. Selbst die Meridiane, die Energiebahnen des Menschen, sollen über das Fasziensystem kommunizieren können. Die feinen Häute vermögen sogar Schmerzreize an das Gehirn weiterzuleiten und vermutlich auch Hormone zu transportieren.

In Studien hat man herausgefunden, dass sich Faszien erst nach drei Minuten passiver Dehnung entfalten können. Deshalb sind die lang gehaltenen Yin-Yoga-Asanas ideal für die Regeneration und Ausdehnung der bindegewebigen Strukturen.

Zusammenfassend kann gesagt werden, dass Yin Yoga ideal für Unbewegliche, ältere Menschen und Sportler ist, weil

- *der Bewegungsspielraum vergrößert wird,*
- *Regenerationsphasen verkürzt werden können,*
- *das Verletzungsrisiko reduziert ist,*
- *Schmerzlinderung erreicht wird.*

Wenn du noch mehr über Faszien erfahren willst, siehe dir meine Literaturempfehlung am Ende des Buches an (Seite 162). Es gibt viele Autoren, die sich mit dem Faszien-Thema beschäftigen und darüber tolle Ratgeber geschrieben haben.

WIE DAS VEGETATIVE NERVENSYSTEM FUNKTIONIERT

Zum vegetativen Nervensystem (auch autonomes Nervensystem genannt) zählen im Wesentlichem drei große Nervenstränge: der Sympathikus, der Parasympathikus und der Vagusnerv. Parasympathikus wird der beruhigende Ast des vegetativen Nervensystems genannt, sein Gegenspieler heißt Sympathikus. Normalerweise arbeiten die beiden Nervenstränge zusammen und steuern die Körperfunktionen bei einer Stress auslösenden Situation. Der Sympathikus stellt den Körper mit seinen Organen und Hormondrüsen bei Stress auf »Flucht und Kampf« ein. Ist der Stress oder der Gefahrenauslöser verschwunden, schaltet sich der Parasympathikus regulierend ein und beruhigt das Körpersystem wieder. Wenn du ständig im Dauerstress stecken bleibst, ist das Zusammenspiel gestört und funktioniert nicht mehr. Das vegetative Nervensystem erschöpft sich und wichtige Stressorgane wie die Nebennieren funktionieren nicht mehr so gut.

Typische Körperzeichen bei Dauerstress

- *Schlafstörungen und innere Unruhe*
- *Verspannungen und Kopfschmerzen*
- *Bluthochdruck und Herzrasen*
- *Sodbrennen, Blähungen und Magendruck*
- *Nahrungsmittelintoleranzen*
- *geschwächtes Immunsystem*
- *Stimmungsschwankungen, Burn-out oder Depression*
- *Müdigkeit und Vitalitätsverlust*
- *Zunahme von autoimmunen Erkrankungen und Allergien*

Dauerstress abbauen

Unsere moderne Zeit bringt es mit sich, dass von uns sehr viel verlangt wird: lange Arbeitstage, zeitliche Flexibilität, Präsenz in den sozialen Medien oder der Spagat zwischen Beruf und Familie. Letzteres war gerade in der Corona-Pandemie eine neue Herausforderung, denn Eltern mussten nebenberuflich Lehrer sein und ihre Kinder mehr als sonst beschäftigen und betreuen.

All diese Faktoren fordern ihren Preis, sie ziehen dem Körper und dem Geist viel Energie ab. Viele von uns geraten dadurch in andauernden Stress. Der entsteht immer dann, wenn die Anforderungen in einer Situation regelmäßig das Maß übersteigen, dem sich die betroffene Person gewachsen fühlt. Dies führt zu Störungen in der mentalen Balance und zu körperlichen Beschwerden wie Schlafproblemen, Verdauungsbeschwerden und Burn-out.

Erstaunlicherweise werden Stressfaktoren im Alltag oft nicht erkannt. Möglicherweise, weil die Alarmzeichen des Körpers im Berufs- und Familienalltag einfach weggedrückt werden, um weiter funktionieren zu können. Oftmals versinken wir im Zeitdruck und vergessen die kraftspendenden Pausen zwischendurch. Wenn es zusätzlich zu Schlafproblemen kommt, stehen dir zu wenige Tiefschlafphasen zur Verfügung, in denen sich der Körper vom Stress erholen könnte. Anstatt mit Stress und Folgekrankheiten zu leben, kannst du dich mit Werkzeugen ausrüsten, die dich davor schützen – zum Beispiel mit Yin Yoga!

Wer regelmäßig meditiert und sein Körperbewusstsein schult, kann die Alarmzeichen wie Bluthochdruck, Kopfdruck oder Verspannungen frühzeitig aufspüren und mit Stress in Verbindung bringen. Dann können ausgewählte Asanas helfen, diese Symptome dauerhaft zu lindern. Eine regelmäßige Yin-Yoga-Praxis mit Meditation und Atemtechniken ermöglicht die neu gewonnenen Fertigkeiten in den Alltag einzuweben und Herausforderungen gelassener zu begegnen. Damit du dir die Stressreaktionen im Körper besser vorstellen und Alarmzeichen sicher dem Stress zuordnen kannst, machen wir auch hier eine kleine Exkursion – diesmal geht es um das vegetative Nervensystem (Seite 14).

Yin-Yoga-Haltungen, Meditationstechniken und Atemübungen können bei Dauerstress und einem herausfordernden Alltag überall eingesetzt werden. Die lang gehaltenen Asanas beruhigen den aufgewühlten Körper und ordnen den zerstreuten Geist. Dann kann sich der Parasympathikus wieder regulierend in das Geschehen im vegetativen Nervensystem einschalten und für den Stressabbau sorgen. Zusammenfassend gesagt eignet sich Yin Yoga für Menschen im Stress besonders gut, weil

- die Körperwahrnehmung und das Gespür für erste Alarmzeichen geschult wird,
- die Asanas überall, auch im Büro, in der Küche oder im Homeoffice, angewendet werden können,
- Meditation den Geist beruhigt und das Gehirn ordnet,
- Atemtechniken direkt auf die Stressachsen wirken und akute Stressbeschwerden lindern können,
- du zu einer Pause ermutigt wirst und danach den Alltag wieder besser meistern kannst.

In der Literaturliste (Seite 162) gebe ich dir ein paar Tipps für Bücher, die sich mit Stress und seinen Gegenmaßnahmen beschäftigen. Wenn du dich für das Thema interessierst, greife gern darauf zurück!

Müdigkeit und mangelnde Vitalität auflösen

Noch mal zurück zu Paulie Zink. Warum fühlte er sich eigentlich nach seiner Yin-Yoga-Praxis so energiegeladen und erfrischt? Würde man nicht eher erwarten, sich nach sitzenden, lang gehaltenen Asanas müde und schläfrig zu fühlen?

Es gibt einen einfachen Grund dafür, warum Yin Yoga den Körper und den Geist erfrischt und energetisiert: Im Körper sorgen nicht nur Blutbahnen und Faszien für einen regen Flüssigkeits- und Energieaustausch. Die TCM kennt noch ein anderes System – die Meridiane (Energiebahnen).

Über die Meridiane spreche ich ausführlich im Kapitel über die Traditionelle Chinesische Medizin (Seite 54). Im Augenblick reicht es zu wissen, dass der Körper zusätzlich zu den Blut- und Lymphgefäßen noch über ein vollständiges Energiesystem verfügt. Die Meridiane werden, genau wie die Faszien, durch die spezifischen Yin-Yoga-Impulse angesprochen und reguliert. Daher konnte Paulie Zink seine Energie vermehren und überall im Körper verteilen. Das verlieh ihm das frische, energiegeladene Gefühl nach seiner Yin-Yoga-Praxis. Die gleichen Effekte wirst du mit einer routinierten Übungspraxis auch erleben! Nach einem herausfordernden Tag kannst du durch eine kurze Yin-Yoga-Praxis nicht nur Stress abbauen, sondern deine Energie-Akkus auch wieder auffüllen.

ASANAS UND AKUPRESSUR

Asanas und Akupressur-Punkte müssen sinnvoll aufeinander abgestimmt werden. Erst dann kann sich ihr Heilungspotenzial voll entfalten und die inneren Kräfte können sich wieder ausbalancieren.

Die TCM begleitet auch mich schon eine ganze Weile, eigentlich schon seit Beginn meiner Berufsausbildung zur Physiotherapeutin und Heilpraktikerin. Mich fasziniert dabei am meisten, wie der Körper durch einfache Mittel, wie zum Beispiel das Drücken von Akupressur-Punkten, sofort mehr Energie bekommen kann und die Selbstheilungskräfte durch den Energieschub aktiviert werden.

Ähnliche Effekte erlebte ich während meiner Yogalehrerausbildung, als ich das erste Mal mit Yin Yoga in Berührung kam. Anders als in dynamischen Yogaformen gaben mir die lang gehaltenen Asanas im Yin Yoga Zeit, meine körperlichen Defizite aufzuspüren und sie heilend anzusprechen. Nach der Praxis fühlte ich mich energiegeladen und vital – genau wie nach einer Behandlung mit Akupressur-Punkten. Ich fand mich auch viel beweglicher als vorher – und das, obwohl alle Asanas im Liegen und im Sitzen praktiziert wurden und ich das Gefühl hatte, mich kaum angestrengt zu haben. Schon bei diesen ersten Yin-Yoga-Erfahrungen kam mir der Gedanke, einzelne Haltungen mit Akupressur-Punkten zu kombinieren, denn ich spürte, wie die Verknüpfung tiefgreifende Veränderung in mir bewirkte.

Praktische Erfahrungen aus der TCM

Nachdem ich diese Selbsterfahrung machen durfte, traf ich in Seminaren und Kursen auf Yogalehrer oder Yogaübende, die ebenfalls auf die Idee gekommen sind, einzelne Akupressur-Punkte in ihre Asanas einzubauen. Mir fiel dabei aber auf, wie sie Akupressur-Punkte mit Asanas verwendeten, die nach den Prinzipien der TCM ungünstige Wirkweisen versprachen. Oftmals destabilisierte die gewählte Kombination die Energiebalance in den Meridianen eher, anstatt sie zu fördern.

Durch meine Ausbildung in der TCM und speziell in der Akupunktur wollte ich mir mein Hintergrundwissen zu Nutze machen und Asana-Akupressur-Verknüpfungen finden, die günstig zusammenwirken können und sich gegenseitig stärken. Nach intensivem Tüfteln und vielen Selbstversuchen wagte ich meine Idee mit meinen Patienten in der Praxis zu teilen. Nach einer auf das Krankheitsbild des Patienten abgestimmten Akupunktur gewöhnte ich mir an, dem Betroffenen eine Asana aus dem Yin Yoga zu zeigen und ihm einen entsprechenden Akupressur-Punkt mit auf den Weg zu geben, den er passend zu der Asana anwenden konnte. Ich erinnere mich noch genau an einen Burn-out-Patienten, dem ich die Kombination der »Mönch« und den Akupressur-Punkt Ni 1 als Übung für zu Hause aufgab. Sie half ihm besser als seine Arzneien, die er verschrieben bekommen hatte.

Mehrwert für deine Yin-Yoga-Praxis

Mein Anspruch für dieses Buch ist, dir einen Mehrwert für deine Yoga-Praxis mit auf den Weg zu geben. Yin Yoga mit Akupressur-Punkten lenkt die Energie gezielt zu geschwächten Organen und schmerzenden Körperarealen, um dort schnellstmöglich die körpereigenen Selbstheilungskräfte zur Beschwerdelinderung zu entfalten.

Gleichzeitig schulen Atemtechniken und Meditation im Trubel des Alltags die Aufmerksamkeit. Damit werden Alarmzeichen frühzeitig wahrgenommen und du kannst dich vor der eigentlichen Praxis beruhigen und sammeln.

Insgesamt hilft dir heilendes Yin Yoga, dich selbst (wieder) zu finden und deinen innersten Bedürfnissen und Wünschen zu folgen. Wichtig ist, dass die ausgewählten Asanas mit den Druckpunkten zusammenpassen und die Übungssequenz insgesamt ausgeglichen ist. Im folgenden Kapitel erfährst du alles über die Grundpositionen des Yin Yoga, die du für heilendes Yin Yoga nutzen wirst. Mit dem Wissen kannst du die Asanas perfekt an deine Bewegungsmöglichkeiten und Beschwerden anpassen.

16 Grundhaltungen aus dem Yin Yoga

Jetzt kannst du mit mir in die Praxis einsteigen und die Wirkungen des Yin Yogas an dir selbst erfahren. Ich zeige dir 16 leichte Yin-Yoga-Haltungen für die praktische Anwendung. Diese Asanas habe ich für dich so ausgewählt, dass du ohne großen Aufwand in einem weiteren Schritt (Seite 72) Akupressur-Punkte zu den Übungen einsetzen kannst. Was genau Akupressur-Punkte sind und warum sie sich genial mit Yin Yoga kombinieren lassen, erfährst du später noch ausführlich. Behalte aber schon mal im Hinterkopf: Im Rahmen dieses Buches wird die Kombination aus Yin Yoga und Akupressur zu deinem wertvollsten Tool zur Linderung deiner Beschwerden!

Neue Namen für die Asanas

Dir wird vielleicht auffallen, dass die Haltungen im Yin Yoga den Asanas der traditionellen Yoga-Formen sehr ähnlich sind. Viele sind sogar identisch. Dennoch wurden den Yin-Yoga-Haltungen neue Namen gegeben. Aus der »Taube« (Kapotasana) wurde beispielsweise der »Schwan«. Es gibt einen einfachen Grund: Die neuen Asana-Namen verdeutlichen die Abgrenzung zu den traditionellen Yoga-Formen. Auf den ersten Blick sind sich die Asanas zwar sehr ähnlich, doch in der Ausführung gibt es gravierende Unterschiede.

Die traditionellen Yoga-Asanas werden in der Regel dynamisch und aktiv ausgeführt. Der körperliche Schwerpunkt beruht auf der Aktivierung der Muskulatur. Yin-Yoga-Asanas zielen auf etwas anderes ab: In Studien konnte belegt werden, dass sich Faszien im Gegensatz zu Muskelgewebe in lang gehaltenen und möglichst passiven Haltungen ausdehnen und entfalten können. Liegende und sitzende Positionen erleichtern dem Körper, sich mit der Schwerkraft in die Passivität sinken zu lassen und die Rezeptoren der Faszien anzusprechen. Aus diesem Grund findet man im Yin Yoga keine Bewegungseinheiten (Flows) und kaum Positionen im Stehen.

Wir starten jetzt mit den Yin-Yoga-Grundhaltungen.

TIPPS FÜR DIE ÜBUNGSPRAXIS

Deine Übungspraxis soll für dich eine Auszeit vom Alltag werden und dir Ruhe, Entspannung und Regeneration schenken. Damit das auch wirklich gelingt, habe ich noch ein paar Tipps für dich.

Fingertest

Im Yin Yoga geht es vorrangig um das Loslassen und die Passivität der Muskulatur, damit den Faszien (und auch den Meridianen) Aufmerksamkeit geschenkt werden kann. In meinen Yogakursen werde ich häufig gefragt, wie sich Muskelspannung- und Faszienspannung anfühlen, denn vielen Teilnehmern fällt es in den Asanas schwer, die feinen Unterschiede wahrzunehmen. Anhand des »Fingertests« lässt sich der Unterschied spüren und sichtbar darstellen:

Wenn du deinen Zeigefinger ausstreckst, so als ob du auf jemanden zeigst, ist er gerade und voller Spannung. Du kannst ihn mit der anderen Hand nur mit viel Kraft runterdrücken. Der ausgestreckte Finger gibt kaum nach. Das ist die in dem Finger wirkende Muskelkraft. Ziehst du nun mit der anderen Hand an dem ausgestreckten Zeigefinger, dann ist er fest und stabil. Diese Muskelaktivität wird für dynamische Yogasequenzen, wie zum Beispiel Vinyasa-Flows oder im Ashtanga-Yoga, genutzt.

Nun lasse deinen Zeigefinger einfach hängen. Er sieht schlaff aus, ist gebeugter und ohne Spannung. Wenn du ihn anstupst, federt er, und du kannst ihn ganz leicht runterdrücken. Wenn du mit der anderen Hand an ihm ziehst, bleibt er schlaff und gebeugt. Er fühlt sich eher weich an. Das ist die »Spannung« in den Faszien, mit der du im Yin Yoga arbeitest. Faszien sind weniger flexibel als Muskeln und dehnen sich langsamer aus. Sie brauchen viel mehr Zeit und Raum als Muskulatur, um wieder in die ursprüngliche Form zu gelangen. Bildlich kannst du dir Muskeln eher wie Gummibänder und Faszien wie Frischhaltefolie oder ein Spinnennetz vorstellen. Faszien entfalten sich besser, wenn der Körper kühl ist. Sportler sollten Yin-Yoga-Übungen daher vor dem Training einbauen.

Die Wirbelsäule im Yin Yoga

Im Yin Yoga ist die Wirbelsäule bei den meisten Asanas gerundet, ähnlich wie der schlaffe, hängende Faszienfinger. Denn je gebeugter der Rücken ist, desto intensiver werden die tiefen Gewebeschichten im Körper gedehnt. Das ist kein Widerspruch zu den muskelorientierten Asanas aus dem Hatha-Yoga, bei denen die Wirbelsäule aufgerichtet ist. Durch Yin Yoga soll anstatt Muskelkraft mehr Flexibilität in der Wirbelsäule erreicht werden, damit sie sich aus starren Alltagsmustern lösen und der Rücken sich nach den Yin-Yoga-Übungen wieder besser bewegen kann. Es gibt aber auch Ausnahmen: Im Sitzen, bei Atemübungen, ist die Wirbelsäule aufgerichtet, damit alle Atemprozesse reibungslos ablaufen und sich die Lunge entfalten kann. In gedrehten Asanas wie beispielsweise dem Krokodil oder dem Drehsitz, lösen sich Blockaden in der Wirbelsäule oftmals mit einem Knacken von selbst auf. Kein Grund zu erschrecken: Das Knacken ist ein Zeichen dafür, dass sich ein Wirbel- oder Rippengelenk repositionieren konnte oder eine Qi-Blockade sich aufgelöst hat.

Nichts überstürzen

In diesem Buch gebe ich an, dass die Yin-Yoga-Positionen drei Minuten gehalten werden sollten, damit die Faszien die Möglichkeit bekommen, sich auszudehnen, und die Gelenke mobilisiert werden können. Wenn du das Bedürfnis hast, länger in einer Position zu bleiben, vertraue deiner Intuition und steigere die Zeit. Wohlfühlschmerzen oder leichte Dehnungsreize sind während der Yoga-Praxis jederzeit erlaubt. Löst eine Dehnung starke Schmerzen oder Unwohlsein aus, ist die Intensität zu stark. Schraube sie in diesem Fall zurück oder nimm dir Hilfsmittel, um deine Körperstrukturen zu unterstützen. Die Übung muss niemals zwingend drei Minuten gehalten werden, wenn dein Körper noch nicht dazu bereit ist.

In der ersten Minute, in der die Yin-Yoga-Haltung eingenommen wird, antwortet der Körper meist mit Widerstand. Erst danach beginnt er sich zu öffnen und zu lösen. Ziehe dich nicht aktiv tiefer in die Übungen. Folge stets den Einladungen deines Körpers, wenn er dir erlaubt, tiefer in die Dehnung zu sinken. Diesen Impuls wirst du ganz intuitiv spüren.

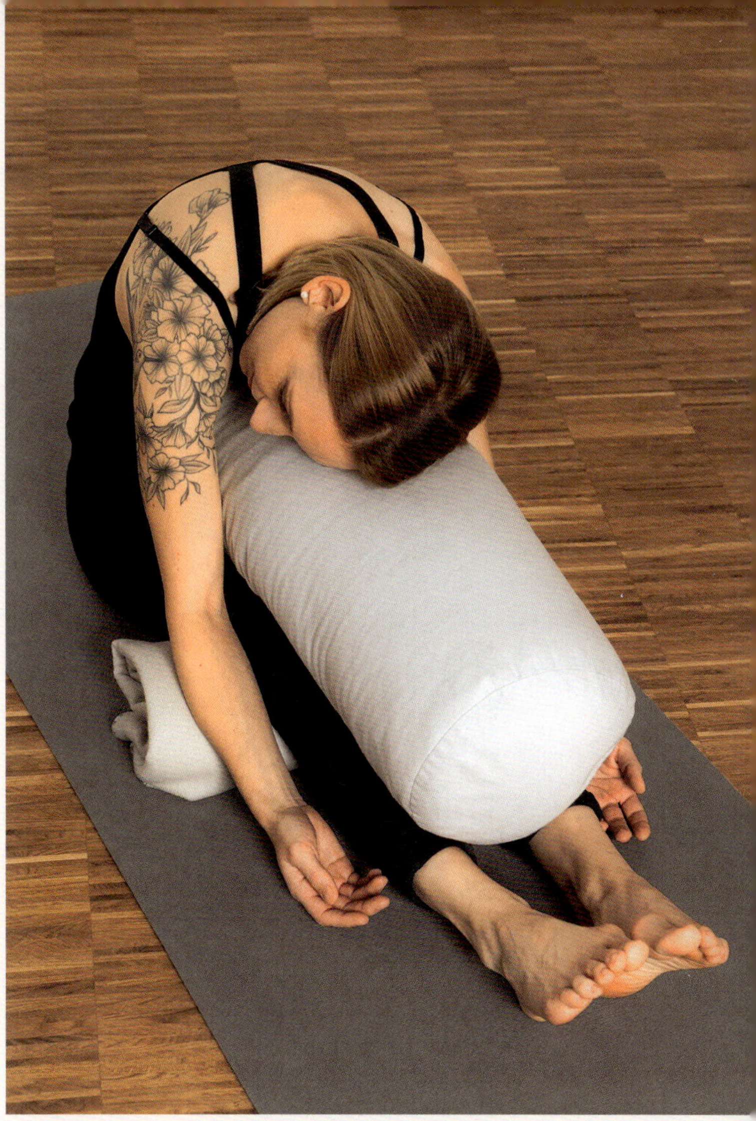

Gehe achtsam mit deinem Körper um

Akzeptiere deine eigenen Grenzen. Yoga ist kein Wettkampf und hat auch keinen Leistungsanspruch. Beides spürst du in deinem Alltag wahrscheinlich genug! In deiner Yoga-Praxis geht es allein darum, dir etwas Gutes zu tun und dem Körper, dem Geist und deiner Seele die Reize zu geben, die gut für ihre Regeneration sind.

Es tut gut, sich nach einer Übung kurz in die entspannte Rückenlage zu legen oder für ein kurzes Nachspüren der Wirkung sitzen zu bleiben. Das ermöglicht dem Körper auch, sich neu auszurichten und sich auf die folgende Übung einzustellen.

Nützliche Hilfsmittel

Jeder kann Yoga üben. Das Schöne ist, du brauchst nicht viel um damit anzufangen. Doch es gibt Hilfsmittel, die dich bei der Yoga-Praxis unterstützen. Sobald du spürst, dass du in einer Yin-Yoga-Haltung Spannung aufbaust und deine Muskeln versuchen, die Position aktiv zu halten, nimm dir Lagerungshilfen, damit es dir leichter fällt, deine Position für einen längeren Zeitraum passiv einzunehmen. Viele Yogis haben beispielsweise Probleme, die Hüftgelenke nach außen zu rotieren – fehlende Beweglichkeit, die im Schneidersitz notwendig ist. Hier können zwei Yoga-Kissen oder als Alternative zwei dicke Sofakissen helfen, die Knie zu unterlagern und die Hüftkapseln und das umliegende Gewebe passiv zu dehnen. Zu den einzelnen Yin-Yoga-Grundpositionen zeige ich dir genau, wie du deinen Körper mit Hilfsmitteln unterstützen kannst.

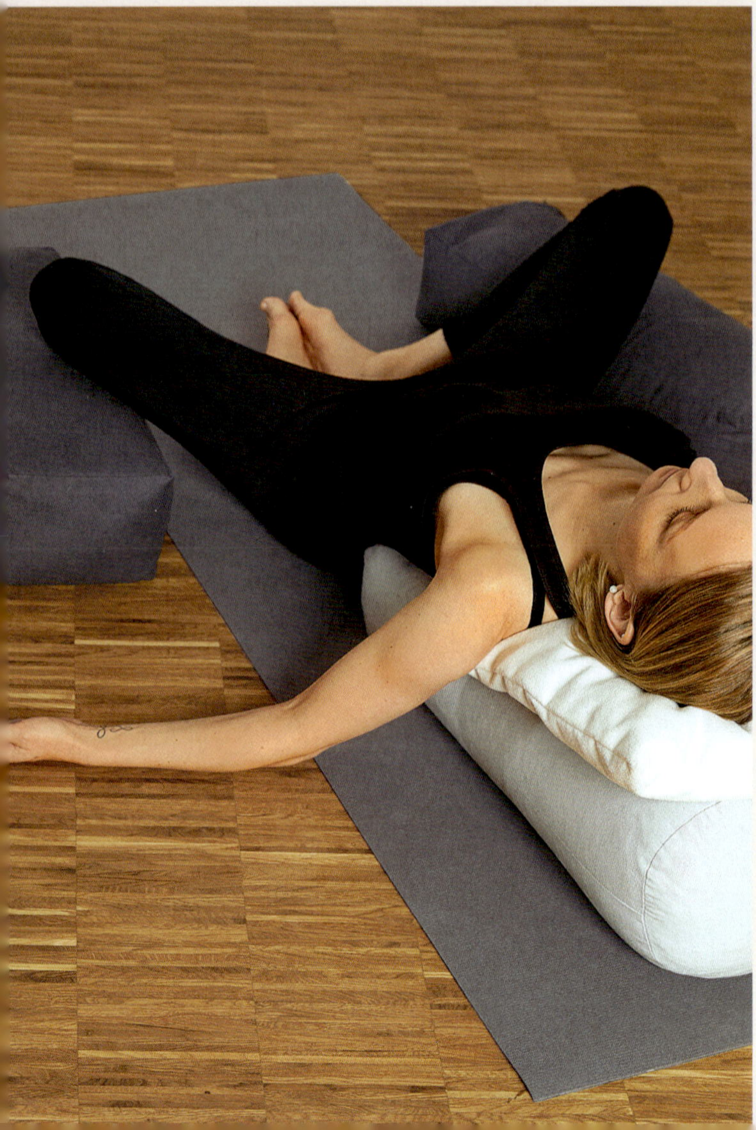

Ein Bolster oder dickes, festes Sofakissen: Für die Übungen in diesem Buch brauchst du ein Yoga-Bolster (circa 23 × 60 Zentimeter) oder als Alternative ein großes, festes Sofakissen. Mit dem Hilfsmittel kann beispielsweise die Körpervorderseite intensiv gedehnt werden. Das Bolster ermöglicht aber auch eine Entlastung für die Knie im langem Sitz (zum Beispiel die Raupe, Seite 46).

Ein rundes Yoga-Kissen: Gute Yoga-Kissen sind meist mit Dinkelspelz oder mit Kapok (Pflanzendaunen) gefüllt. Sie unterstützen die Wirbelsäule bei der Aufrichtung im Sitzen (zum Beispiel Kniesitz, Seite 36). Ist keines zur Hand, nutze ein kleines Kopfkissen oder setze dich auf ein dickes Buch.

Eine Decke: Es ist immer gut, eine Decke in der Nähe liegen zu haben. Durch die passiven Yin-Yoga-Übungen kühlt der Körper ab. Kälteempfindliche Menschen frieren leicht in dieser Yoga-Praxis. Eine gerollte Decke kann zusätzlich unterstützend als Lagerungsmaterial für die Knie oder für den Rücken dienen.

Ein Yoga-Klotz oder ein dickes Buch: Um Akupressur-Punkte an den Händen zu erreichen, werden in einigen Übungen Unterlagerungen für die Ellenbogen nützlich sein. Falls du zu Hause zwei gleich große Yogaklötze hast, kannst du diese nutzen. Ansonsten reichen zunächst zwei dicke, gleich große Bücher.

Professionelles Equipment: Wenn du tiefer in die Yin-Yoga-Praxis einsteigen möchtest, lohnt es sich in professionelles Equipment zu investieren. Als Basis benötigst du eine rutschfeste Matte aus Naturmaterialien. Mit einem Bolster kannst du Körperabschnitte besser positionieren. Das Bolster gibt dem Körper mehr Halt als ein Sofakissen. Wenn du dir einen Klotz kaufen möchtest, nimm gleich zwei! Sie sollten gleich groß und aus Kork oder Holz sein.

Die Zeit einschätzen

Wie lange sind drei Minuten? Wenn ich Yin-Yoga-Positionen anleite, stelle ich mir eine Sanduhr mit drei Minuten ein. Wenn ich selbst übe, stresst mich der Blick zur Uhr eher. Deswegen zähle ich lieber meine Atemzüge. Aus der Hypnosetherapie weiß man, dass das Zählen der Atemzüge beruhigend wirkt, und diese Erfahrung habe ich selbst auch gemacht. In eine Minute passen ungefähr 15 Atemzüge, also passen 45 Atemzüge in die Dauer deiner Yin-Yoga-Übung. Probiere einfach mal aus, ob dich das Zählen der Atemzüge genauso beruhigt wie mich!

Bitte beachten!

Bei frischen Verletzungen, Kreislaufproblemen mit Schwindel oder starkem Unwohlsein dosiere die Übungen mit Vorsicht und achte besonders auf die Reaktionen deines Körpers. Vermeide, dich zu überfordern! Bei Gelenkersatz, schweren Grunderkrankungen oder einer Schwangerschaft befrage deinen behandelnden Arzt, ob du Yin Yoga üben kannst. Hast du Angst, etwas falsch zu machen, hilft dir ein Physiotherapeut oder ein Yoga-Lehrer, die Yin-Yoga-Übungen individuell für dich anzupassen.

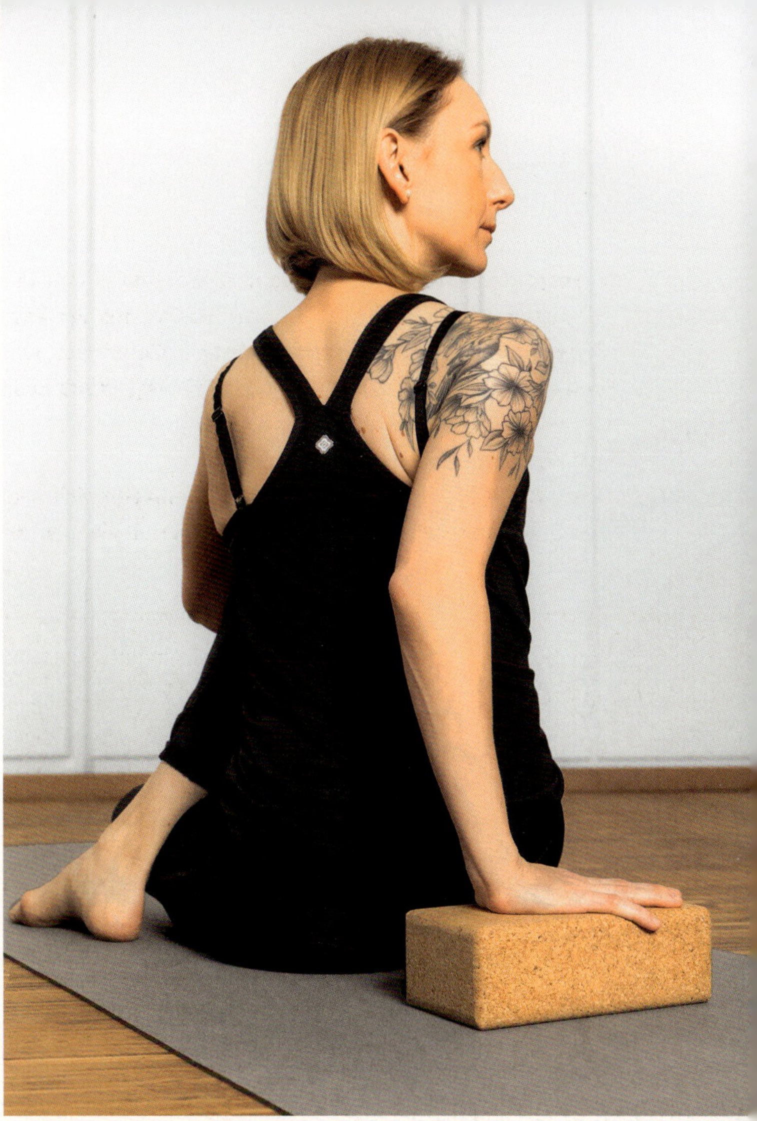

PAKET

Das Paket fühlt sich entlastend in der Wirbelsäule an und lindert dadurch genau dort Schmerzen. Du kannst dir ein dünnes Kissen unter den Kopf legen, um die Halswirbelsäule noch mehr zu schonen.

Ausgangsstellung: Komme in die Rückenlage. Die Arme liegen locker neben dem Körper. Die Halswirbelsäule ist gerade.

Ausführung: Ziehe die Knie dicht an den Bauch und umarme die Unterschenkel. ⎵ Die Schultern bleiben dabei entspannt und sinken Richtung Boden. Der Kopf bleibt auf dem Boden liegen. ⎵ Schicke die Atmung tief in den Bauchraum. ⎵ Bleibe für 3 Min. in der Position. ❶

Endposition: Stelle die Füße zurück auf den Boden und strecke nacheinander beide Beine auf der Matte aus.

\+ **Variante:** Wenn es dir schwerfällt, die Beine zu umarmen, nimm dir einen Gurt zur Hilfe. ❷

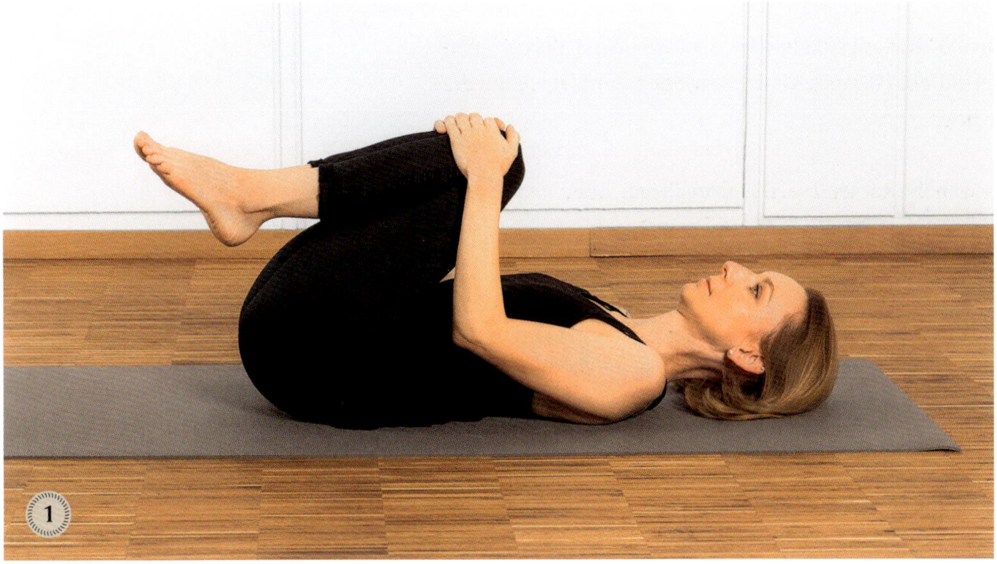
1

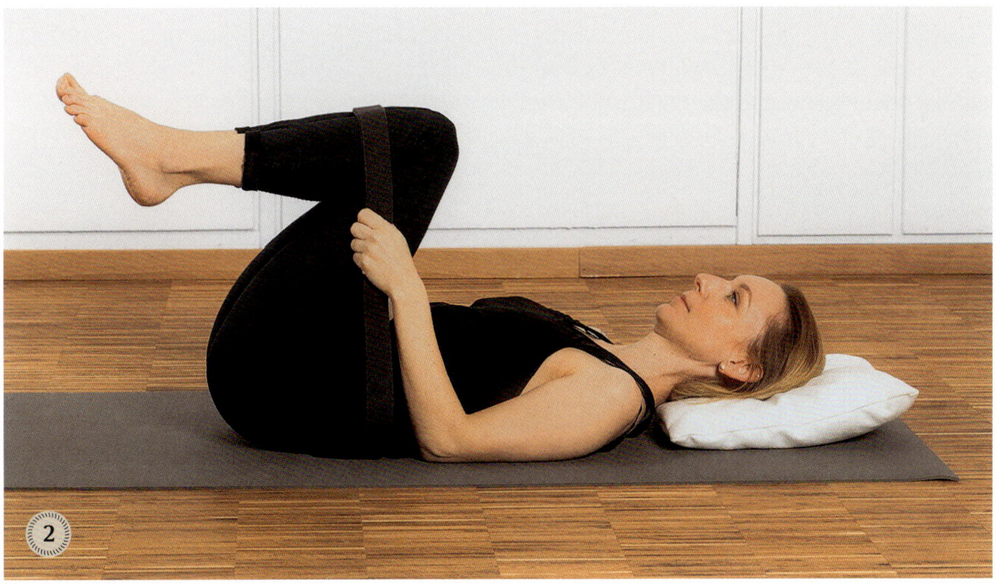
2

BRÜCKE

Für die Brücke brauchst du einen Yoga-Klotz oder ein stabiles, dickes Buch. Denn falls du Schwierigkeiten hast, das Becken lange anzuheben, kannst du es auf einen liegenden Klotz ablegen.

Ausgangsstellung: Komme in die Rückenlage. Die Arme liegen dicht neben dem Körper.

Ausführung: Stelle die Füße hüftbreit geöffnet auf. Der Abstand zwischen Händen und Füßen ist so gewählt, dass die Fingerspitzen die Fersen berühren können. Hebe das Becken an und strecke die Hüftgelenke. Der Bauchnabel zieht nah an die Wirbelsäule heran. Unterstütze das Becken mit einem Yoga-Klotz (Buch), den du seitlich aufstellst und bequem unter dem Kreuzbein positionierst. Ziehe das Kinn Richtung Brustbein an (leichtes Doppelkinn), damit Länge in der Halswirbelsäule entstehen kann. Bleibe für 3 Min. in dieser Position. ❶

Endposition: Löse dich aus der Position und sinke mit dem Becken zurück zur Erde. Nimm dir in der Rückenlage Zeit zum Nachspüren.

+ **Variante:** Bist du sehr beweglich, stelle den Klotz oder das Buch hochkant auf und platziere das Becken darauf. Diese Variante streckt die Bauchorgane und die vorderen Faszien besonders intensiv, und das kann als sehr angenehm empfunden werden. ❷

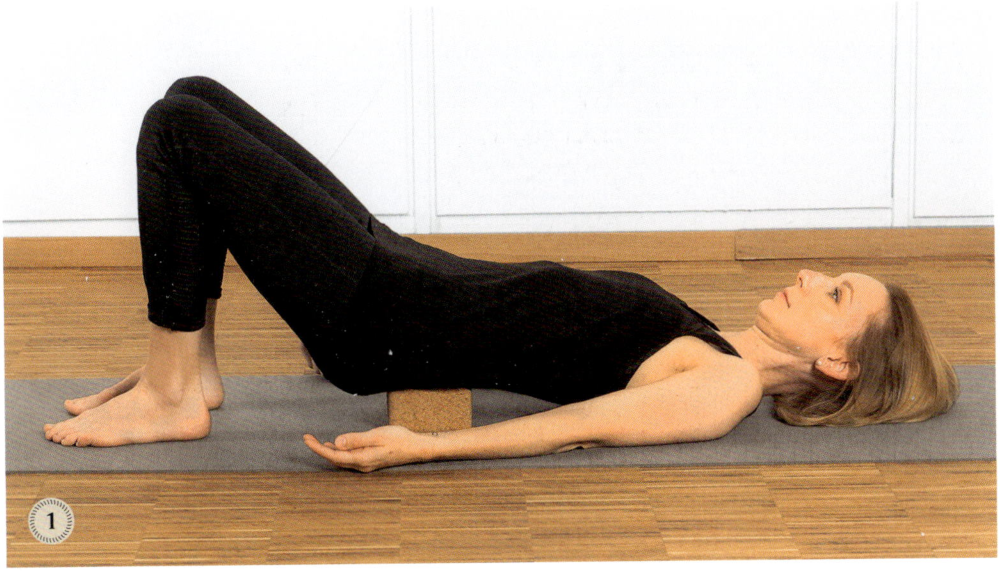

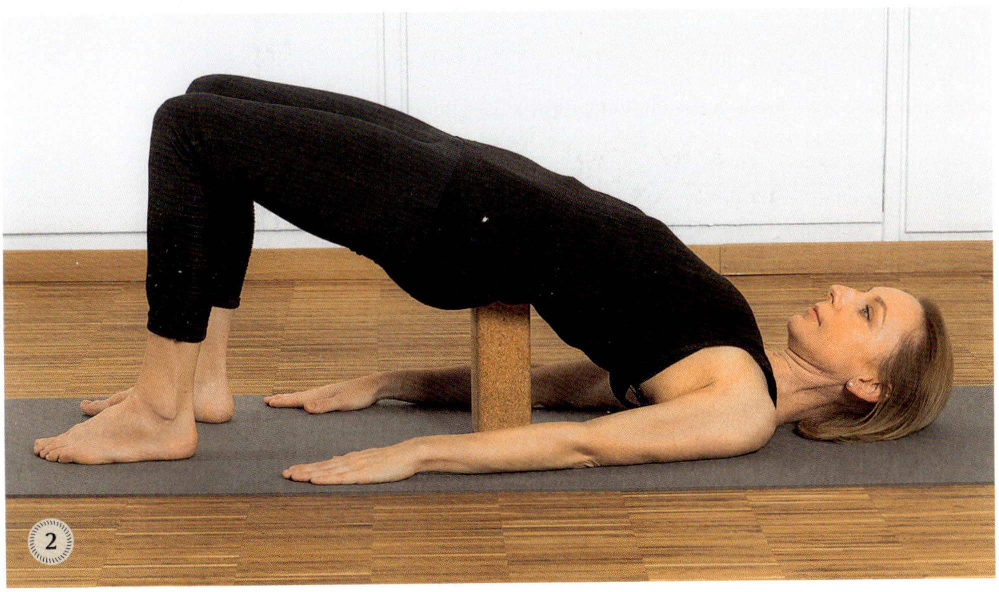

KROKODIL

Diese Haltung mobilisiert Blockierungen und Bewegungseinschränkungen in der unteren Wirbelsäule. Dafür musst du ganz locker lassen, damit sich die Wirbelgelenke befreien und neu ausrichten können. Achte darauf, dass die Arme stets Kontakt zur Erde haben. Hebt ein Arm ab, unterpolstere ihn ebenfalls mit Kissen.

Ausgangsstellung: Komme in die Rückenlage und breite die Arme etwas unter Schulterhöhe neben dir aus. Die Handflächen zeigen nach oben.

Ausführung: Stelle die Füße auf und lasse beide Beine zusammen nach rechts Richtung Boden sinken. ⎯ Drehe den Kopf so weit wie möglich nach links. ⎯ Lenke die Atmung in die gedehnten Bereiche der Flanke. ⎯ Nach 3 Min. bewegst du den Kopf und die Beine zur Mitte zurück. ⎯ Wechsle die Seite: Die Beine bewegen sich nach links, der Kopf dreht nach rechts. ❶

Endposition: Komme mit den Beinen und dem Kopf zur Mitte zurück. Strecke die Beine nacheinander lang zum Boden aus und nimm dir einen Moment zum Nachspüren.

+ **Variante:** Ist dir die Dehnung zu stark, klemme ein Bolster (oder ein dickes Sofakissen) zwischen die Beine. Du kannst es auch unter das bodennahe Bein legen, wenn du die Beine nicht ganz auf der Erde ablegen kannst. ❷

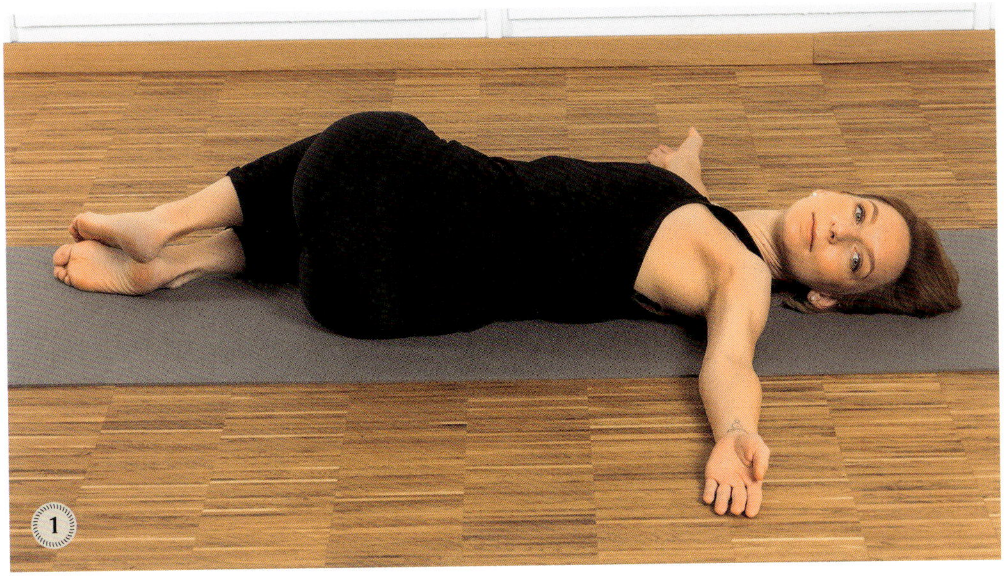

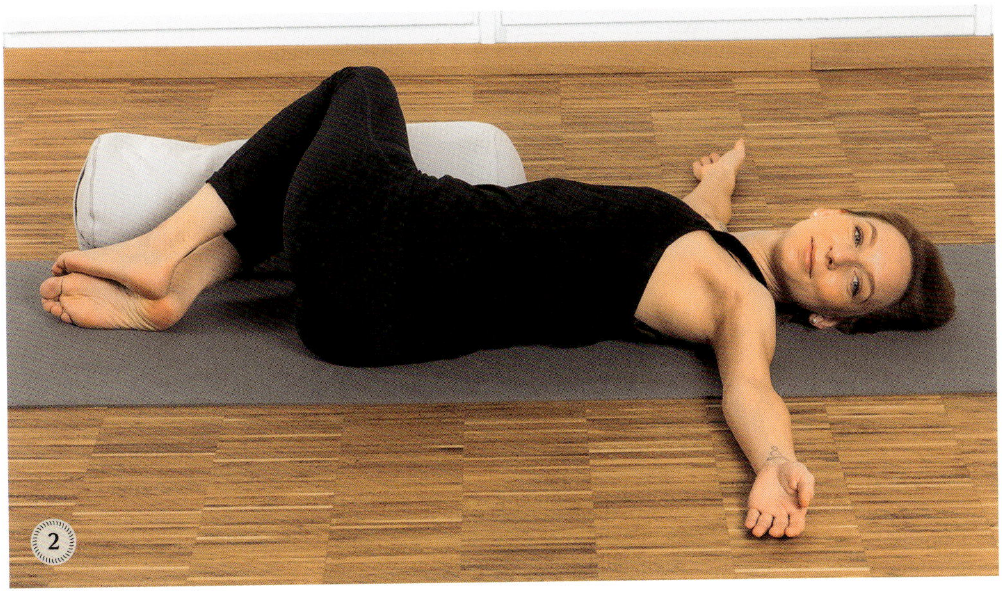

SCHMETTERLING

Ich schätze den Schmetterling nach einem Arbeitstag am Schreibtisch sehr! Die Position dehnt, weitet und öffnet den gesamten Brustkorb und verhilft ihm, sich sanft aus der krummen Körperhaltung herauszulösen. Weil der Schmetterling als Asana den Oberkörper intensiv aufdehnt, entfalten sich das Herz und die Lunge. Automatisch richtet sich der Körper dann im Stehen auf. Das Blut und alle übrigen Körperflüssigkeiten können nun viel besser fließen!

Ausgangsstellung: Komme ins Sitzen und lege dir das große Bolster (großes Sofakissen) bereit.

Ausführung: Lege die Fußflächen aneinander, sodass die Knie automatisch nach außen sinken. ⎯ Positioniere das Bolster längs hinter den Rücken und lege den Oberkörper darauf ab. ⎯ Breite die Arme seitlich etwas unter Schulterhöhe aus und drehe die Handflächen nach oben. ⎯ Schließe die Augen und lasse den Atem frei fließen. ⎯ Bleibe bis zu 3 Min. in der Position. ❶

Endposition: Schließe die Beine mit den Händen und richte dich langsam und über eine Seite zum Sitzen auf. ⎯ Räume das Bolster zur Seite und nimm dir in der entspannten Rückenlage Zeit, den Körper wieder auszubalancieren.

+ **Variante:** Mache es dir im liegenden Schmetterling so bequem wie möglich. Lege beispielsweise Kissen unter die Knie oder unter den Kopf. So passt du die Intensität der Übung an dich an. ❷

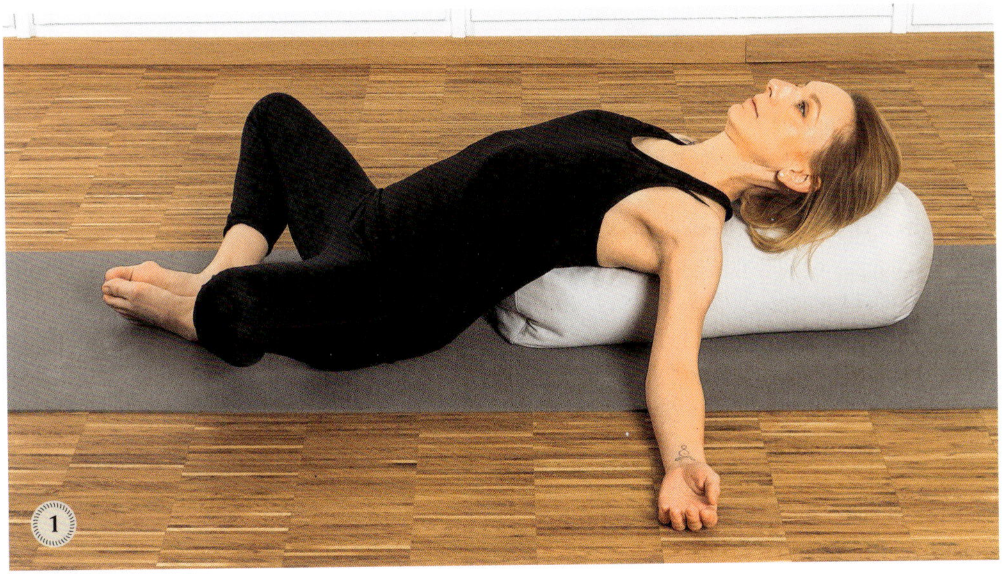

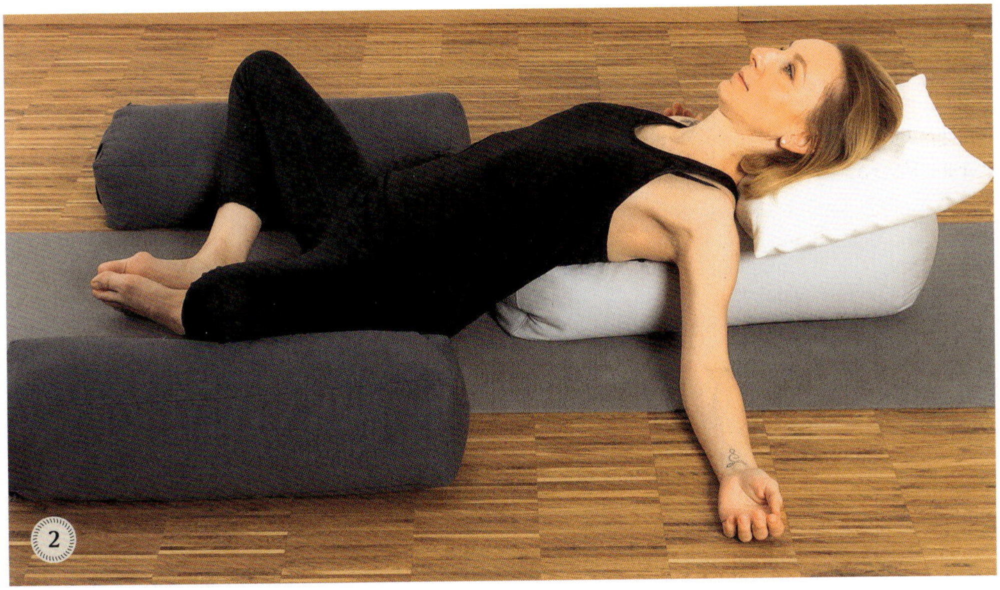

SATTEL

Berufs- und alltagsbedingt passen sich das Körpergewebe (Faszien und Muskeln) und die Wirbelsäule an die krumme Haltung der Vielsitzer an. Die Bauchorgane geraten unter Druck und äußern ihre Not mit Sodbrennen, Reflux oder Blähungen. Diese intensive Asana dehnt die verklebten und starr gewordenen Körperteile und mobilisiert obendrein die Wirbelsäule.

Der Sattel zählt zwar zu den herausfordernden Yin-Yoga-Haltungen, er lässt sich jedoch super an individuelle Bewegungsmöglichkeiten anpassen. Experimentiere hier, probiere dich aus und finde deine Variante. Sei im Sattel achtsam zu dir selbst und akzeptiere deine individuelle Bewegungsgrenze.

Ausgangsposition: Komme in den Kniesitz. Lege dir vorsichtshalber Hilfsmittel (Bolster oder dickes Sofakissen) zurecht.

Ausführung: Stütze dich mit den Händen auf dem Boden ab. ⌞ Bewege die Beine etwas auseinander, damit du dich mit dem Gesäß dazwischen setzen kannst. ⌞ Um ein Hohlkreuz zu vermeiden, kannst du das Gesäß mit den Händen etwas nach vorne schieben. ⌞ Die Füße dürfen leicht nach außen zeigen. ⌞ Lege, wenn möglich, den Oberkörper auf der Erde ab oder probiere eine der sanfteren Varianten aus. ⌞ Strecke, falls möglich, die Arme über den Kopf aus. ⌞ Lasse den Atem in die neuen Freiräume fließen. ⌞ Bleibe für 3 Min. in der Position. ❶

Endposition: Um die Haltung aufzulösen, ziehst du den Bauchnabel zur Wirbelsäule an und aktivierst damit die Bauchmuskeln. Stütze dich auf die Unterarme und strecke nacheinander die Beine wieder aus. Auf den Händen gestützt, richtest du dich vorsichtig wieder zum Sitzen auf. Zum Nachspüren eignet sich die Bauch- oder Rückenlage oder die Position des Kindes (Seite 52).

+ **Variante:** Wenn du Kniedruck spürst, kannst du das Bolster (großes Kissen oder gerollte Decke) in die Kniekehlen oder unter den Oberkörper legen. Ist der Druck am Fußspann stark, rolle dir eine dünne Decke zurecht und lege sie darunter. Bist du in der Haltung sehr unbeweglich, kann der Oberkörper auch auf einem Stuhl abgelegt werden. ❷

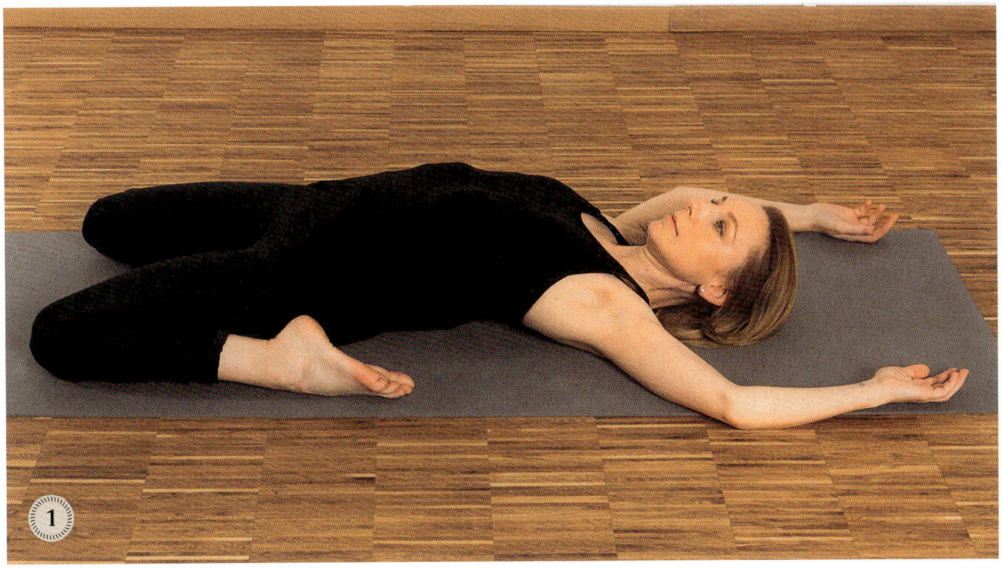

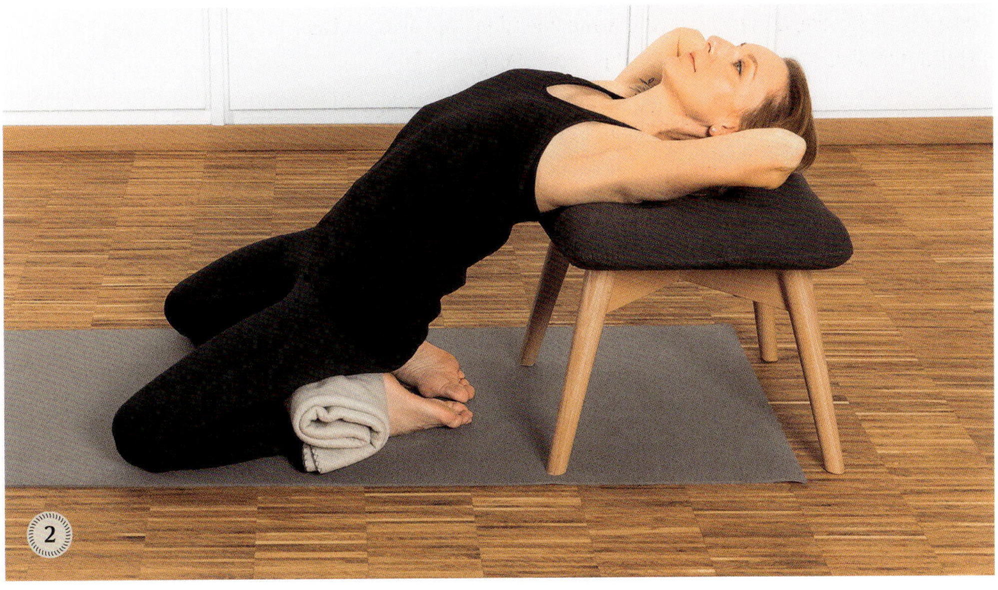

HAPPY BABY

Wenn du in die Position Happy Baby kommst, spürst du sofort, wie sich Spannung im Becken, Leisten- und Hüftbereich auflöst. Das Happy Baby ist eine tolle Übung, um die Hüfte zu öffnen, die Gesäßmuskeln zu dehnen und den Rücken zu mobilisieren. Dadurch werden die Iliosakralgelenke entlastet und tief sitzende Rückenschmerzen gelindert – eine Wohltat für den ganzen unteren Rücken!

Ausgangsstellung: Komme in die Rückenlage und ziehe den Kopf gut in die Länge (Doppelkinn). Winkle die Beine zum Bauch an.

Ausführung: Öffne die Knie weit. ⎵ Umfasse die Füße über die Innenkanten und ziehe sie nach außen. ⎵ Die Hüften, die Oberschenkel, das Gesäß und der Kopf bleiben entspannt. ⎵ Halte die Position 3 Min. lang. ❶ ⎵ Abschließend kannst du dich locker hin- und herschaukeln und dem unteren Rücken eine Massage gönnen.

Endposition: Löse die Position achtsam auf und stelle zunächst die Füße zurück zur Erde. ⎵ Dann strecke nacheinander beide Beine lang aus und nimm dir in der Rückenlage Zeit zum Nachspüren.

⊕ **Variante:** Du kannst die Intensität aus der Haltung nehmen, indem du dir ein Kissen unter den Kopf legst oder dir ein Bolster unter das Kreuzbein schiebst. Automatisch sinken dann die Beine näher an den Bauch. ❷

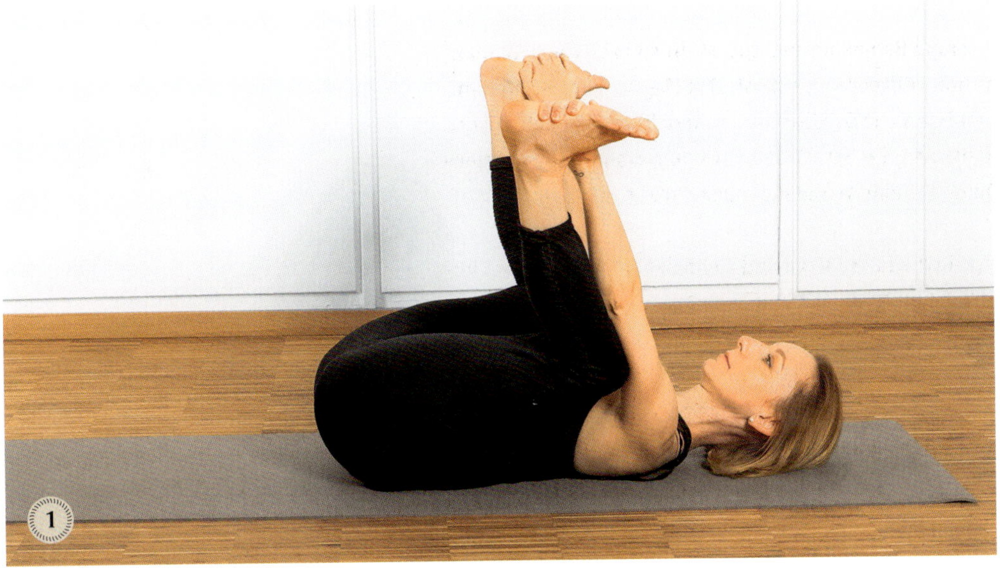
1

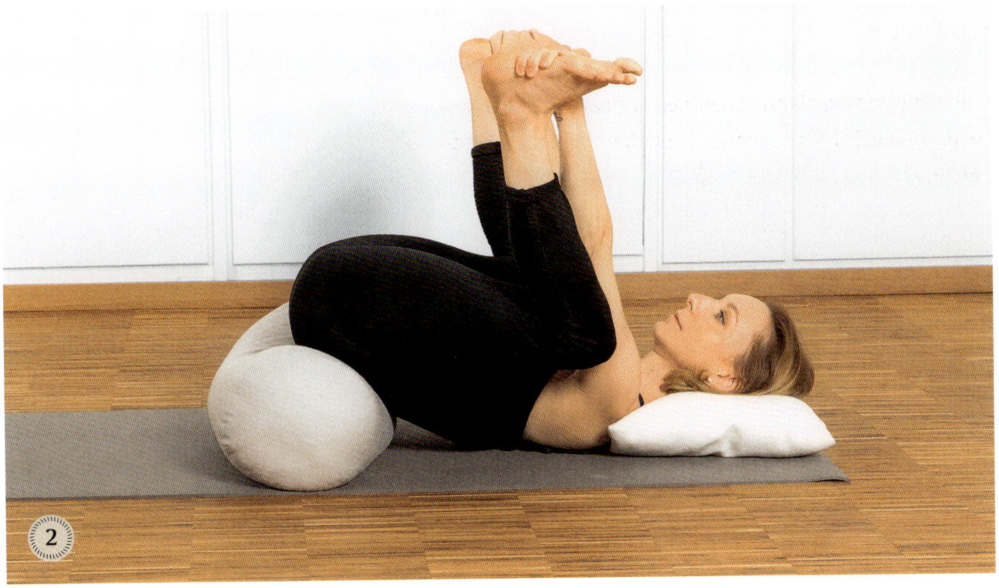
2

HALBMOND

Mit kaum einer anderen Yin-Yoga-Asana lassen sich die Flanken so schön und intensiv mobilisieren wie mit dem Halbmond. Die Organe Herz, Lunge und Leber und die Rippen, das Zwerchfell, Muskeln und Faszien dehnen sich. Dadurch gelangt auch mehr Atemenergie in diese Abschnitte, und es entsteht ein natürlicher Abwehrschutz gegen Erkältungskrankheiten und Lungenentzündungen!

Ausgangsstellung: Lege dir ein Bolster oder eine zusammengerollte Decke quer auf deine Matte und setze dich im Kniesitz rechts neben das Bolster.

Ausführung: Neige den Oberkörper nach links und lege ihn entspannt über dem Bolster ab. ⟶ Der linke, untere Arm ist entweder parallel neben dem Bolster ausgestreckt oder dient dem Kopf als Kissen. ⟶ Der obere, rechte Arm ist lang über dem Kopf ausgestreckt, sodass die gesamte rechte Flanke gedehnt wird. ⟶ Beuge das untere Bein bequem nach vorne und etwas zum Bauch an. Das obere Bein ist ausgestreckt, damit die Flanke stärker gedehnt wird. ⟶ Lenke die Atmung in die gestreckte Flanke, schließe die Augen und bleibe in der Position für 3 Min. ❶

Endposition: Löse dich langsam aus der Position und richte dich auf. ⟶ Wechsle dann die Seiten, sodass jetzt die rechte Flanke gestreckt wird. ⟶ Am Ende der Übung nimmst du dir im Sitzen oder in der Rückenlage Zeit zum Nachspüren.

+ **Variante:** Fällt dir die Haltung schwer, hilft es, ein Kissen unter den Kopf zu schieben und die obere Hand mit einem Yoga-Klotz (oder einem Kissen/Buch) zu unterstützen. ❷

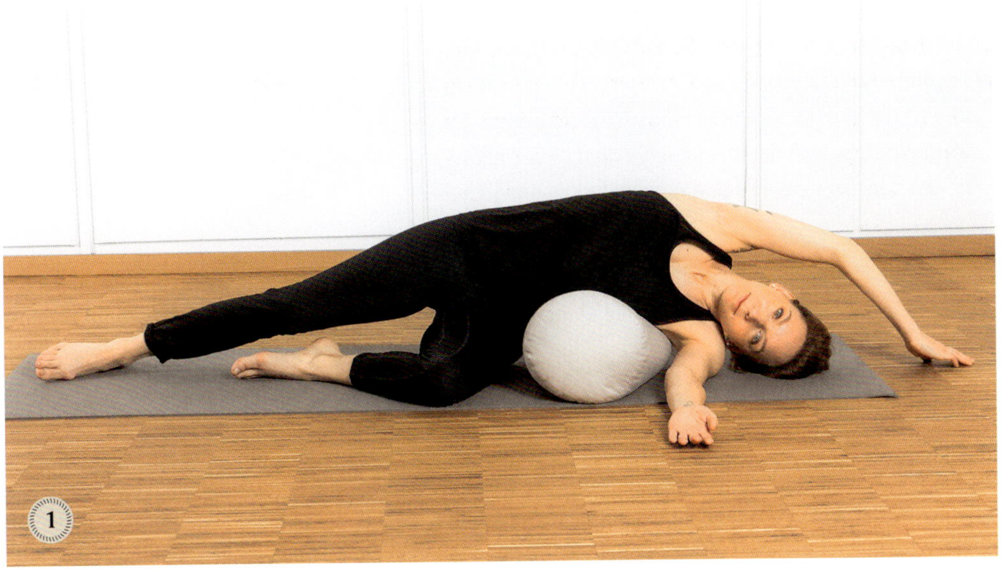

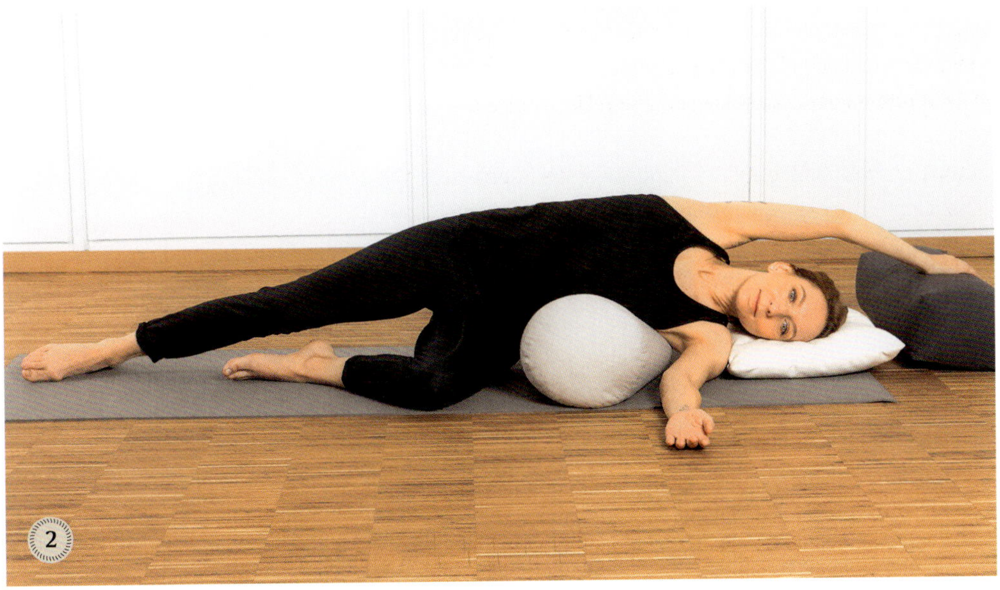

KNIESITZ

Der Kniesitz eignet sich besonders gut für Atemübungen (Pranayama) oder zum Nachspüren zwischen den Grundpositionen. Er ist die einzige Yin-Yoga-Position in diesem Buch, in der die Wirbelsäule aufgerichtet sein sollte. Wenn es dir schwerfällt, die Wirbelsäule aufgerichtet zu stabilisieren, setze dich auf den Rand eines Yoga-Kissens oder Klotzes. Dann positioniert sich der Rücken automatisch in die Aufrichtung.

Ausgangsstellung: Komme ins Sitzen.

Ausführung: Setze das Gesäß auf die Fersen. ⌞ Richte die Wirbelsäule bewusst auf. ⌞ Lege die Hände bequem auf den Oberschenkeln ab. ⌞ Schließe die Augen und bleibe bis zu 3 Min. in der Position. ❶

Endposition: Löse dich langsam aus dem Sitzen. ⌞ Wenn du das Bedürfnis hast, mache kleine Ausgleichsbewegungen: Bewege beispielsweise den Kopf nach links und rechts oder klopfe die lang gestreckten Beine auf der Matte aus.

+ **Variante:** Fällt dir der Kniesitz insgesamt schwer oder verspürst du währenddessen Schmerzen in den Knien, kannst du dich auch in den Schneidersitz setzen oder das Gesäß auf dem Bolster anstatt auf den Fersen ablegen. ❷

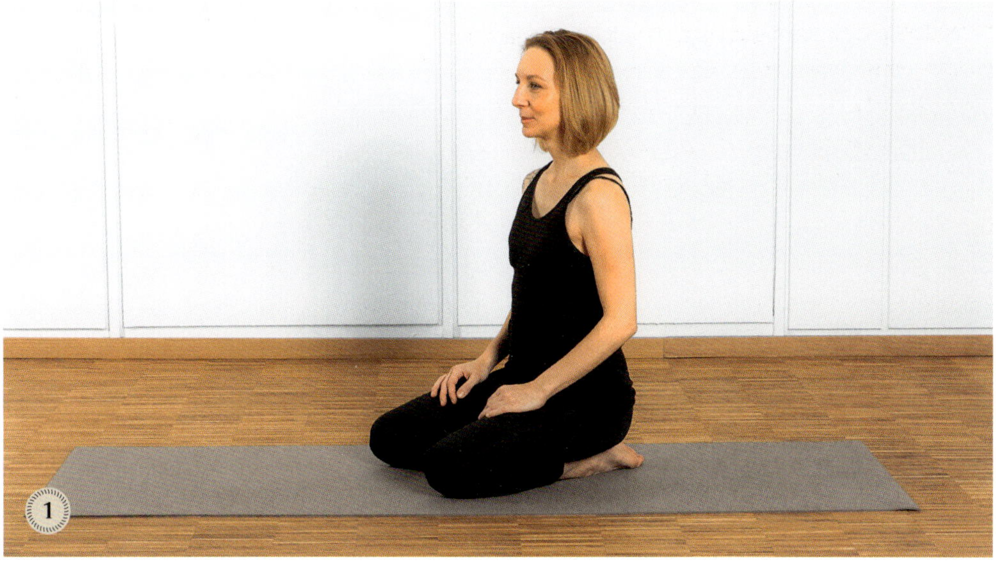
1

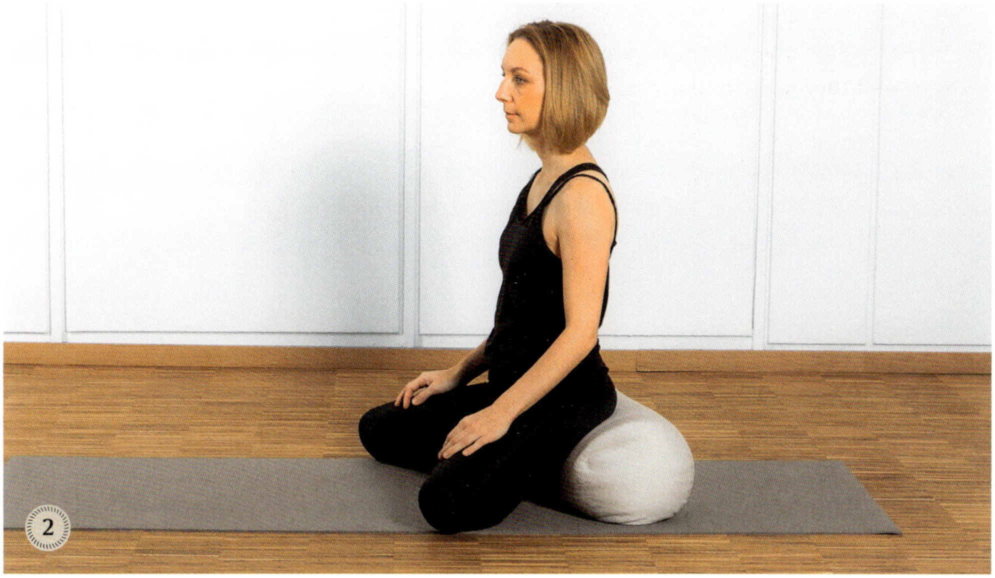
2

HOCKE

Kleine Kinder spielen wie selbstverständlich in der Hocke. Erwachsene haben die natürliche Sitzvariante, in der die Hüftgelenke mobilisiert werden, weitgehend verlernt. Die Haltung mobilisiert insgesamt beide Beine – von den Sprunggelenken bis zu den Hüft- und den Iliosakralgelenken. Wird die Position eingenommen, kann sich die Lendenwirbelsäule entspannen und Verdauungsprobleme gelindert werden.

Ausgangsstellung: Komme in den Stand.

Ausführung: Grätsche die Beine auf, die Fußspitzen zeigen nach außen. ⎵ Beuge die Knie immer weiter und senke das Gesäß Richtung Boden ab, sodass du langsam in eine Hocke kommst. ⎵ Nimm die Hände in die Gebetshaltung zwischen den Beinen positioniert. Berühre mit beiden Daumenkuppen den Punkt zwischen den Augen. ⎵ Lasse den Kopf sinken, der Oberkörper wird rund. ⎵ Schließe die Augen und bleibe in der Position für 3 Min. ❶

Endposition: Richte dich aus der Position langsam in den Stand auf und spüre kurz nach. ⎵ Ist deine nächste Übung im Liegen, kannst du dich alternativ auch gleich in die Rückenlage zum Nachspüren legen.

+ **Variante:** Sollten die Fersen in der Hocke vom Boden abheben, kannst du dir eine gerollte Decke unter die Fersen legen. Ist die Asana in den Knien intensiv und unangenehm zu spüren, setze dich auf einen Klotz oder auf ein Yoga-Kissen (prall gefülltes, härteres Kissen). ❷

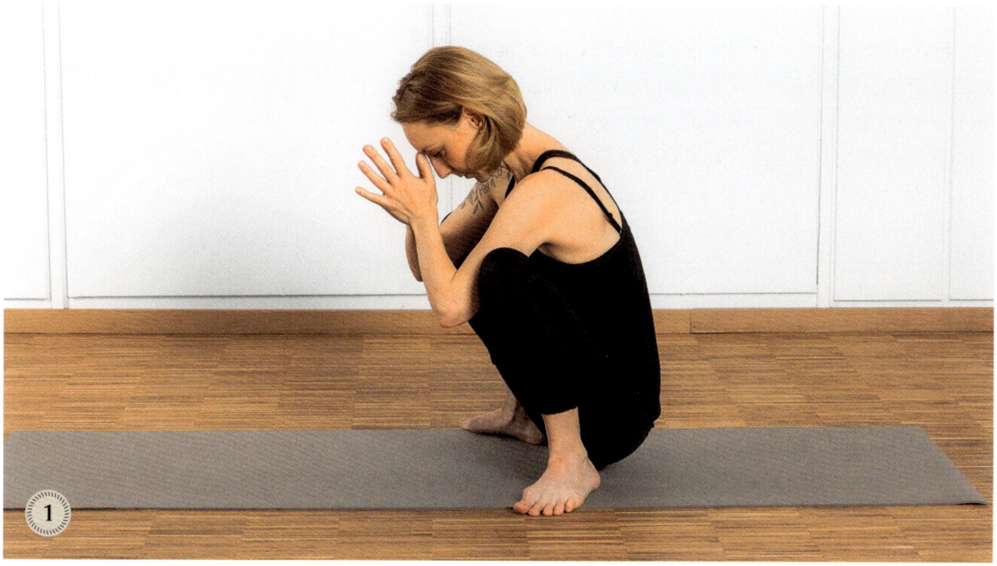

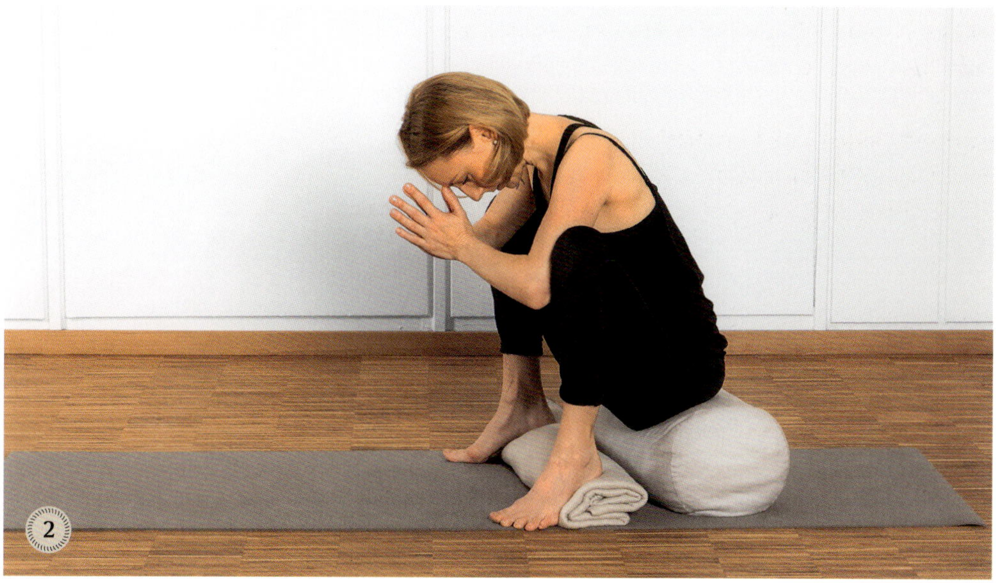

MÖNCH

Der Mönch ist meine persönliche Lieblingshaltung für eine kurze Fünf-Minuten-Meditation. Die Haltung schenkt das Gefühl, innerhalb kurzer Zeit eine Pause vom Alltag zu bekommen und sich dem eigenen Kraftkern (der Körpermitte) anzunähern.

Ausgangsstellung: Lege im Sitzen die Fußflächen aneinander. Die Knie sinken automatisch nach außen Richtung Boden.

Ausführung: Lasse den ganzen Oberkörper in die Vorbeuge sinken und schließe die Augen. Die Hände umfassen beide Füße wie ein kleines Körbchen. ⎯ Die Atmung fließt tief in den Bauchraum. ⎯ Bleibe für 3–5 Min. in dieser Position. ❶

Endposition: Löse dich achtsam aus der Asana und richte den Rücken Wirbel für Wirbel auf. ⎯ Nimm dir einen kleinen Moment Zeit zum Nachspüren.

+ **Variante:** Wenn die Hüftgelenke bei der Außendrehung spannen oder gar schmerzen, lege dir zwei Yoga-Kissen (alternativ Sofakissen oder dicke Bücher) unter die Knie. Dann kann sich die Beinmuskulatur besser entspannen und die Gelenkkapseln dehnen sich leichter auf. Die Übung wird milder, wenn du die Füße weiter von dir wegschiebst und der Winkel in den Knien größer wird. ❶

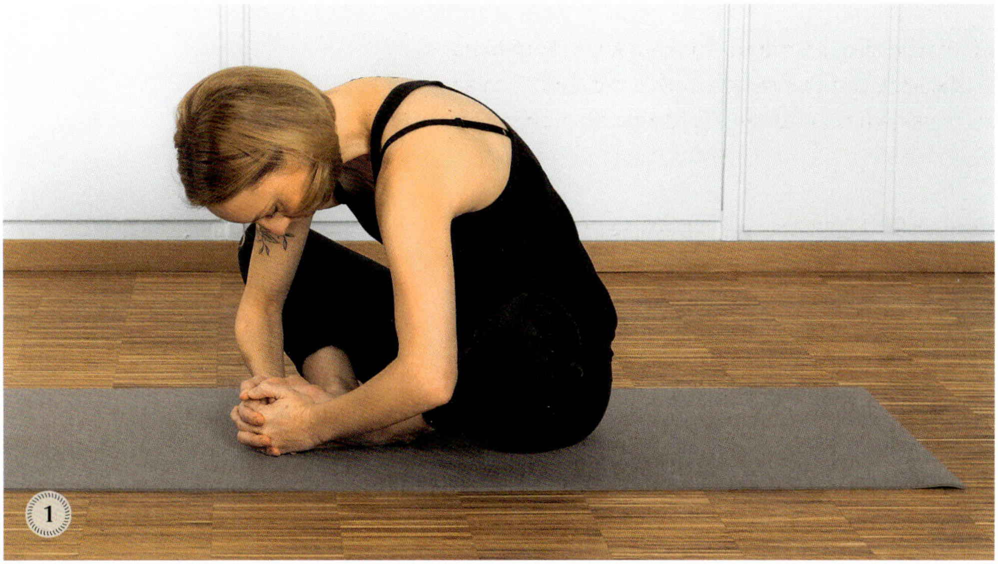
1

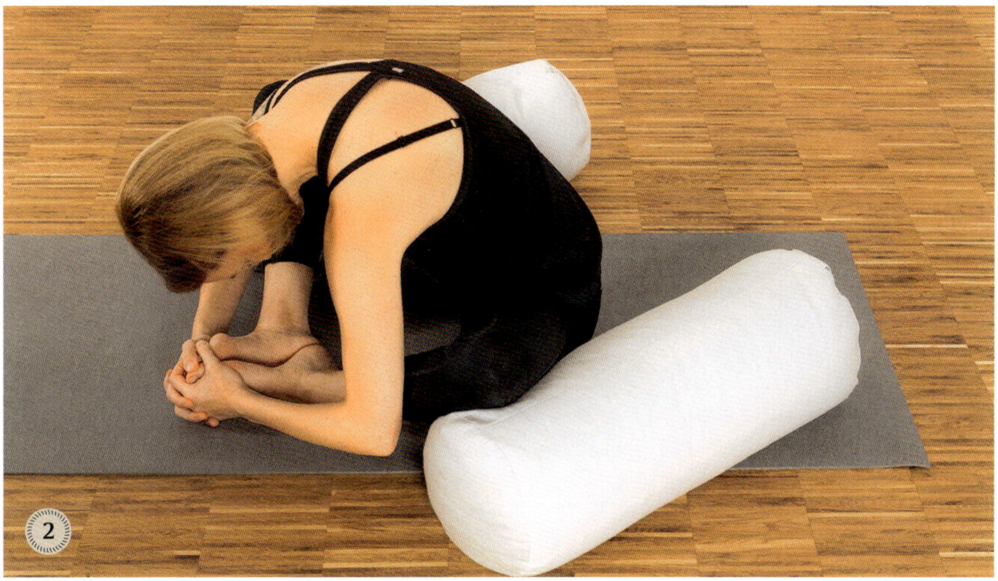
2

DREHSITZ

Mit der Asana kannst du dich aus eigener Kraft aus der Dauerstress-Spirale herauszulösen! Der Drehsitz lindert vegetative Stresssymptome in den Bauchorganen, im Herzen und in der Lunge (nervöser Magen, Herzrasen, flache Atmung). Die Übung mobilisiert die Brustwirbelsäule in die Rotation und hilft den Bandscheiben, verbrauchte Nährflüssigkeit schneller abzubauen.

Ausgangsstellung: Komme ins Sitzen.

Ausführung: Strecke das rechte Bein lang aus. Stelle den linken Fuß nach außen auf, neben das ausgestreckte Bein. Lege die rechte Hand auf das linke Knie und drehe den Oberkörper so weit wie möglich nach links. Die linke Hand wird stabilisierend hinter dem Rücken aufgestellt. Schließe die Augen und lenke den Fokus der Atmung zwischen die Schulterblätter. Drehe dich weiter, wenn es dir dein Körper erlaubt. Der Kopf dreht sich dabei mit. Halte die Position 3 Min. lang. ❶

Endposition: Drehe dich achtsam zurück zur Mitte. Gib dem Körper Zeit, alle Wirbel wieder aufeinanderzustapeln. Wechsle erst dann die Position der Beine und drehe dich nach rechts.

Variante: Mache es dir im Drehsitz so bequem wie möglich. Du kannst beispielsweise einen Klotz unter die stabilisierende, hintere Hand legen und die Wirbelsäule dann leichter aufrichten. ❷

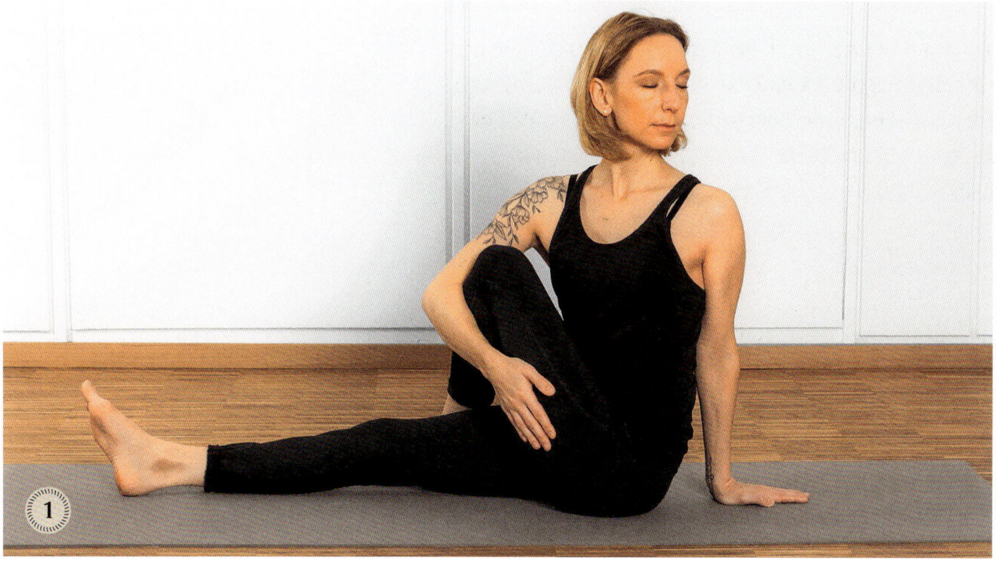
1

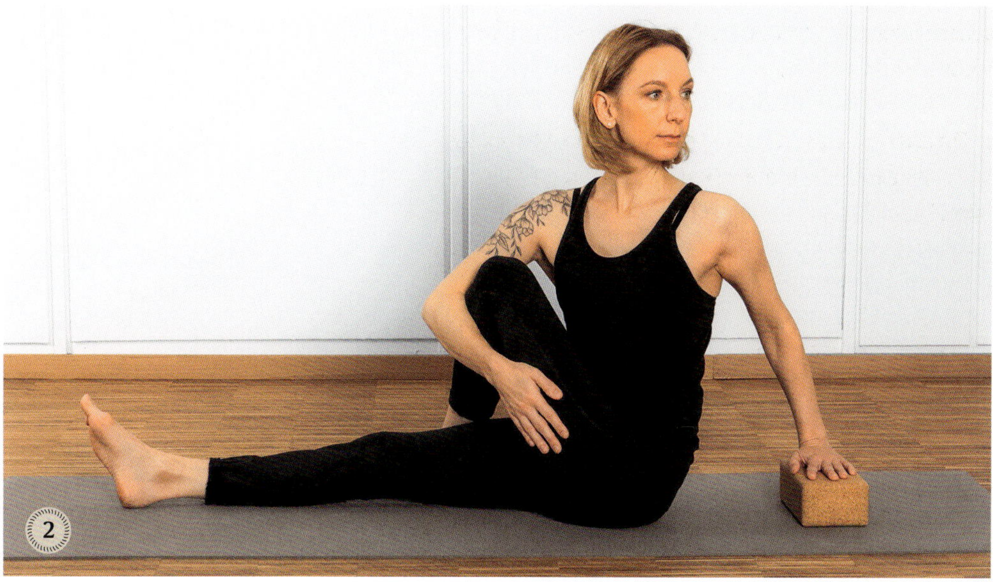
2

LIBELLE

Gerade bei Frauen ist der Bereich des Beckens und Beckenbodens voller energetischer Belastungen und körperlicher Blockaden. Die Libelle kann dem entgegenwirken, indem sie die Leistenkanäle und die Adduktoren der Beine dehnt. Durch einen verbesserten Blutfluss und herabgesetzten Muskeltonus lösen sich Spannungen in den Beckenorganen und in den Hüftgelenken auf. In meiner Praxis empfehle ich diese Asana deshalb auch bei Menstruationsproblemen oder Zysten in der Gebärmutter.

Ausgangsstellung: Komme ins Sitzen.

Ausführung: Grätsche die Beine so weit auseinander, dass an der Beininnenseite eine leichte Dehnung spürbar wird. Runde den Oberkörper und lasse ihn langsam Richtung Schoß sinken. Der Kopf hängt, die Füße sind entspannt. Die Hände können sich locker auf dem Boden aufstützen oder auf den Oberschenkeln abgelegt sein. Schließe die Augen und bleibe bis zu 3 Min. in der Position. ❶

Endposition: Umfasse die Kniekehlen und beuge die Knie ganz leicht mithilfe deiner Hände. Jetzt wird es leichter, die gedehnten Beine zueinander zu schieben und sich Wirbel für Wirbel aufzurichten. Mache eine kleine Gegenbewegung, wie den Oberkörper drehen oder kurz die Beine ausklopfen. Nimm dir Zeit zum Nachspüren.

+ **Variante:** Fällt es dir schwer, die Beine zu strecken, dann lege eine Decke oder ein Kissen unter die Kniekehlen. Wenn der Oberkörper sich nicht flexibel beugen lässt, unterstütze ihn mit einem aufgestellten Bolster oder baue einen Kissenturm, auf dem du die Stirn ablegen kannst. ❷

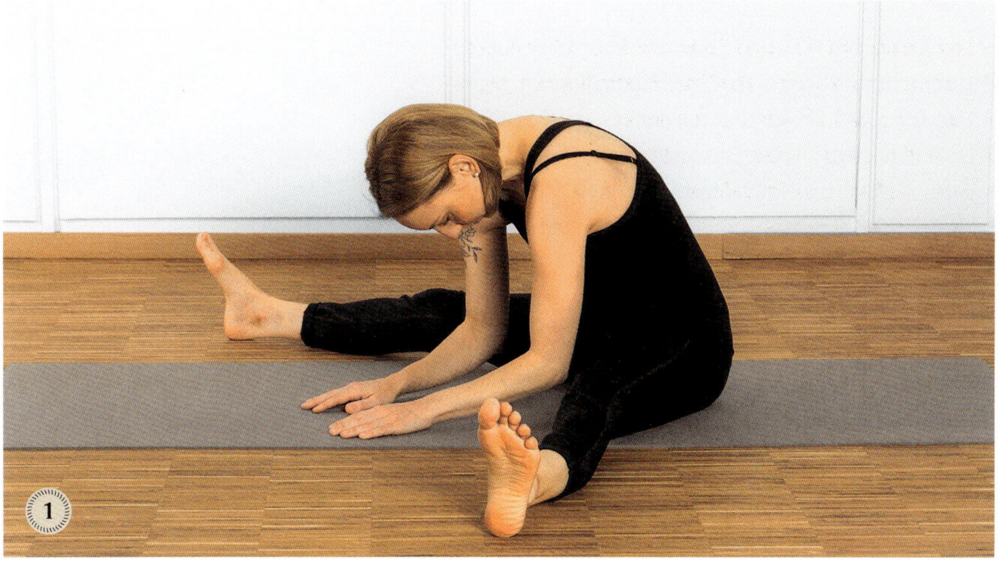

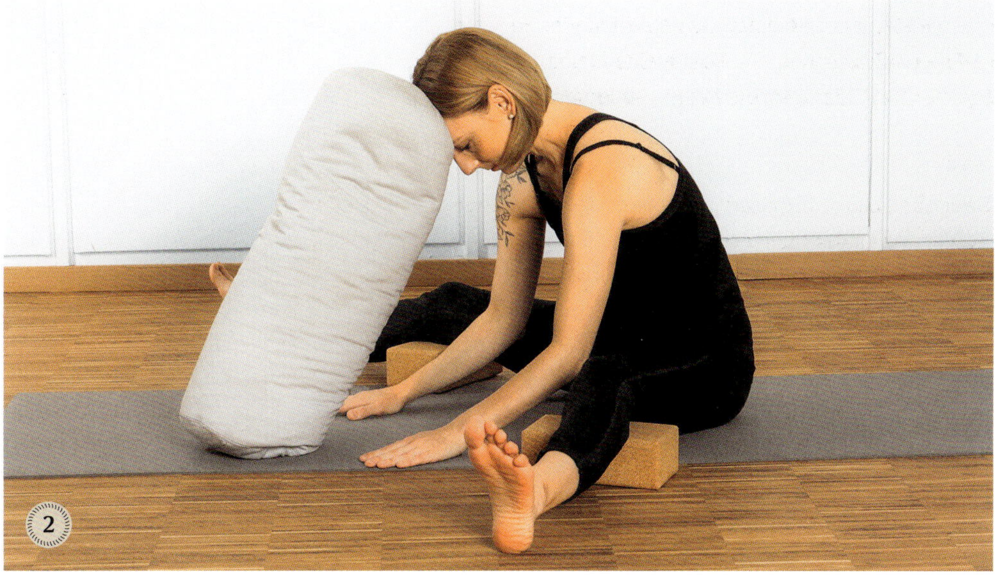

RAUPE

Durch den modernen Lebensstil sind die Faszien der Beinrückseite bei den meisten Menschen verkürzt. Für viele ist die Raupe deswegen neben dem Sattel eine weitere herausfordernde Haltung. Oftmals wird ein intensives Ziehen auf der Beinrückseite gespürt, ein Zeichen, dass der Ischiasnerv in seiner Bewegungsmöglichkeit blockiert ist. Die Haltung mobilisiert gleichzeitig alle anderen Rückenstrukturen (die Muskeln, Faszien, das Rückenmark und die Bandscheiben). Durch die gebeugte Haltung im Rücken werden das Pfortadersystem und die Bauchorgane drainiert und von möglichen Stauungen befreit.

Ausgangsstellung: Komme ins Sitzen und strecke die Beine lang aus.

Ausführung: Entspanne den Rücken und neige den Oberkörper so weit wie möglich in Richtung Schoß. Lege die Hände bequem und locker dort ab, wo sie natürlich landen. Bleibe in der Position bis zu 3 Min. und folge den Einladungen deines Körpers, dich Stück für Stück immer tiefer sinken zu lassen. ❶

Endposition: Richte dich achtsam Wirbel für Wirbel wieder auf. Zum Nachspüren begibst du dich mit geschlossenen Augen in die entspannte Rückenlage.

Variante: In der Variante sinkt der Oberkörper tiefer in Richtung Beine. Die Spannung in der Beinrückseite lässt nach. Hierbei wird es als angenehm empfunden, wenn der Oberkörper auf einem Bolster abgelegt wird. Ist die Dehnung zu intensiv für dich, kannst du sie durch ein unter den Kniekehlen platziertes Bolster (oder eine gerollte Decke) abmildern. ❷

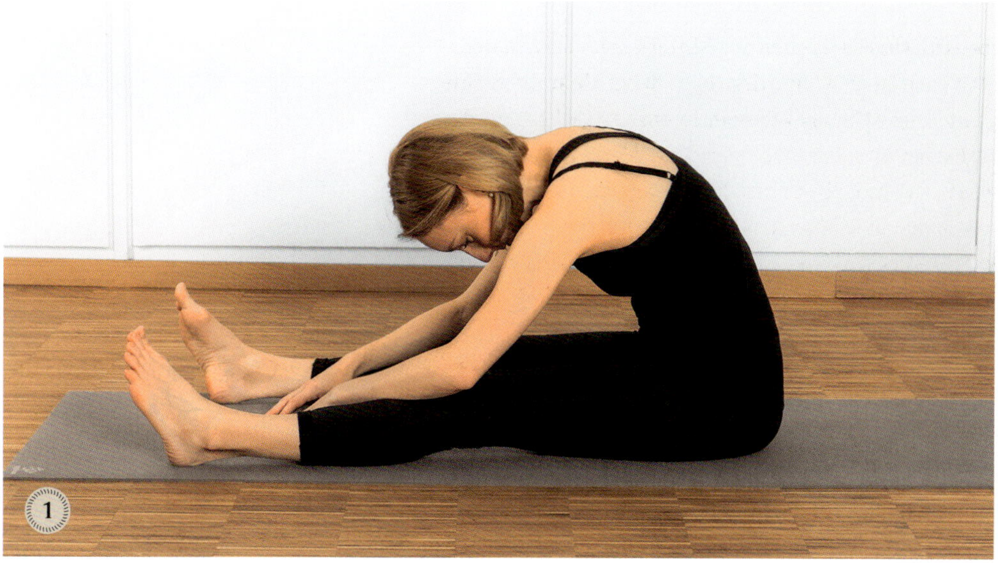
1

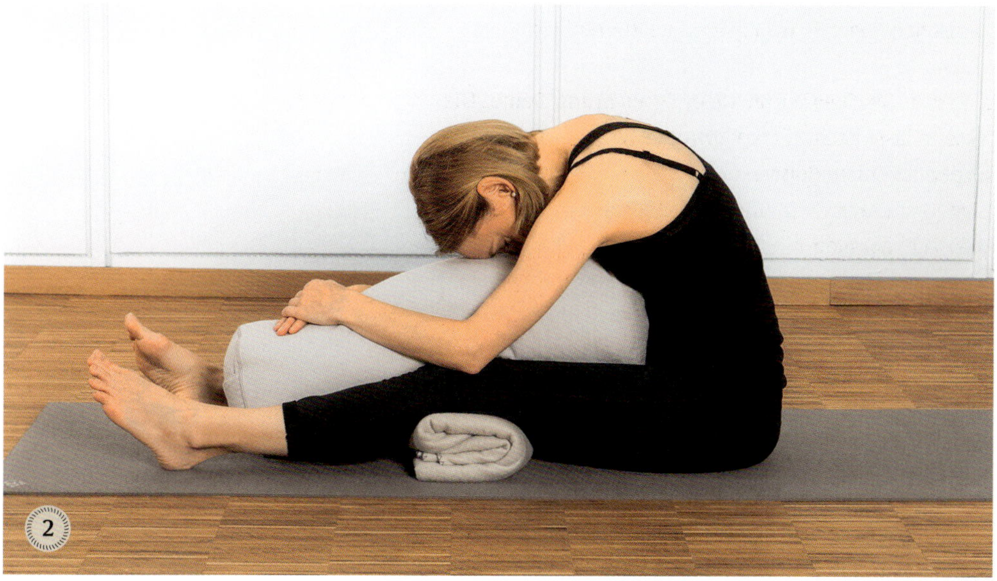
2

SCHWAN

Der Schwan lindert den typischen Vielsitzer-Schmerz: das Nervenziehen vom Rücken bis ins Bein, wenn man nach langem Sitzen aufsteht. Diese Asana dehnt zusätzlich die Sitzmuskeln (Gesäßmuskeln und Hüftbeuger) und entlastet die Hüftgelenke und das Iliosakralgelenk.

Ausgangsstellung: Komme in den Vierfüßlerstand.

Ausführung: Stelle den rechten Fuß vorne bei den Händen auf. ⎯ Strecke das linke Bein lang nach hinten aus. ⎯ Das rechte Bein sinkt zur Seite, sodass du es mit der Außenseite am Boden ablegen kannst. Der Fuß rutscht so weit wie möglich zum Schambein. ⎯ Das Knie immer weiter nach außen ablegen und den Oberkörper zur Erde sinken lassen. ⎯ Die Arme sind lang über den Kopf ausgestreckt. ⎯ Hüften, Beine, Oberkörper und Arme entspannen, während der Atem tief in den Bauchraum fließt. ⎯ Bleibe für 3 Min. in dieser Position. ❶

Endposition: Richte dich behutsam auf und stütze dich kurz mit den Händen am Boden in die Aufrichtung. ⎯ Löse dich aus der Haltung und wechsle die Seite. ⎯ Wenn du die Haltung insgesamt bis zu 6 Min. eingenommen hast, gönne dir eine kleine Nachspürpause.

+ **Variante:** Du kannst dir als leichtere Variante ein Bolster unter den Oberkörper legen und dich darauf ablegen. Die Leisten müssen frei bleiben. Genauso angenehm ist es, wenn das Gesäß des vorderen Beins unterpolstert wird (zum Beispiel mit einem Klotz oder Buch). ❷

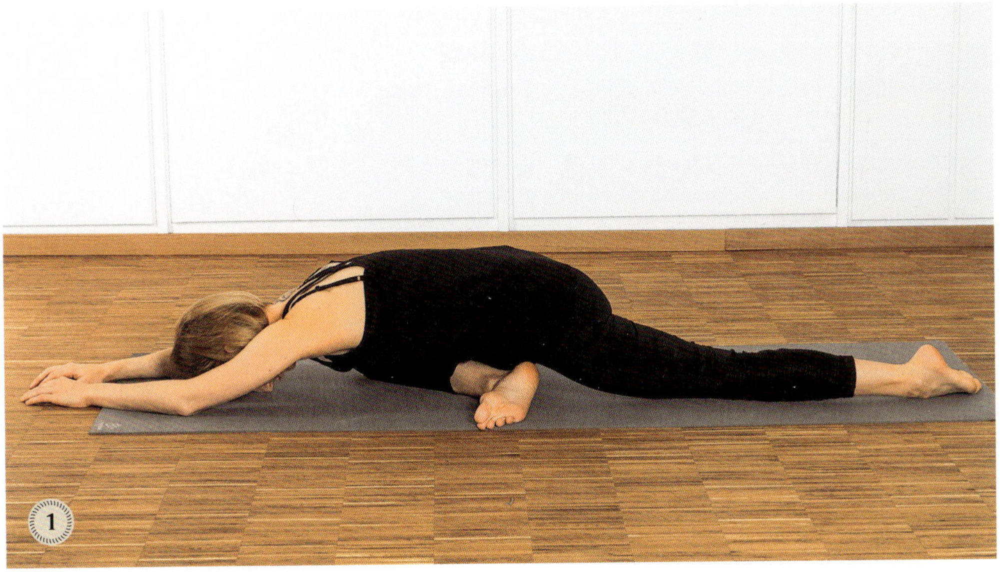

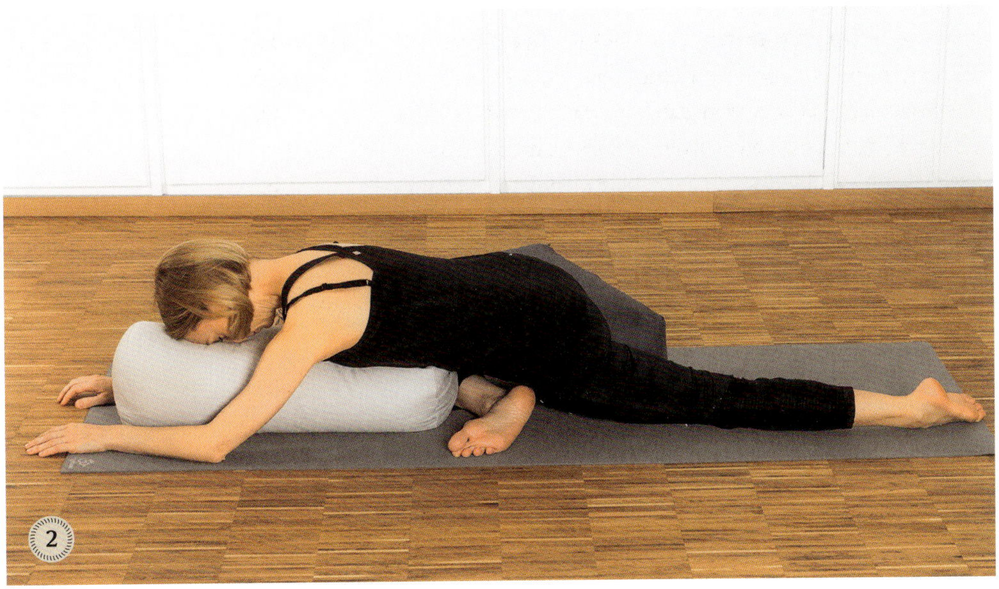

FROSCH

Der Frosch dehnt die Hüften und Leistenkanäle sehr intensiv. Durch die Entlastung in der Hüft- und Beckenmuskulatur zirkuliert das Blut freier vom Unterkörper in den Oberkörper. Dadurch entspannen sich die Bauchorgane. Es kann sein, dass der Bauch (als Entlastungszeichen) anfängt zu gluckern. Das macht den Frosch fast so angenehm wie eine Schlafposition. Daher eignet sich der Frosch als Abschluss-Asana in der Yoga-Praxis.

Ausgangsstellung: Komme in den Fersensitz.

Ausführung: Öffne auf den Füßen sitzend die Knie nach außen. ⟶ Runde den Oberkörper und sinke nach vorn Richtung Boden. ⟶ Lege die Stirn auf der Erde ab und strecke die Arme nach vorn. ⟶ Die Füße rutschen noch etwas weiter nach außen neben das Gesäß, damit das Sinken leichterfällt. ⟶ Entspanne für 3 Min. in der Position und lenke die Atmung tief in den Bauchraum. ❶

Endposition: Richte dich Wirbel für Wirbel wieder auf. ⟶ Mache eine kleine Ausgleichsbewegung zum Lockern. Klopfe zum Beispiel die Beine aus oder stelle die Beine auf und bewege sie im Wechsel hin und her. Nimm dir dann einen Moment Zeit zum Nachspüren.

+ **Variante:** Du kannst den Oberkörper und den Kopf als vereinfachte Variante auch auf dem Bolster ablegen. Achte darauf, dass der Bauch dann frei liegen kann und das Bolster keinen Druck auf die Bauchorgane erzeugt. Drehe den Kopf zunächst zur rechten Seite und wechsle nach eineinhalb Minuten die Richtung. ❷

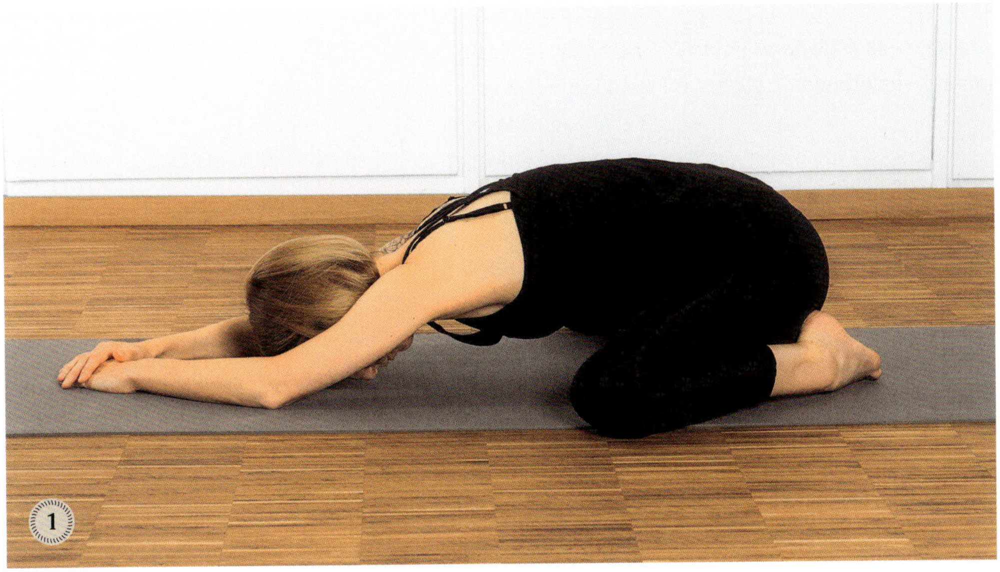
1

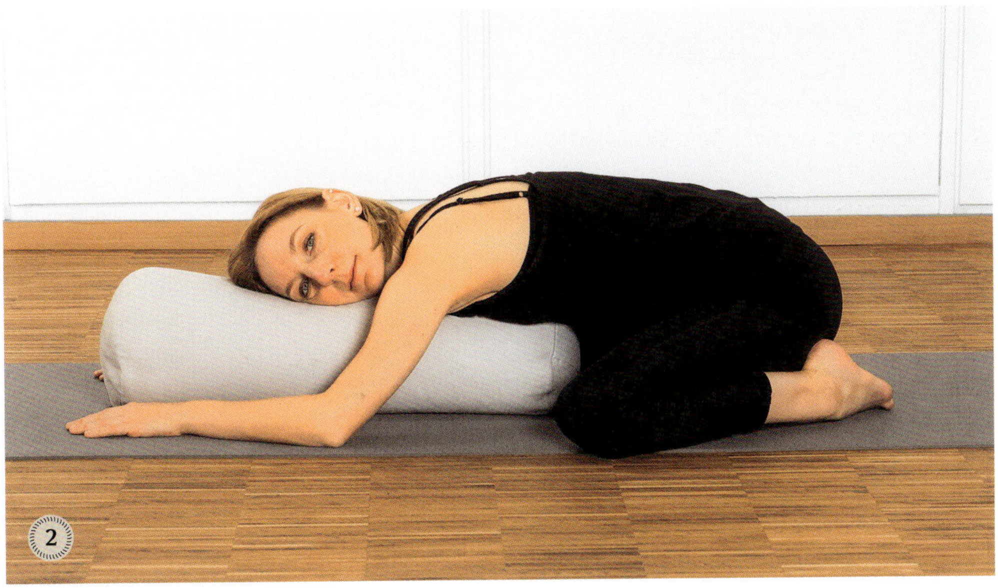
2

WEITER GEHT'S!

Ganz bewusst habe ich mich bei den 16 Grundübungen zunächst darauf beschränkt, dir viele Variationsmöglichkeiten vorzustellen und dir zu zeigen, wie du das Yoga-Kissen, den Klotz, das Bolster und Co. nutzen kannst, um die Asanas an dich anzupassen. Wie die einzelnen Haltungen wirken, habe ich bisher nur angerissen und mich hauptsächlich auf die körperlichen Effekte beschränkt. Das hat einen Grund, denn erst im nächsten Kapitel tauchst du tiefer mit mir in die faszinierende Heilkunst der Traditionellen Chinesischen Medizin ein. Du lernst dein dir innewohnendes Energiesystem kennen, das sich über sogenannte Akupressur-Punkte jederzeit ausgleichen lässt. Mit den neu gewonnenen Erkenntnissen erfasst du dann alle Effekte der Grundhaltungen. In Kombination mit passenden Akupressur-Punkten entfalten die Yin-Yoga-Haltungen ihre volle Heilkraft auf das einheitliche Körper-, Geist- und Seelesystem.
Sei jetzt schon gespannt auf das Kapitel, in dem du alles über das volle Wirkspektrum der »heilenden Yin-Yoga-Übungen« nachlesen und selbst erfahren kannst (Seite 72)!

DIE RUHEPOSE ZWISCHEN DEN ASANAS

Die Asana das »Kind« ist als Ruheposition zwischen den heilenden Yin-Yoga-Übungen gedacht. In der Pose werden keine Akupressur-Punkte angewendet. Vielmehr soll sich der Körper im Kind ausruhen und neutralisieren können. Webe die Pose frei und nach deinen Bedürfnissen in dein Yoga-Programm mit ein, immer dann, wenn du sie intuitiv brauchst. Kannst du aus bestimmten Gründen heilende Yin-Yoga-Positionen wie den Frosch oder den Schwan nicht einnehmen, ist die Position des Kindes an dieser Stelle als Alternative aufgeführt. Alternativ kannst du dich auch in die entspannte Rückenlage (Shavasana) legen und den Körper ruhen lassen.
Das Kind führt dich immer wieder zurück zu deiner inneren Mitte – deinem natürlichen Kraftkern. Die Haltung entlastet die Wirbelsäule und reguliert den Blasenmeridian. Du fühlst dich beschützt und geborgen.

Ausführung: Komme in den Vierfüßlerstand. ⎵ Lasse das Gesäß auf die Fersen sinken. ⎵ Spreize die Knie etwas nach außen auf, damit der Bauchraum Platz zwischen den Beinen hat. ⎵ Lege die Stirn auf dem Boden auf. ⎵ Die Arme liegen entspannt neben dem Körper. ⎵ Schließe die Augen und spüre, wie der Atem tief im Bauchraum ankommt und der Rücken sanft gedehnt wird. ⎵ Bleibe in der Position für mindestens 3 Min., gern auch länger. ❶ ⎵ Löse dich behutsam aus der Position und mache nach Bedarf eine Gegenbewegung (Beine ausklopfen, Kopf drehen, Arme nach oben strecken). ❷

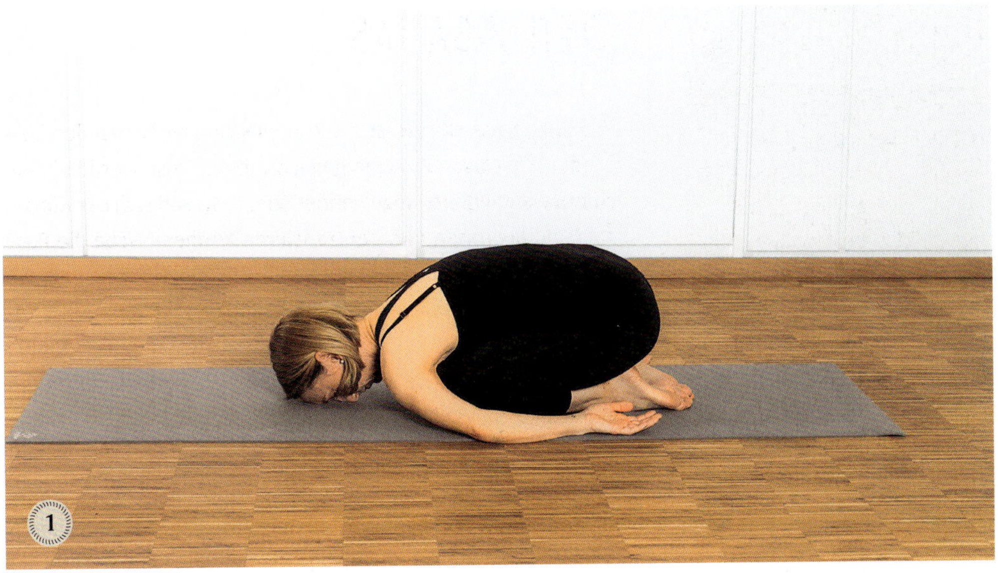
1

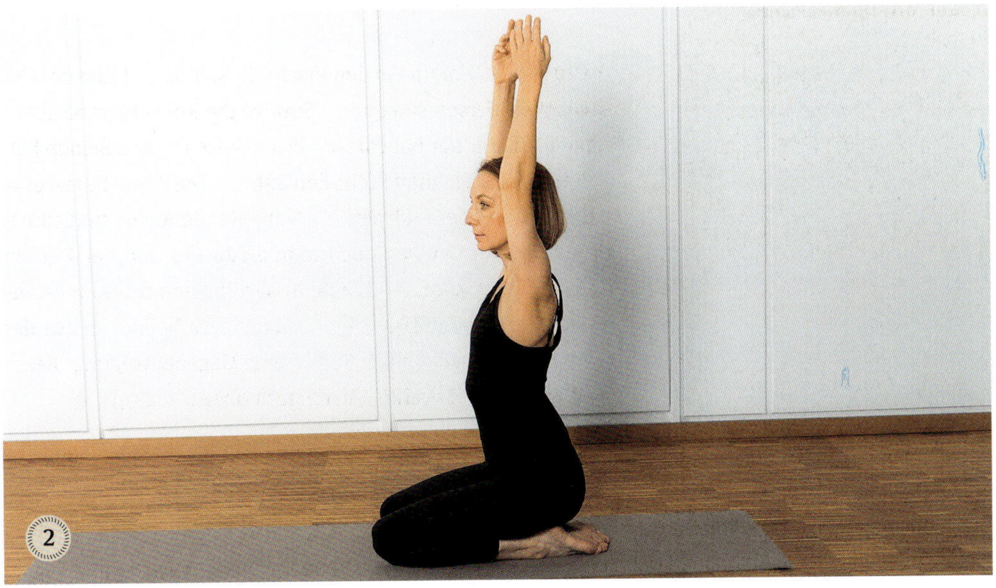
2

GRUNDLAGEN DER TRADITIONELLEN CHINESISCHEN MEDIZIN

Jeder Mensch ist ein individuelles Wesen, dessen Körper, Geist und Seele sich den Lebensumständen anpassen. Daher muss auch die Behandlung seiner Beschwerden individuell sein.

Die Traditionelle Chinesische Medizin (TCM) gibt es seit mehr als 5000 Jahren. Damals gab es kein Röntgen, mit dem Knochenbrüche sichtbar gemacht werden konnten. Es gab auch keine Labortechnologien oder Ultraschallgeräte. Deswegen verließ sich der Arzt oder Heiler allein auf das genaue Beobachten von Körperstörungen. Durch präzises Ertasten des Pulses erhält der TCM-Arzt Rückschlüsse über die Vitalität der Organe und natürlich auch, wie gut das Blut durch den Körper fließen kann. Sein Tast- und Spürsinn ist über Jahre geschult und verfeinert. Deshalb kann der TCM-Arzt selbst Blockierungen im subtilen Energiesystem des Menschen aufspüren und die Qualität der Lebensenergie im menschlichen Körper bestimmen. Er interessiert sich dafür, aus welchen Gründen die Beschwerden im Körper entstanden sind, und analysiert das Umfeld sowie die Umweltfaktoren, in dem der Betroffene lebt.

Das Energiesystem des Menschen

Neben einem Blut- und Lymphgefäßsystem kennt die TCM noch ein sogenanntes Energiesystem. Es nimmt einen ähnlichen Verlauf wie das Blut- und Lymphgefäßsystem und durchzieht den gesamten Körper. Die Bahnen des Energiesystems werden als Meridiane bezeichnet und die Energie, die durch die Meridiane fließt, als Qi. Alle drei Körpersysteme versorgen und reinigen zusammen den Körper.

Qi – Lebensenergie

Qi ist ein Maßstab für die vitale Kraft im Organismus. Jeder Organismus benötigt Energie, um leben zu können. In der TCM wird diese Lebensenergie mit dem Wort »Qi« beschrieben. Dabei verfügt jedes Lebewesen über verschiedene Arten von Energie. In diesem Buch arbeitest du mit der Lebensenergie. Sie wird täglich über die Nieren, die Lunge und über die Milz neu hergestellt. Die Qualität und die Menge der Lebensenergie sind von einer gesunden Lebensweise abhängig. Viel Bewegung, ausreichend Schlaf und eine nährstoffreiche Ernährung stärken die Energieorgane Nieren, Lunge und Milz, und somit kann die Produktion von Lebensenergie reibungslos ablaufen. Also hast du jeden Tag die Möglichkeit, die Qualität deiner Lebensenergie durch gesunde Lebensweisen zu steigern.

Meridiane – Energiebahnen

Das Qi zirkuliert in geschlossenen Bahnen durch den ganzen Körper. Ist der Organismus gesund, fließt es gleichmäßig und störungsfrei durch die Meridiane. Dann können alle Zellen, die Organe und alle anderen Körperbausteine ausreichend mit Lebensenergie versorgt werden.

Es gibt zwölf Hauptmeridiane, die spiegelbildlich auf beiden Körperseiten verlaufen und nach ihrem zugehörigen Organ benannt sind. Sie werden in sechs Yin- und sechs Yang-Bahnen unterteilt. Die Yin-Meridiane verlaufen auf der Vorderseite des Körpers und auf der Innenseite. Die Energie fließt von unten (von den Füßen) nach oben (ausgestreckte Arme). Die Yang-Meridiane verlaufen auf der Körperrückseite und auf der Außenseite. Ihre Energie fließt von oben nach unten. Alle Meridiane sind miteinander verbunden, ähnlich wie die Gefäße im Blutsystem.

Darüber hinaus gibt es weitere Energiebahnen wie beispielsweise die acht außerordentlichen Gefäße. Die bekanntesten sind der Du mai (Lenkergefäß) auf der Körperrückseite und der Ren mai (Konzeptionsgefäß) auf der Körpervorderseite. Für den Zweck, ein ausgewogenes Übungsprogramm mit Yin-Yoga-Übungen zu erstellen, konzentriere ich mich in diesem Buch auf die zwölf Hauptmeridiane und die beiden angesprochenen außerordentlichen Gefäße. Möchtest du dich in die Energielehre vertiefen, findest du am Ende des Buches weiterführende Literaturhinweise (Seite 162).

Obwohl Meridiane nach Organen benannt sind, haben sie weitaus mehr Aufgaben, als nur diese zu versorgen. Sie beeinflussen ebenso die Gefühle und unsere emotionalen Reaktionen. Im Lungenmeridian findet sich beispielsweise oft eine Blockade, wenn jemand einen geliebten Menschen verloren hat und seine Trauer nicht loslassen kann. Dysfunktionen im Blasenmeridian werden durch psychische Belastungen bestimmt, und Wutgefühle stauen den Lebermeridian.

MACHE DIR DEINE EIGENE ENERGIE BEWUSST!

Setze dich an einen Tisch und halte die Hände schulterbreit auseinander. Die Handflächen zeigen zueinander. Schließe die Augen und stelle dir vor, dass deine Fingerkuppen magnetisch sind und sich Stück für Stück anziehen. Dabei nähern sich beide Hände an. Wenn du dich genau auf diese Übung konzentrierst, spürst du zwischen den Fingerkuppen eine leichte Wärme, ein Fließen oder auch eine Anziehung. Das ist die Energie in deinen Händen.

Kurz bevor die Fingerkuppen aufeinandertreffen, stellst du dir vor, die Magneten in deinen Fingerkuppen stoßen sich nun voneinander ab, weil sie gleichsinnig gepolt sind. Je stärker du versuchst, die Finger zueinander zu bewegen, desto stärker stoßen sie sich voneinander ab. Das Gefühl, das nun spürbar wird, ist wieder eine Form von Energie. Energie zu spüren und in sich zu tragen ist ganz natürlich, denn jeder Mensch und jedes Lebewesen benötigt Energie für seine Stoffwechselvorgänge, für die Zellatmung und natürlich – um überhaupt am Leben sein zu können.

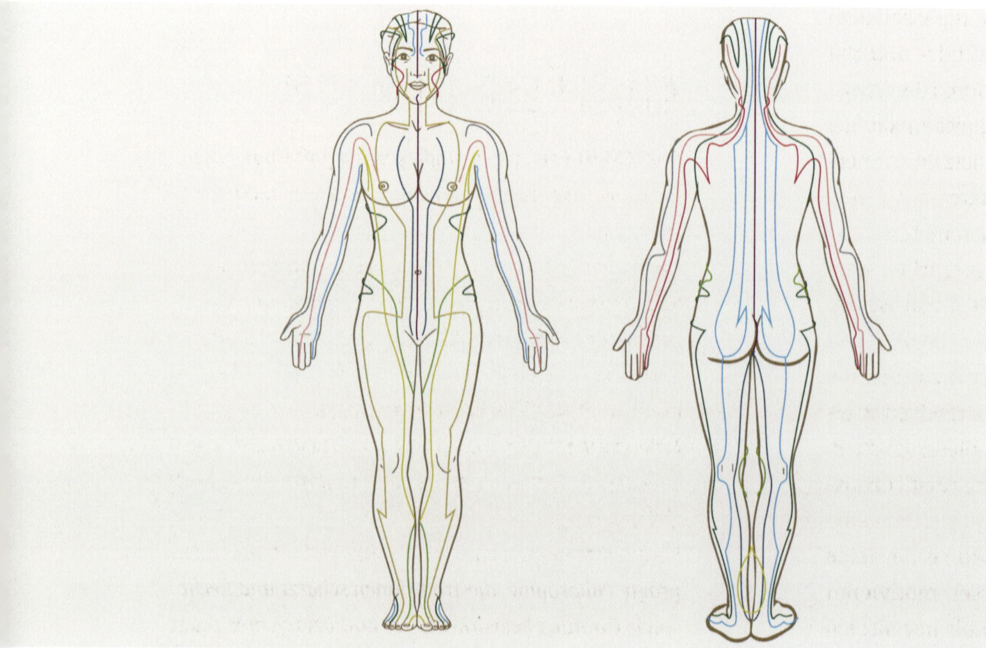

Die Hauptmeridiane des Menschen auf einen Blick

Yin und Yang – Energie in Balance

Im Kontext der TCM sind Yin und Yang zwei polarisierende Kräfte, denen bestimmte Merkmale zugesprochen werden und die erst zusammen ein funktionierendes Ganzes bilden. Yin steht beispielsweise für Kälte und Yang für Hitze.

Wenn einer der beiden Kräfte über die andere dominiert, entsteht ein Ungleichgewicht, indem sich der Mensch nicht mehr wohlfühlt und krank wird. Termindruck, Stress, Umweltbelastungen und die Schnelllebigkeit des modernen Alltags erzeugen zu viel Yang-Energie im Organismus. Es entstehen Beschwerden in der Bewegungsdynamik und in den Körperfunktionen. Yang-Symptome sind meist entzündlich, hitzig und akut (Schleimbeutelentzündungen, Reizdarm, Dauerstress und Migräne). Sie deuten auf einen Überschuss und Fülle im Körper hin und aktivierenden den Sympathikus im vegetativen Nervensystem.

Fehlt es im Leben an beruhigenden und ausgleichenden Yin-Elementen, kann sich der Parasympathikus (der beruhigende Anteil im vegetativen Nervensystem) kaum regulierend einschalten. Chronische Beschwerden durch mangelnde Yin-Energie nehmen zu. Sie greifen die Struktur des Körpers (zum Beispiel Faszien, Gelenke, Knochen und Nerven) an und nagen an der körperlichen und seelischen Substanz: Der Geist wird starr, die Statik des Körpers verändert sich. Hält der Zustand länger an, macht sich fehlende Yin-Energie auch in der Seele bemerkbar. Es entsteht zunehmende innere Leere und Burn-out.

Die TCM unterscheidet viele verschiedene Energie-Dysbalancen im Yin- und Yang-System. Ich stelle dir gleich drei ty-

Es gibt noch weitere Gründe, weshalb sich zu viel Energie in den Meridianen ansammeln kann. Mit Sicherheit trägt ein unausgewogenes Ernährungsverhalten zu verstopften Milz- und Magenmeridianen bei! Zu viel Zucker (dazu zählen auch einfache Kohlenhydrate aus Backwaren und Fast Food) und ein einseitiges Nährstoffangebot überlasten die beiden Organe und ihre Energiebahnen. Wenn du dich überfordert fühlst und permanent im Stress bist und unter Zeitmangel leidest, werden sich die Energieblockaden eher im Leber- und Nierenmeridian finden. Umwelteinflüsse (Elektrosmog, Pestizide, Schwermetalle und Co.) greifen alle Meridiane in deinem Körper an!

Interessanterweise sind manche Energieblockaden sogar hausgemacht: Die Energie im Blasenmeridian reagiert empfindlich auf Wirbelverschiebungen oder Fehlhaltungen des Rückens.

pische Energieschwankungen (Seite 58) im menschlichen Organismus vor, die ich in meiner Naturheilkunde- und Osteopathie-Praxis täglich behandle und die du durch die Übungen in diesem Buch eigenverantwortlich ausgleichen kannst. Glücklicherweise kennt die TCM nämlich eine Vielzahl an Energiequellen (Akupressur- und Akupunktur-Punkte), mit denen das bestehende Ungleichgewicht im Energiesystem durch Zuführen oder Ableiten von Energien wieder ausgeglichen werden kann. Sind Yin und Yang im Gleichgewicht, so ist der Mensch gesund.

Egal welches Yin/Yang-Ungleichgewicht bei dir zutrifft, das Gute ist, du kannst deinen gesundheitlichen Zustand jederzeit und selbst positiv verändern! Gelangst du zu dieser Einsicht, sorgst du automatisch besser für dich und generierst Lebensqualität bis ins hohe Alter!

Damit du dich traust, mehr Eigenverantwortung für deine Gesundheit zu übernehmen, und dich besser motivieren kannst, auf dich selbst zu achten, möchte ich dir mit diesem Buch ein wirkungsvolles Programm zur Selbstbehandlung schenken. Du kennst jetzt schon die 16 Grundpositionen aus dem Yin Yoga, die im nächsten Kapitel durch heilende Impulse aus der TCM ergänzt werden.

Obgleich in der TCM viele Behandlungsmethoden zur Auswahl stehen, habe ich für dich die Akupressur als Heilimpuls für die Yin-Yoga-Übungen ausgewählt. Akupressur ist kinderleicht und überall anzuwenden. Man benötigt keine weiteren Materialien wie beim Moxen (Wärmeanwendung) oder Schröpfen (eine Ausleitungs- und Massagetechnik). Akupressur passt perfekt zu den ruhigen Yin-Yoga-Haltungen. Sie zerstreut blockierte Kräfte im Körper-Seele-Geist-System und harmonisiert den gesamten Energiefluss. Mit sinnvoll aufeinander abgestimmten Impulsen lassen sich die meisten Alltagsbeschwerden aus eigener Kraft heraus lindern! Bevor du in die eigentliche Übungspraxis eintauchst, erfährst du noch ein paar wichtige Dinge über Akupressur und wie du sie richtig anwendest.

EINFLÜSSE DER TCM

Die TCM ist von zwei grundlegenden philosophischen Richtungen geprägt: vom Daoismus und vom Konfuzianismus.
Die gesundheitlichen Aspekte des Dao betreffen die Selbstentwicklung des Menschen: Eingebunden in die kosmischen Zusammenhänge und als Teil der Natur, findet der Mensch seinen Weg im Leben. Die TCM wird als präventive Medizin angewandt, mit dem Ziel, das Leben zu verlängern. Zwei helfende Bausteine sind im Dao die Meditation und das Entsprechungssystem von Yin und Yang.
Konfuzianismus ist eine von Staats- und Sittenlehre geprägte Philosophie, die Traditionen schätzt und Recht sowie Ordnung hervorhebt. Der Konfuzianismus prägt die rationalen Aspekte der TCM. Beispielsweise wurde die Terminologie der Organe dem militärischen Bereich entnommen (das Herz wird zum Beispiel als Kaiser bezeichnet und die Leber als Heeresführer).

Der Akupressur-Impuls

Auf den Meridianen befinden sich Energiepunkte, die genau bezeichnet und festgelegt wurden. Sie werden als Zugang zum Meridiansystem angesehen und entsprechen meistens Durchtrittsstellen von Gefäß- und Nervenbündeln oder Ansatzstellen von Muskeln und Sehnen. Kürzlich konnte in Studien belegt werden, wie selbst Faszien auf den Akupressur-Reiz reagieren. An den beschriebenen Stellen der Muskelspindeln und der Haut befinden sich viele druckempfindliche Rezeptoren.

Brauchst du mehr Yin im Leben?

— Viele Menschen fühlen sich im Dauerstress und überarbeitet. Im Alltag, der von der Yang-Energie geprägt ist, fehlen oftmals die nächtlichen Regenerationsphasen durch Tiefschlaf und die Pausen zwischendurch zum Erholen. Ganz sicher hast du auch manchmal das Gefühl, dass dir Möglichkeiten und Zeiten fehlen, um deinem Körper und vor allem auch der Seele all die Energie zurückzugeben, die der Organismus während des Tages verliert. Genau hier möchte ich mit meinen Übungen ansetzen. Lass uns jedoch zunächst einen Blick auf die drei häufigsten Energie-Dysbalancen werfen, damit du deine Beschwerden besser zuordnen kannst.

Drei häufige Energieschwankungen Die TCM kennt acht Ungleichgewichte zwischen Yin und Yang. In diesem Buch beschreibe ich dir die drei häufigsten Energie-Dysbalancen, die das heutige Leben mit sich bringt und aus denen Krankheiten entstehen können.

Es gibt den Zustand der »Yang-Fülle«. Hier ordnen sich akute Beschwerden ein wie Entzündungen oder Migräne. In diesem Zustand hast du noch genügend Yin-Energie in dir, aber das Yang ist etwas über das Ziel hinausgeschossen – davon ist zu viel vorhanden. Mit ein bisschen Pflege (ausreichend Schlaf, Stressreduktion, Yang ableitenden Übungen und gesunder Ernährung) gleichen sich Yin und Yang schnell wieder aus und der Körper hat die Kraft zur Regeneration.

Ist das Yang »hyperaktiv«, besteht bereits ein Mangel an Yin-Energie in dir. Es gibt nicht nur viel zu viel Yang in deinem System, sondern obendrein zu wenig Yin. Dieses Ungleichgewicht bringt subakute Beschwerden mit sich, Symptome, die mehr als einen Monat bestehen. Dazu zählen beispielsweise hartnäckige Verspannungen, Antriebslosigkeit und Vitalitätsverlust, anhaltende vegetative Zeichen wie Herzrasen und innere Unruhe oder Schlafstörungen. Auch nächtliche Schweißausbrüche und trockene Haut oder Schleimhäute können hinzukommen.

Bei einem richtigen Yin-Mangel entstehen chronische Beschwerden. Es gibt noch genügend Yang-Energie, die sich bei dem permanenten Versuch, den chronischen Yin-Mangel auszugleichen, immer mehr erschöpft. Durch einen Yin-Mangel lassen sich die Strukturschäden im Körper nicht mehr komplett reparieren. Es kommt zu Gelenkverschleiß, Versteifung und »Starrheit« im Körper, im Geist und in der Seele. Du fühlst dich permanent erschöpft, kannst nicht schlafen, Entzündungen im Darm manifestieren sich und das Immunsystem hat kaum noch Abwehrkräfte.

In diesem Zustand leiden die Nieren, die aus Sicht der TCM die tägliche Lebensenergie produzieren. Kann keine Energie nachproduziert werden, fehlt dem Körper die benötigte Kraft zur Selbstheilung. Dadurch sinkt übrigens auch das Potenzial zur Fortpflanzung.

Deine Yin-Vorteile Wenn du mehr Yin-Elemente in dein Leben einlädst, dir selbst Zuwendung und Ruhe gönnst, kann sich dein Körper durch guten Schlaf und Pausen immer wieder regenerieren und selbst heilen.

Die Grundpositionen aus dem Yin Yoga lösen Energieblockaden in den Meridianen und verbessern den Fluss der Yin-Energie. Zusammen mit den Akupressur-Impulsen, die du im nächsten Kapitel kennenlernen wirst, befreit sich der Körper aus der Alltagsstarre. Bewegungseinschränkungen in den Gelenken und Faszien lösen sich auf, und der Körper beginnt mit der Selbstreparatur seiner Strukturen. Du wirst dich ganz schnell wieder frisch, energiegeladen und vital fühlen!

Besonders gut greift eine tägliche Yin-Yoga-Praxis mit Akupressur-Impulsen in einem akuten oder subakuten Zustand, in dem das Yin gestärkt und das Yang reguliert werden müssen. Zusammenfassend sind das Alltagsbeschwerden wie:

- Erschöpfung und Vitalitätsverlust durch Überarbeitung (auch bei Burn-out)
- Schlafprobleme
- alle (vegetativen) Stresssymptome wie innere Unruhe, Herzrasen und nervöse Magen-Darm-Störungen
- Kopfschmerzen, Schwindel und Tinnitus
- Verspannungen, Bewegungseinschränkungen und mangelnde Flexibilität

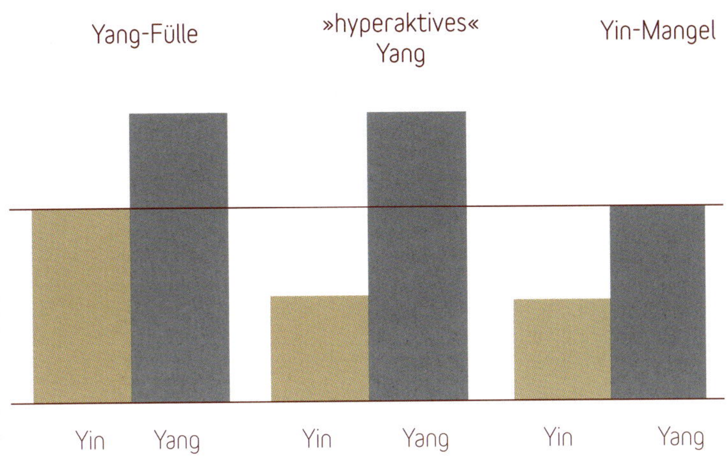

Drei häufige Yin- und Yang Verteilungsstörungen

Bei chronischen Erkrankungen sind Yin Yoga und Akupressur eine wunderbare Hilfe, um die Lebensqualität zu verbessern und das Immunsystem zu stärken. Statt Stress und Überreizung im Alltag werden dir durch mehr Yin-Energie Ruhe, Zuwendung, Regeneration und Auszeiten vom Alltag geschenkt. Klingt das nicht verlockend? Dann habe ich noch einen weiteren Tipp für dich, wie du dir während deiner Praxis eine Wohlfühl-Atmosphäre schaffen kannst.

Wohlfühlöl für die Duftlampe Fülle Neutralöl in eine 10 ml große Braunglasflasche. Füge vier Tropfen Neroliöl, sechs Tropfen Orange, vier Tropfen Sandelholz und vier Tropfen Zedernholzöl dazu. Achte bei der Auswahl der ätherischen Öle auf eine gute Bio-Qualität. Diese kannst du mit gutem Gewissen einatmen und deinem Körper, dem Geist und deiner Seele etwas Gutes tun. Die Mischung benutze ich auch in meinem Yoga Loft. Sie zaubert das Blitzen in den Augen hervor, schenkt Urvertrauen und bewirkt eine meditativ-energetische Stimmung.

Tipps, wo du ätherische Öle von guter Qualität kaufen kannst, findest du am Ende des Buches (Seite 164).

AUFGEPASST!

Bei Hautveränderungen, Fieber, akuten Entzündungszeichen und Infektgefühl solltest du dich während des Übens genau beobachten und gegebenenfalls auf die Akupressur-Impulse verzichten. Wenn du schwanger bist oder schwer erkrankt, wende dich an einen Arzt und frage, ob du Akupressur anwenden darfst.
Bei Schmerzen kannst du die Akupressur achtsam ausprobieren, denn sie hat den Vorteil, schmerzlindernd zu wirken. Bei regelmäßiger Anwendung kann der Gebrauch von Schmerzmitteln und Medikamenten in vielen Fällen sogar reduziert werden. Sollten sich die Schmerzen durch die Akupressur verstärken, reduziere die Intensität der Impulse und wende dich gegebenenfalls zusätzlich an einen Mediziner.

Wenn du an diesen Arealen die Akupressur anwendest, sind grundsätzlich vier Reaktionen möglich:

- lokale Reaktion am Beschwerdeherd (Lokalreaktion)
- Auswirkung im angesprochenen Meridian (Leitbahnenreaktion)
- organbezogene Wirkung (Organreaktion)
- eine punktspezifische, symptomatische Wirkung (symptomatische Reaktion)

Beispielsweise wirkt der Punkt Gb 20 (»Teich des Windes«) lokal auf Nackenverspannungen (Lokalreaktion). Er reguliert den Gallenblasenmeridian (Leitbahnenreaktion), wirkt sich positiv auf den Funktionskreis der Gallenblase aus (Organreaktion) und wirkt spezifisch bei stressbedingten Schläfenkopfschmerz (symptomatische Reaktion).

Jeder ausgewählte Akupressur-Punkt wird bei den heilenden Yin-Yoga-Übungen genau beschrieben. Jetzt erkläre ich dir zunächst, wie du die Akupressur anwendest und welche Grifftechniken es gibt.

Die Grifftechnik

Übersetzt heißt Akupressur »Punkt drücken«. Per Fingerdruck wird körpereigene Energie entlang der Meridiane ausgeglichen, und die Lebenskräfte werden gestärkt. Überall dort, wo die Ursache einer Störung in einem Ungleichgewicht der Lebensenergie liegt, kannst du mit Akupressur wirkungsvoll Beschwerden lindern.

Für die Akupressur in den Yin-Yoga-Positionen nutzen wir ganz bestimmte Grifftechniken, mit denen sich die Energien auf sanfte Art harmonisieren lassen. Du benutzt die Fingerkuppen (meistens die der Daumen und Zeigefinger) und führst mit ihnen einen sanften Druck auf den Punkt aus, den du ansprechen möchtest. Die Intensität des Impulses entspricht ungefähr dem Druck, wie wenn du einen Lichtschalter betätigst.

Mehr Intensität bekommst du mit dem Verstärkungsgriff: Dafür legst du die Kuppe des Mittelfingers auf den Zeigefinger und kannst mit ihm stärkeren Druck ausüben (zum Beispiel im Drehsitz mit Ma 36, Seite 94).

Wenn an beiden Händen Akupressur-Punkte gleichzeitig gedrückt werden können (zum Beispiel Di 4 im Frosch, Seite 102), bietet sich der Zangengriff an, bei dem du beide Daumen ineinander schiebst und die Hände übereinander liegen. Damit wird der Druck etwas milder und die Handhaltung bequemer.

Wenn Akupressur-Punkte auf beiden Körperseiten gedrückt werden, können sie sich unterschiedlich anfühlen. Mi 6 in der Libelle (Seite 96) ist vielleicht am linken Bein intensiver zu spüren als am rechten. Dann ist dein Griff nicht falsch, sondern es gibt einen einfachen Grund für die unterschiedliche Empfindung: Genau wie gleiche Muskelgruppen auf der rechten und linken Körperseite durch deine Alltagsbewegungen verschieden belastet werden, verhält es sich auch mit den Energiebahnen. Der Milzmeridian auf der linken Seite kann beanspruchter sein als der entsprechende Milzmeridian auf der rechten Seite.

Der Druck auf die Punkte wird ungefähr zwei Minuten gehalten. Kurz bevor du die Übung auflöst, tut es gut, im Uhrzeigersinn auf dem Punkt zu kreisen (ein Kreis pro Sekunde für eine Minute). Wenn du die Übung beendest, nimm dir Zeit, die Finger zu entspannen und in die Wirkung hineinzuspüren. Dein Körpersystem kann sich dann optimal auf die nächste Übung vorbereiten und die heilenden Impulse verarbeiten.

In der TCM wird als Maßeinheit für die Punktlokalisation der Begriff »Cun« verwendet. Ein Cun entspricht der Breite deiner Daumenkuppe. Der Punkt Ma 36 (drei Längen zum Fuß) findet sich beispielsweise drei Daumenbreiten unterhalb der Kniescheibe und eine Daumenbreite seitlich davon nach außen. Das bedeutet, du misst drei Daumenbreiten unterhalb der Kniescheibe ab. Von diesem Punkt aus misst du eine weitere Daumenbreite nach außen und landest mitten auf dem Punkt Ma 36.

Üben ohne Leistungsdruck

Mir ist wichtig, dir mit meinen Tipps wirklich helfen zu können. Deshalb ist die Alltagstauglichkeit in meinen Ratgebern immer ein zentrales Thema. Ich möchte mit meinen Übungskonzepten keinen Stress oder Leistungsdruck auslösen. Ganz im Gegenteil: Ich möchte dich unterstützen, Wohlbefinden, Ruhe und ein gesundes Körpergefühl zu entwickeln und dein Selbstheilungspotenzial voll auszuschöpfen! Wenn du wenig Zeit hast, kannst du deshalb jede der Asanas auch als Einzelübung anwenden. Sie wirkt dann symptomatisch, also gegen ein bestimmtes Leiden, das sich bei dir gerade zeigt (Rückenschmerzen oder Kopfschmerzen). Die meisten vorgestellten Einzelübungen können sofort und überall angewendet werden. Die Akupressur-Punkte Gb 20 (Seite 100) und Du 16 (Seite 100) helfen beispielsweise im Büro sofort gegen Kopfschmerzen und Konzentrationsverlust.

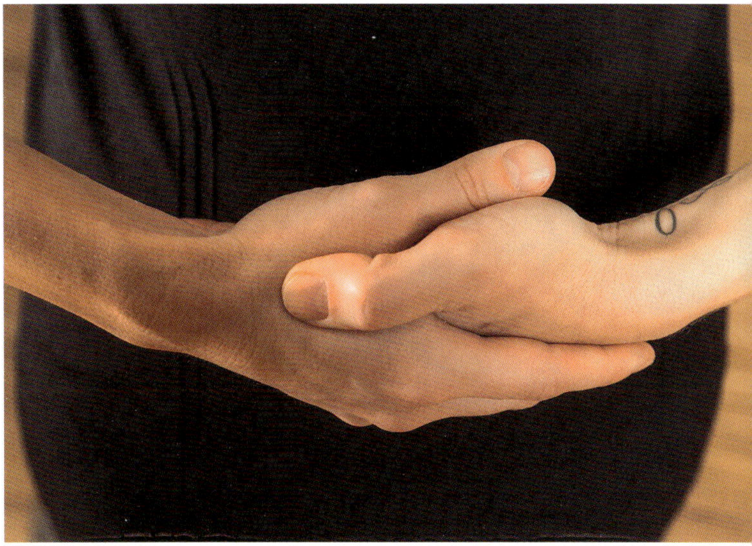

Zangengriff

Immer wieder gibt es erschöpfende Momente im Leben und man kann sich einfach nicht mehr zu körperlicher Anstrengung aufraffen. Dann ist meine Empfehlung, wenigstens im Liegen kurz in den Körper hineinzuspüren (Seite 64) oder vor dem Schlafengehen eine beruhigende Atemübung (Seite 70) zu machen.

Die besten Effekte für nachhaltige Beschwerdelinderung entstehen natürlich, wenn du mit meinem vollständigen Yin-Yoga- und Akupressur-Konzept übst, das ich dir gleich vorstelle. Damit hat der Körper genügend Zeit, all die heilenden Impulse aufzunehmen und mit der Seele und dem Geist zu verweben: Neben symptomatischer Beschwerdelinderung kannst du ganzheitliche und nachhaltige Gesundheitseffekte erwarten. Mein Vorschlag ist, sich ein bis zwei Mal pro Woche eine halbe Stunde für das komplette Übungsprogramm freizuhalten. Du kannst dir aus den Übungen selbst ein individuelles Programm zusammenstellen oder eine meiner fertigen Empfehlungen bei häufigen Alltagsbeschwerden nutzen (Seite 117).

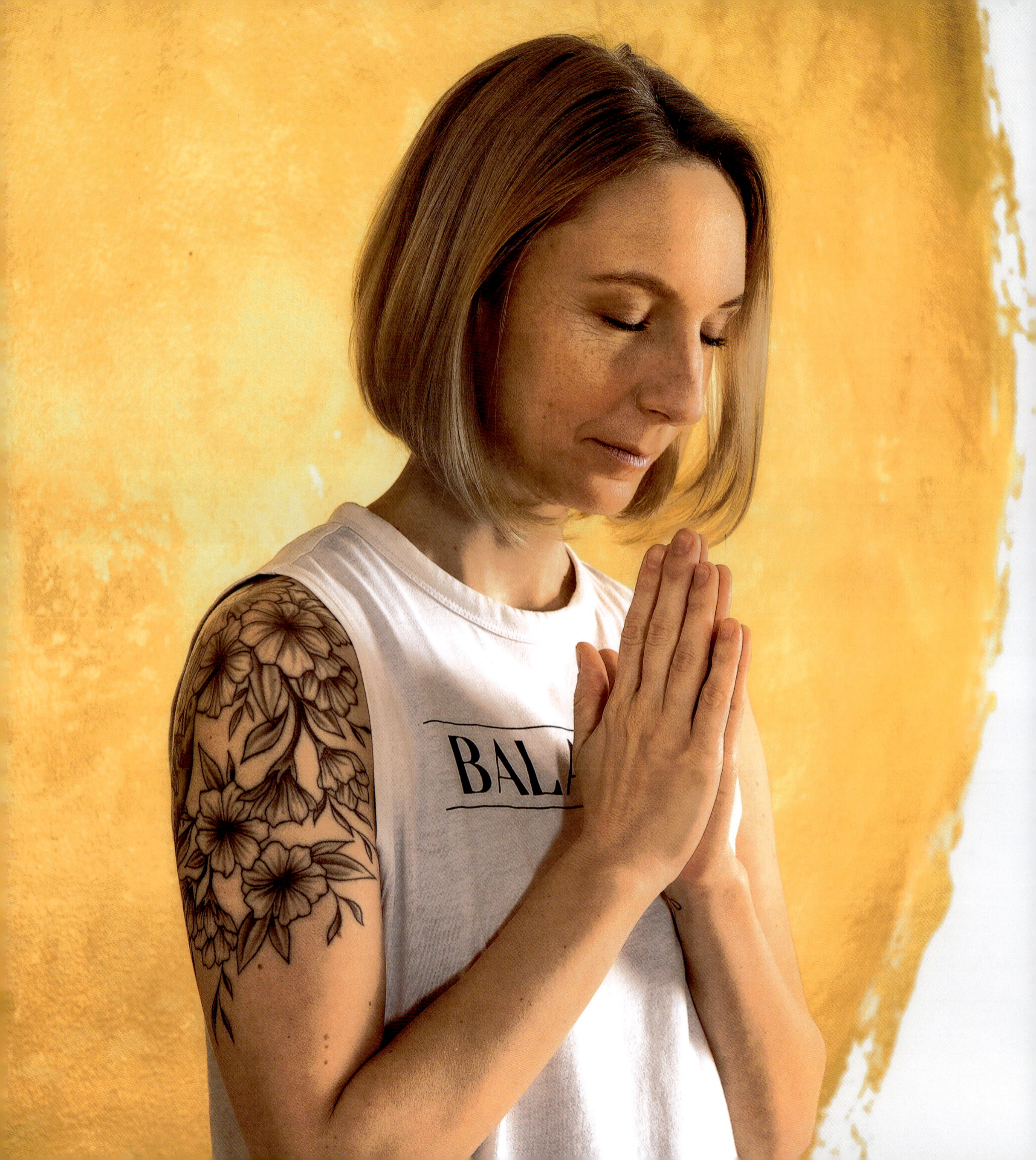

HEILENDES VIN YOGA

Gesund sein durch ein ausgewogenes Körpergefühl! Das klingt wunderbar, oder? Jetzt erfährst du, wie du in wenigen Schritten ein solches Gefühl kultivieren kannst.

ERDEN, ENTSPANNEN UND SICH NEU ORDNEN

Gib deinem Körper die Möglichkeit, von der Energie der Erde zu schöpfen, seine Systeme durch heilende Übungen auszugleichen und sich in Shavasana neu zu ordnen!

Die Entspannung und Körperwahrnehmung in der Yoga-Praxis zu Hause wird oft vernachlässigt. Vielen fällt es schwer, von jetzt auf gleich zur Ruhe zu kommen. Die meisten beginnen lieber sofort mit den Übungen. Doch die bewusste Entspannung am Anfang ist ein wesentlicher und notwendiger Bestandteil für alle Heilungsprozesse und sollte keineswegs vernachlässigt werden. Bevor du zu Hause mit der eigentlichen Yoga-Praxis beginnst, solltest du mit einer kurzen Entspannung den Alltag hinter dir lassen.

Finde für deine Yoga-Praxis einen ruhigen Raum und stelle dort alle elektronischen Geräte (inklusive deinem Handy) ab. Lasse Sonnenlicht oder zumindest frische Luft in deinen Raum, damit du dich rundum wohlfühlst und abschalten kannst. Wenn du möchtest, zünde dir eine Duftlampe an (Seite 59). Dann erreichen deine Sinne herrliche ätherische Aromen von reifen Orangen, frischem Zedern- oder Sandelholz mit einem Hauch von Neroli. In lockerer, bequemer Kleidung breitest du deine Matte aus. Wenn du leicht frierst, nimm dir neben den Hilfsmitteln auch eine Decke für deine Entspannung, denn Yin-Yoga-Übungen haben die Wirkung, den Körper abzukühlen. Lege dich ganz bequem in die Rückenlage und schließe deine Augen.

Die Kraft der Erde

Spüre, wie du auf deiner Matte ankommst. Fühle, wie die Erde dich trägt, wie sie sanft die einzelnen Körperpartien unterstützt und deinen Muskeln erlaubt, Spannung loszulassen. Wenn dir diese Vorstellung schwerfällt, vergleiche sie mit einem Erdungssystem am Haus. Damit wird es möglich, elektrische Ströme in die Erde abzuleiten. Ähnliches geschieht bei dir, wenn du auf der Matte liegst und Kontakt zur Erde aufbaust: Unnötige Muskelspannung, festgehaltener Ballast und überschüssige Energie können an den Erdboden abgegeben werden. Dadurch fühlst du dich leichter und liebevoll umsorgt. Abgeschaltet vom Alltag und in gutem Kontakt mit der Erde, kann dein Körper in der kurzen Pause vor den eigentlichen Übungen neue Kraft schöpfen. Fünf bis zehn Minuten Pause reichen ihm schon aus, um mit der Reparatur seiner Körpersysteme zu beginnen.

Für mich persönlich ist die Entspannung am Anfang einer Yoga-Sequenz das beste und schnellste Mittel zum Entschleunigen. Manchen fällt der Wechsel von herausforderndem Alltag in die Entspannung im Liegen jedoch schwerer. Alternativ kann dann eine sitzende Position gewählt und mit einer Atemübung begonnen werden. Im Sitzen wird der Kontakt zur Erde über die Sitzbeinhöcker aufgebaut. Dafür eignet sich der Schneidersitz besonders gut. Wenn du etwas nach links und rechts schaukelst, kannst du die beiden Knochen unter den Gesäßmuskeln deutlich wahrnehmen. Versuche auf beiden Knochen gleich viel Körpergewicht zu verteilen und dich im Rücken aufzurichten. Wenn du dabei die Augen schließt, ist die Vorstellung leichter, einen Kontakt über die beiden Sitzbeinhöcker zum Boden aufzubauen und sich zu erden. Über die Verbindung Sitzbeinhöcker und Erde kannst du dich von Ballast und Druck befreien. Als zusätzliche Atemübung eignet sich »Der kleine Energiekreislauf« (Seite 70). Die Übung leitet den Körper und den Geist besonders effektiv zurück in ihre Balance.

Sich entspannen

Eine gewisse Grundspannung ist im Körper immer vorhanden. Die willst du ihm auch gar nicht nehmen, denn sie hält unser Muskel-Skelett-System zusammen und bewirkt, dass du einatmen kannst. Eine gewisse Grundspannung ist also wichtig.

In der Anfangsentspannung geht es deshalb mehr darum, ein friedliches Ausruhen zu erreichen, bei dem sich unnatürliche Spannung in den Muskeln, Faszien, Sehnen und Gelenken zeigt und löst. Ausruhen, Pause, Entspannung – wie auch immer du deine Auszeit vom Alltag benennen möchtest, ermöglicht dir, ein besseres Körpergefühl zu bekommen und unnatürliche Anspannung überhaupt wahrzunehmen. Außerdem dient sie dir als Vorher-nachher-Vergleich, mit dem Übungsfortschritte und Beschwerdelinderung überprüft werden können.

Nach den heilenden Yin-Yoga-Übungen braucht der Körper ebenfalls eine Entspannungsphase. Im Gegensatz zu den eben beschriebenen Zielen der Anfangsentspannung hat sie am Ende der Yin-Yoga-Sequenz einen anderen wichtigen Zweck: Sie ermöglicht dem Körper, dem Geist und der Seele, all die heilenden Impulse aus den Übungen zu ordnen und tief im Unterbewusstsein abzuspeichern. Die gespeicherten Informationen sind dann jederzeit abrufbar, wenn der Körper sie zur Regeneration seiner Zellen, Organe und Muskeln braucht. Vernachlässigst du die Entspannungsphase am Ende der Übungssequenz, erzielst du zwar ebenfalls gute Sofort-Effekte. Mit einer nachhaltigen Wirkung ist aber weniger zu rechnen. Meistens holt dich der Alltag ein, ehe die heilenden Impulse in das Unterbewusstsein eingewebt und wie ein Depot wirken können. Bei Zeitmangel verzichte deshalb eher auf eine Übung und kürze die Yin-Yoga-Sequenz als auf die Entspannung am Ende! Sonst geht dir das volle Wirkspektrum verloren, und das wäre doch schade, oder?

Egal ob Entspannung am Anfang vor den Übungen (Körperwahrnehmung) oder Entspannung am Ende der Sequenz (heilende Impulse einweben), das klassische Shavasana (Seite 66) aus den alten Yogatraditionen eignet sich immer als Entspannungstool! Am Anfang des Yogaprogramms wird sie generell etwas kürzer gehalten (5–10 Min.) und kann mit einer Atemtechnik gespickt werden. Zum Ende der Sequenz kannst du 10 Minuten oder länger im Shavasana liegen und die Übung mit der Progressiven Muskelentspannung nach Jacobson kombinieren. Eine kurze Variante zeige ich dir noch in diesem Kapitel. Sie ist leicht zu erlernen und sorgt für zusätzliche Entspannungseffekte in der Muskulatur.

SHAVASANA – DIE ENTSPANNUNGSLAGE

Als leicht zu erlernende Entspannungsmethode empfehle ich dir das klassische Shavasana aus dem Yoga. Wenn du eine andere erprobte und wirksame Entspannungstechnik kennst, kannst du natürlich auch diese für deine Entspannung und das zu dir Finden für den Anfang und den Abschluss deines Yoga-Programms auszuwählen.
Shavasana heißt übersetzt »Totenstellung«. Wie bei einem Toten entspannen sich alle Muskeln. Wenn der Körper entspannt ist, fällt es leichter, all die Gedanken der prägenden Themen des Lebens zurückzuziehen und sich innerlich zu sammeln. Shavasana ist wie eine Auszeit, in der sich der Alltag strukturiert und ordnet. Bei regelmäßiger Praxis baust du eine entspannte Grundhaltung auf, mit der es leichterfällt, die Herausforderungen, aber auch die Freude des Lebens anzunehmen. Sich selbst fühlen und sich selbst finden sollen zu den zentralen Zielen deiner Auszeit werden. Nach der Entspannung befindet sich der Körper im parasympathischen Ruhemodus und ist optimal vorbereitet, die heilenden Impulse deiner Übungen in sich aufzunehmen.

Ausgangsstellung: Komme in die Rückenlage und schließe deine Augen. Die Arme liegen neben dem Körper. Die Beine sind leicht geöffnet und die Füße zeigen nach außen. ❶

Ausführung: Spüre den Boden, auf dem du liegst. Lasse die Schwere des Körpers vertrauensvoll in die Erde sinken. Stelle dir vor, dass du alle Anspannung und all deinen überflüssigen Ballast in die Erde abgeben kannst. Lasse dir die Zeit, die intuitiv gerade notwendig ist. Fünf bis zehn Minuten sollten es auf jeden Fall sein. Spüre abschließend in den ganzen Körper und in deine Seele hinein. Vergleiche dein Vorher- und Nachher-Gefühl und atme ein paar Mal tief durch.

Endposition: Beginne dich zu strecken, zu räkeln und komme zurück in das Hier und Jetzt. Stelle dich auf die nachfolgenden Übungen ein.

Variante: Wenn du möchtest, decke dich zu und nimm dir Hilfsmittel. ❷

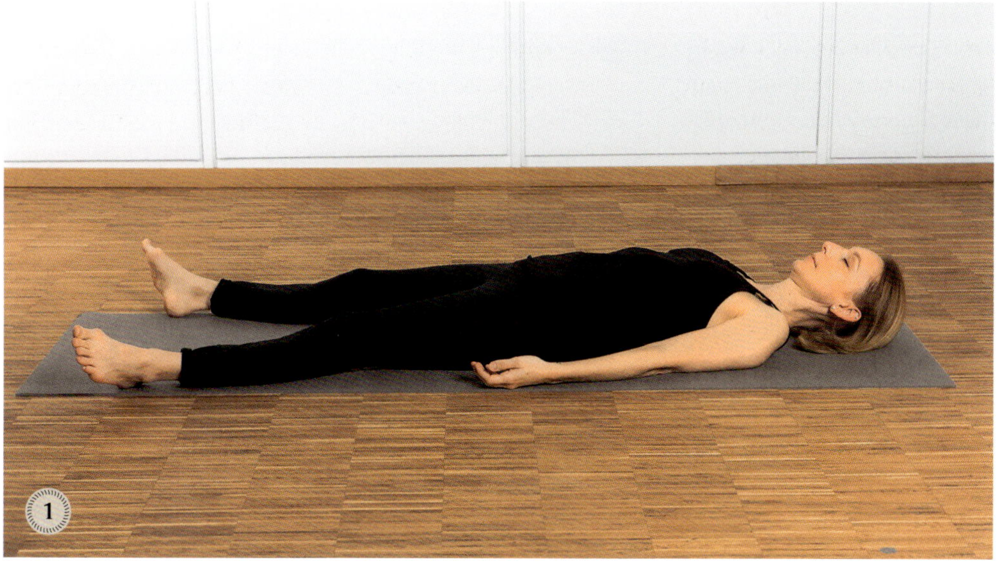
1

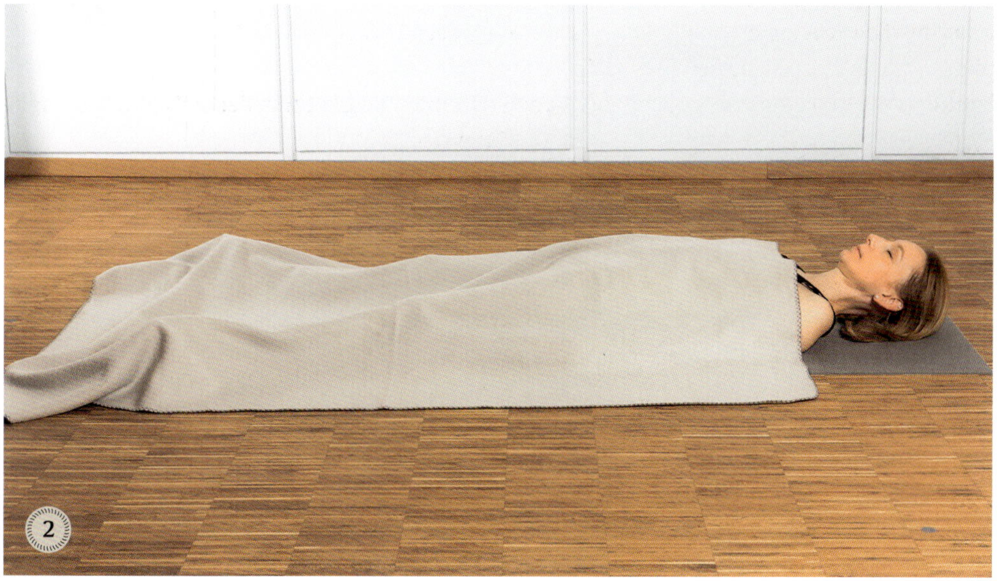
2

DIE 4ER-REIHE

Es gibt bei der Progressiven Muskelentspannung nach Jacobson viele Varianten. Sie unterscheiden sich im Wesentlichen in der Anwendungsdauer und in der Aktivierung von verschiedenen Muskelgruppen.
Mit der 4er-Reihe werden die großen Muskelgruppen der Arme und Beine, der Schultern und des Rückens sowie die Muskeln im Bauch- und Beckenbereich angesprochen. Die kleineren Muskeln im Gesicht, zum Beispiel der starke Masseter-Muskel des Kiefergelenks, können ebenfalls von Anspannung befreit werden.

Ausgangsstellung: Du kommst in die entspannte Rückenlage auf deiner Matte. Die Augen sind geschlossen.

Ausführung zur Entspannung der Arme und Hände: Richte die Aufmerksamkeit auf beide Arme. Balle die Hände zu Fäusten, winkle die Arme an und drücke sie gegen den Oberkörper. Halte die Spannung 12 Sek. und atme fließend. Entspanne die Muskeln wieder und spüre 1 Min. nach. Und noch einmal. Fäuste ballen, Arme anwinkeln und gegen den Oberkörper drücken. Halte die Spannung 12 Sek. und lasse dann wieder los. Spüre 1 Min. in der Rückenlage nach und vergleiche das Gefühl in beiden Armen. ❶

Ausführung zur Entspannung des Gesichts: Richte deine Aufmerksamkeit auf dein Gesicht. Stelle dir vor, du hast in eine saure Zitrone gebissen: Alle Gesichtsmuskeln ziehen sich zusammen Richtung Nase. Die Augen sind zugekniffen, die Nase gerümpft, die Zähne beißen leicht zusammen. Halte die Spannung für 12 Sek. Die Atmung bleibt tief und entspannt. Löse die Spannung auf. Spüre 1 Min. nach. Reiße jetzt die Augen weit auf, öffne den Mund und strecke die Zunge raus soweit es geht. Halte die Spannung für 12 Sek. und lasse dann los. Spüre 1 Min. nach. ❷

Ausführung zur Entspannung der Schultern und des Rückens: Lenke deine ganze Aufmerksamkeit auf deine Schultern und den Rücken. Ziehe beide Schultern hoch zu den Ohren. Ziehe die Schulterblätter zusammen zur Wirbelsäule und mache ein leichtes Hohlkreuz. Halte die Spannung für 12 Sek. Atme ruhig und entspannt. Lasse danach los. Nimm dir 1 Min. Zeit zum Nachspüren. Noch einmal. Lasse dir danach 1 Min. Zeit zum Vergleichen. Wie fühlen sich dein Rücken und deine Schultern jetzt an? ❸

Ausführung zur Entspannung von Bauch und Beinen: Lenke deine Aufmerksamkeit zum Abschluss auf den Bauchraum und die Beine. Drücke beide Fersen leicht in den Boden. Ziehe dabei die Zehen Richtung Nase, kralle sie ein und bewege die Füße etwas nach innen. ❹ Ziehe den Bauchnabel nach hinten an die Wirbelsäule. Halte die Spannung für 12 Sek. Atme tief und entspannt. Lasse danach los. Nimm dir 1 Min. Zeit zum Nachspüren. Wiederhole die Übung noch einmal.

Endposition: Spüre zum Abschluss noch mal durch alle vier Muskelgruppen. Das sind zunächst der Bauch, das Gesäß und die Beine. Spüre nun in den Rücken und in die Schultern und verweile dort, bis du gedanklich weiter zu deinem Gesicht wanderst und dort für einen Moment nachspürst. Wandere zuletzt zu den Armen und Händen. Wie fühlst du dich hier? Bleibe liegen, so lange du möchtest. Es ist nicht schlimm, wenn du dabei einschläfst.

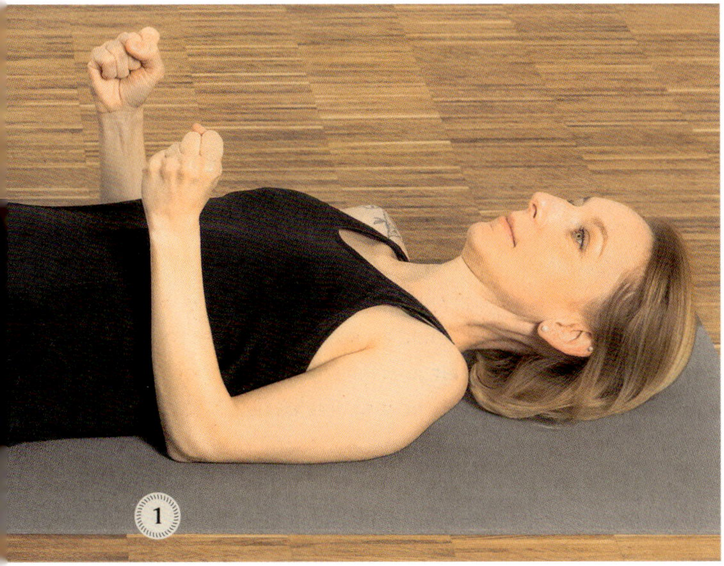
1

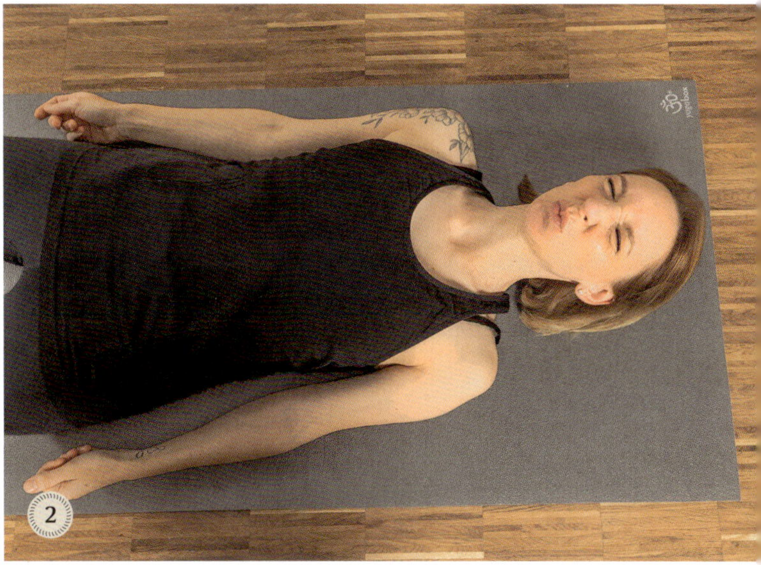
2

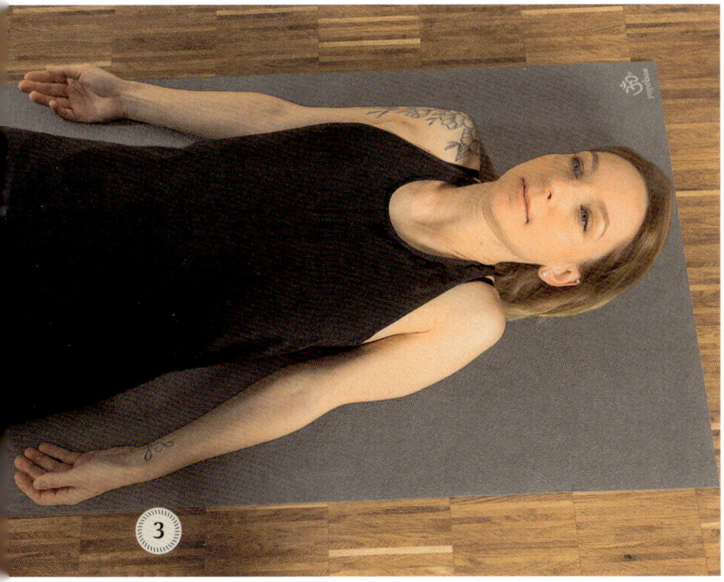
3

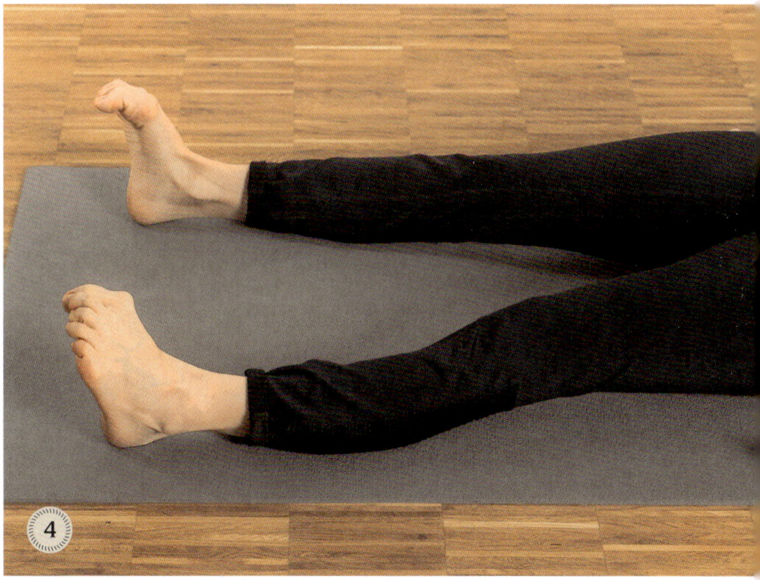
4

Atemübung: »Der kleine Energiekreislauf«

Hand aufs Herz: Hast du hohe Leistungsansprüche an dich selbst? Lösen diese Anforderungen Stress und Anspannung in dir aus? Fällt dir häufiger auf, wie wenig Pausen du deinem Körper für die Regeneration ermöglichst? Und regt sich bei dir immer mehr der Wunsch, aus der Alltagsmühle herauszutreten?

Wenn du die Fragen mit ja beantwortest, ist der folgende Tipp besonders wertvoll für dich: Höre auf dein Körpergefühl und lerne, dir wichtige Pausen vom Alltag zu ermöglichen!

Falls dir Shavasana am Anfang der Übungspraxis schwerfällt, kannst du es alternativ mit einer Atemübung versuchen. Im Allgemeinen drängen Atemübungen die Ruhelosigkeit aus dir heraus und schirmen den Geist vor Ablenkungen und äußeren Einflüssen ab. Über vertiefte, konzentrierte Atmung reguliert sich auch das Nervensystem und die beruhigende Wirkung des Parasympathikus schaltet sich ein. Im Tai-Chi (eine energieausgleichende Bewegungsmethode aus der TCM) wird die Atemtechnik der »kleine Energiekreislauf« genutzt, um den Atem zu lenken und die geistigen Aktivitäten zu beruhigen. Diese Übung möchte ich dir gerne vorstellen, weil sie schnelle, beruhigende Effekte hat und das Energiesystem umfassend ordnet. Mit dieser Technik wird es leichter, den Alltag loszulassen und regenerierende Impulse für den Körper zu schaffen. Mit regelmäßiger Praxis wächst die Erfahrung, wie du mit bewusst herbeigeführten Pausen, immer häufiger aus dem Trott der Alltagsmühle aussteigen kannst.

Wenn du andere Atemtechniken aus deiner Yogapraxis kennst, die für dich gut funktionieren, kannst du natürlich auch eine andere Übung nutzen.

Ausgangsstellung: Komme in die Rückenlage und liege dort entspannt und mit geschlossenen Augen.

Ausführung: Stelle dir vor, dass du mit der nächsten Einatmung von der Basis der Wirbelsäule (Steißbein) Energie nach oben zum Scheitelpunkt des Kopfes ziehst. Von hier aus (Scheitelpunkt) fließt die Energie mit der Ausatmung über die Körpervorderseite nach unten zum Schambein. Einatmend ziehst du die Energie wieder vom Steißbein zum Scheitelpunkt nach oben, ausatmend vom Scheitelpunkt des Kopfes, über die Körpervorderseite nach unten zum Schambein. Lasse die Energie auf diese Weise über 1–2 Min. im Kreis zirkulieren.

Endposition: Spüre danach im normalem Atemrhythmus in dich hinein und versuche die Wirkung wahrzunehmen. Beginne dich anschließend zu räkeln und zu bewegen, um dich auf die nachfolgenden Übungen einzustimmen.

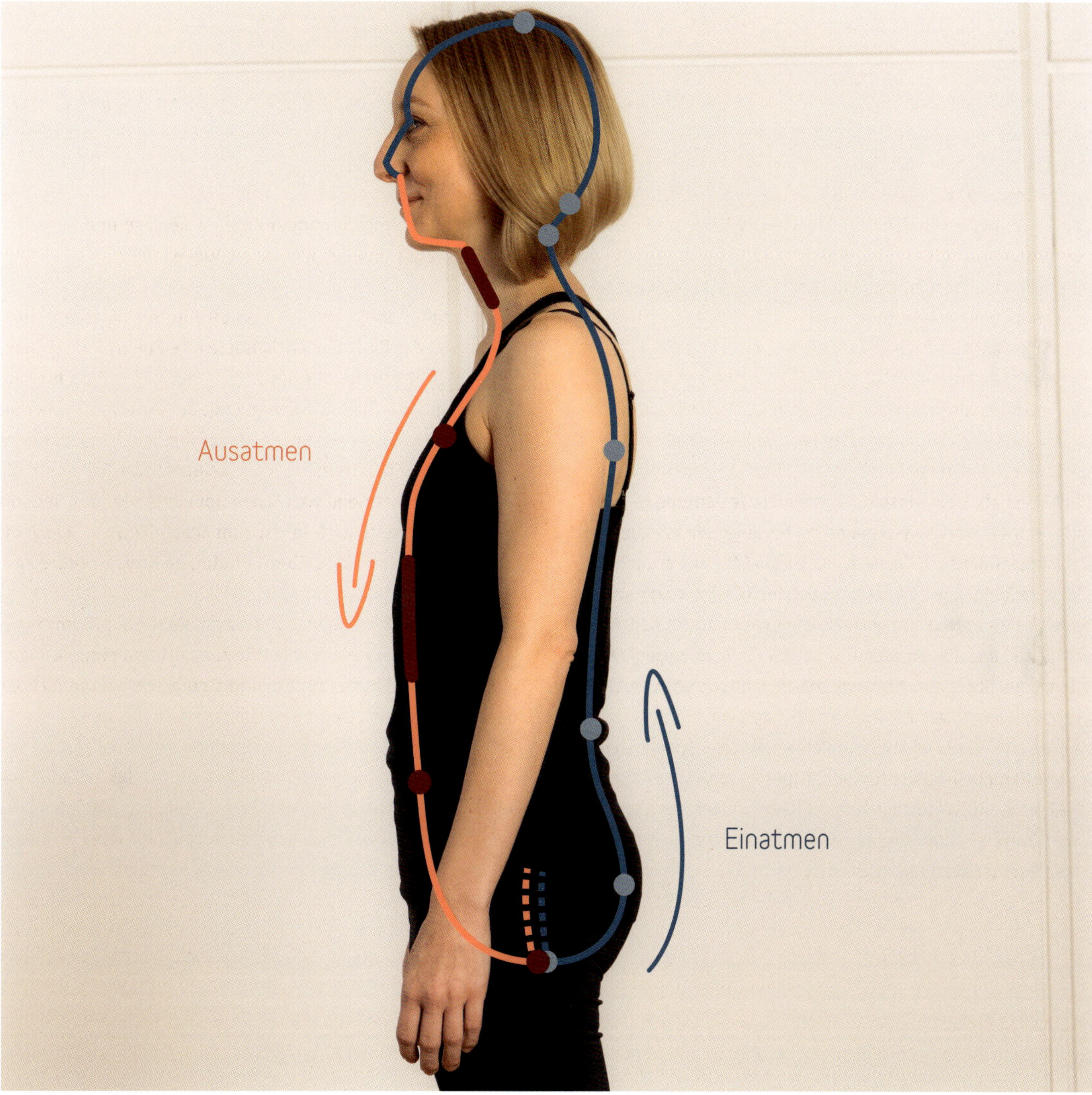
Ausatmen
Einatmen

AUSGLEICHEN – HEILENDE ÜBUNGEN

Nach der Entspannungsphase bist du bereit für die Übungen. Ich stelle dir nun alle Übungen einzeln und mit Abbildungen vor, damit du genau weißt, wie du den Akupressur-Punkt in den Yin-Yoga-Positionen erreichen kannst.

Die Regulation des Qi-Flusses unterliegt vermutlich dem vegetativen Nervensystem, also insbesondere dem Duo Sympathikus und Parasympathikus. Wenn die Qi-Regulation gestört ist, also die vegetative Ansteuerung zu schwach oder zu stark ist (beispielsweise durch Dauerstress, Schmerzen oder psychische Belastungen), kommt es zu einem Ungleichgewicht zwischen den beiden Kräften Yin und Yang. Das kann sich nicht nur körperlich, sondern auch geistig und emotional bemerkbar machen (Konzentrationsstörungen, labile Stimmung oder unkontrollierte Stimmungsausbrüche). Eine gute Möglichkeit, den Qi-Fluss im Körper zu verbessern und auszugleichen, sind Dehnungen für die Meridiane und Faszien. Die Yin-Yoga-Grundübungen eignen sich perfekt dafür! Als positiven Nebeneffekt regulieren sie nämlich das vegetative Nervensystem! Wenn du in diesem Abschnitt die Anwendung von passenden Akupressur-Punkten auf den Meridianen lernst, verstärkst du durch die Druckpunkte die Effekte der Yin-Yoga-Übungen. Die Behandlungsform Akupressur ist (in vereinfachter Form) hervorragend für die Selbstbehandlung zu Hause geeignet.

Nachdem du dir als ersten Schritt deiner Übungssequenz fünf bis zehn Minuten Zeit für eine Anfangsentspannung oder Atemtechnik genommen hast, beginnst du mit deiner ersten Yin-Yoga-Grundposition. Lege dir die nötigen Hilfsmittel zurecht und nutze sie immer dann, wenn du das Gefühl hast, in den Übungen angespannt zu sein. Wenn du ein gutes Körpergefühl hast, kannst du den Qi-Fluss während der Übung in den Meridianen spüren. Die aktivierte Energie macht sich als Kribbel-, Wärme- oder leicht elektrisierendes Gefühl bemerkbar. Sobald du in deiner Haltung angekommen bist, suchst du den passenden Akupressur-Punkt für deine Übung auf und drückst ihn.

Anfangs kann dir die Handhaltung während der Übung ungewohnt vorkommen. Achte dann darauf, dich nicht zu verspannen. Lasse die Muskeln locker und den Atem tief fließen.

Hält das angespannte Gefühl an, probiere dich mit den Hilfsmitteln aus: Unterlagere zum Beispiel das Handgelenk mit einem gerollten Handtuch.

In der letzten Minute deiner Übung kannst du kreisende Bewegungen auf dem Akupressur-Punkt machen, um ihn noch etwas stärker anzusprechen. Das musst du aber nicht! Wenn du deine Position auflöst, sei dabei immer achtsam und langsam. Eine ruckartige, schnelle Lösung aus der Dehnung kann zu Verletzungen und Krämpfen führen!

Meridiane in Aktion

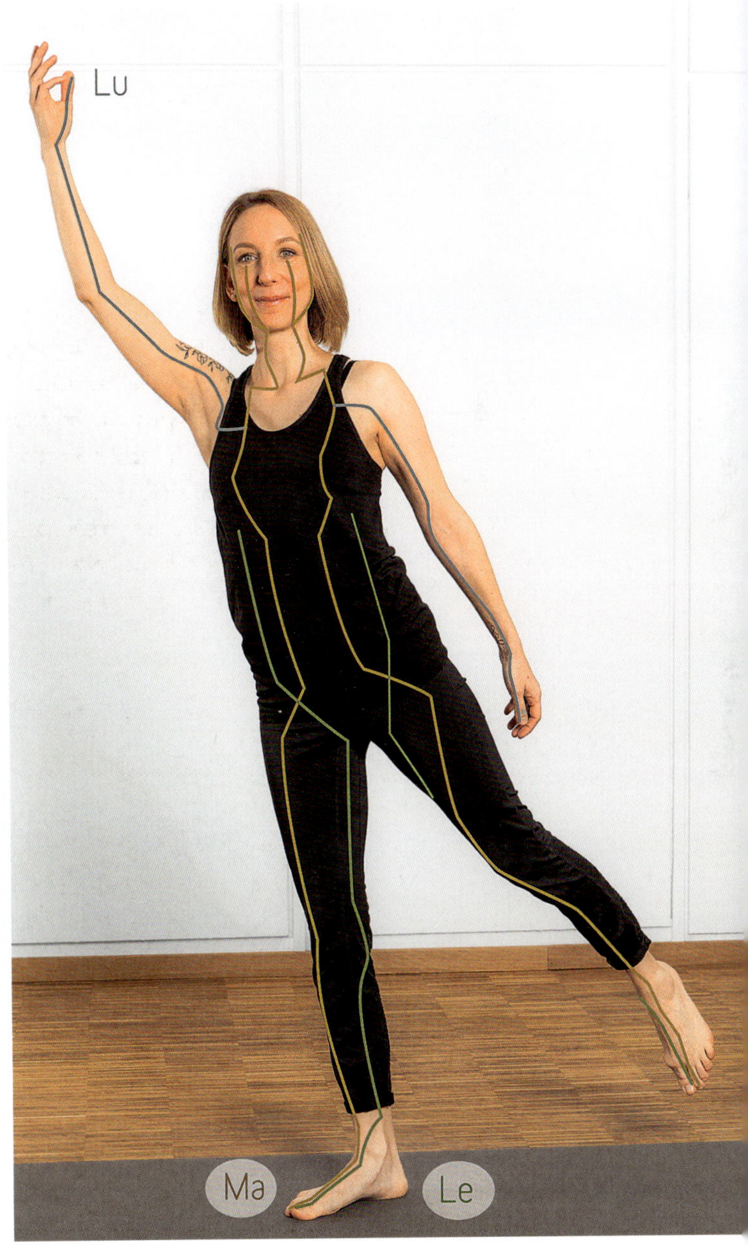

AUF EINEN BLICK: DAS BEWIRKEN YIN YOGA UND AKUPRESSUR!

Akupressur wirkt schmerzlindernd und harmonisiert den gesamten Energiefluss in den Meridianen. Den Körperstrukturen mit einem Mangel werden Energie zugeführt. Zu viel Energie in den Meridianen wird abgeleitet.
Yin Yoga mobilisiert tiefe Körperstrukturen wie Faszien und Gelenke. Die lang gehaltenen Positionen regulieren das Nervensystem und stellen die Körperflexibilität wieder her.
In Kombination lindern Yin Yoga und Akupressur-Impulse Alltagsbeschwerden und Schmerzen, die durch Dysbalancen im Energiesystem entstanden sind. Diese Übungen greifen sowohl bei akuten als auch bei chronischen Leiden.

HILFE BEI VIELEN STRESSSYMPTOMEN

Neben Wohlfühlimpulsen für den Rücken entfaltet das Paket regulierende und dehnende Impulse auf den Blasenmeridian. Damit kann das körpereigene Abwehr- und Immunsystem aktiviert werden.

PAKET MEETS »PASSTOR DES INNEREN«

Zusammen mit dem Akupressur-Punkt »Passtor des Inneren« (Pe 6) entfaltet das Paket eine ganzheitliche Wirkung auf die energetische und körperliche Mitte (Milz, Magen und Darm). Der Körper kann sich nicht nur von Giftstoffen, sondern auch von emotionalem Ballast befreien. Denn dadurch ordnen sich geistige Aktivitäten und psychische Erregungszustände (Ängste und innere Unruhe) zu tiefer Ruhe und Gelassenheit.

Ausgangsstellung: Komme in die Grundhaltung »Das Paket« (Seite 22).

Ausführung: Nimm dir die Hauptbeugefalte am linken Handgelenk (Handfläche) als Orientierungshilfe. ⌞ Wandere von der Mitte der Beugefalte zwei Daumenbreiten in Richtung Ellenbogen. ⌞ Zwischen den beiden dominanten Sehnen findest du Pe 6. ⌞ Halte den Punkt 90 Sek. gedrückt. ⌞ Drücke dann für weitere 90 Sek. Pe 6 am rechten Arm.

(+) **Variante:** Pe 6 kann alternativ in allen sitzenden Yin-Yoga-Positionen oder in der Position des Kindes (Seite 52) erreicht werden.

(→) ***Dein Bonuseffekt:* *Pe 6 hilft schnell und effektiv bei Reisebeschwerden wie Übelkeit oder verspanntem Auto-Rücken, oder wenn dir in einer kurvenreichen Abfahrt plötzlich schlecht wird.***

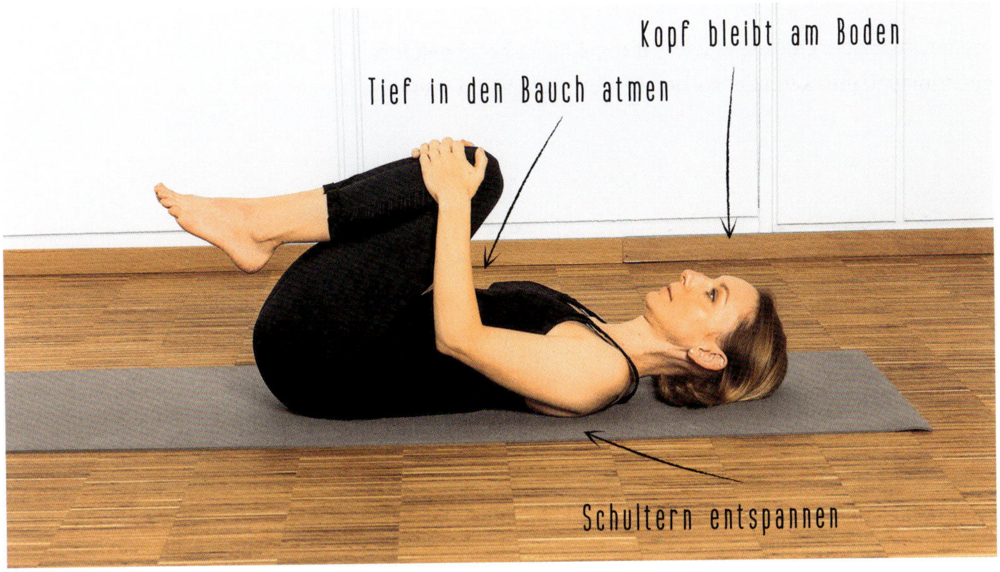
Kopf bleibt am Boden
Tief in den Bauch atmen
Schultern entspannen

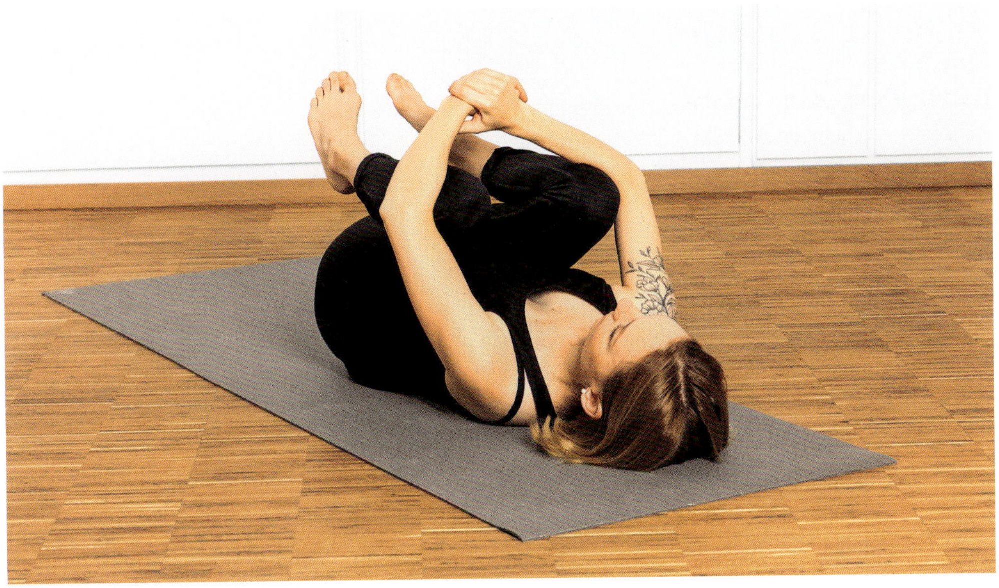

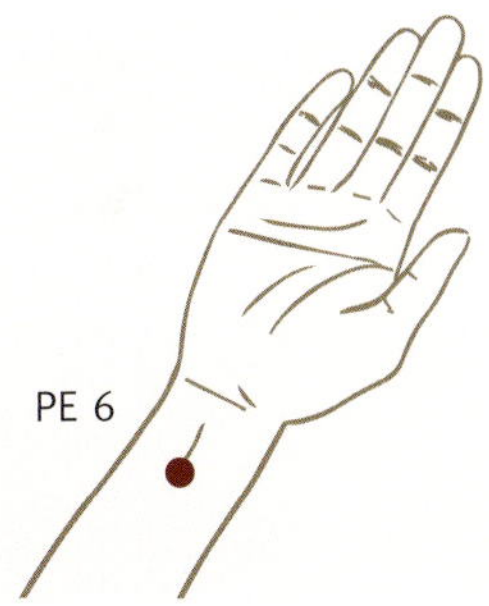
PE 6

BECKENSCHIEFSTAND AUSGLEICHEN

Die Brücke kräftigt die Rückenmuskulatur und den Beckenboden. Magen-, Milz- und Nierenmeridiane werden reguliert. Bei ausgestreckten Armen kommen die Meridiane von Herz, Lunge und Perikard (der das Herz umschließende Beutel) hinzu.

BRÜCKE MEETS »KUNLUN-GEBIRGE«

In Kombination mit dem Akupressur-Punkt »Kunlun-Gebirge« (Bl 60) gleicht die Brücke einen energetischen Beckenschiefstand aus. Wenn dein Physiotherapeut oder Osteopath zuvor alle knöchernen Ungleichgewichte im Becken behoben hat, hilft die Übung, das Becken in der neuen Position zu stabilisieren und den Energiefluss wiederherzustellen.

Ausgangsstellung: Komme in die Grundhaltung »Die Brücke« (Seite 24).

Ausführung: Orientiere dich an der Außenseite des Fußes an der Ferse. An Übergang von etwas dunkler zur helleren Haut findest du den Punkt Bl 60, den du drückst.

+ **Variante:** Wenn du sehr beweglich bist oder ein Bolster unter die Knie legst, lässt sich Bl 60 alternativ in der Raupe (Seite 46) gut erreichen.

→ ***Dein Bonuseffekt: Diese Übung tut gut, wenn du viel sitzen musst und das Bedürfnis nach Strecken und Entfalten hast.***

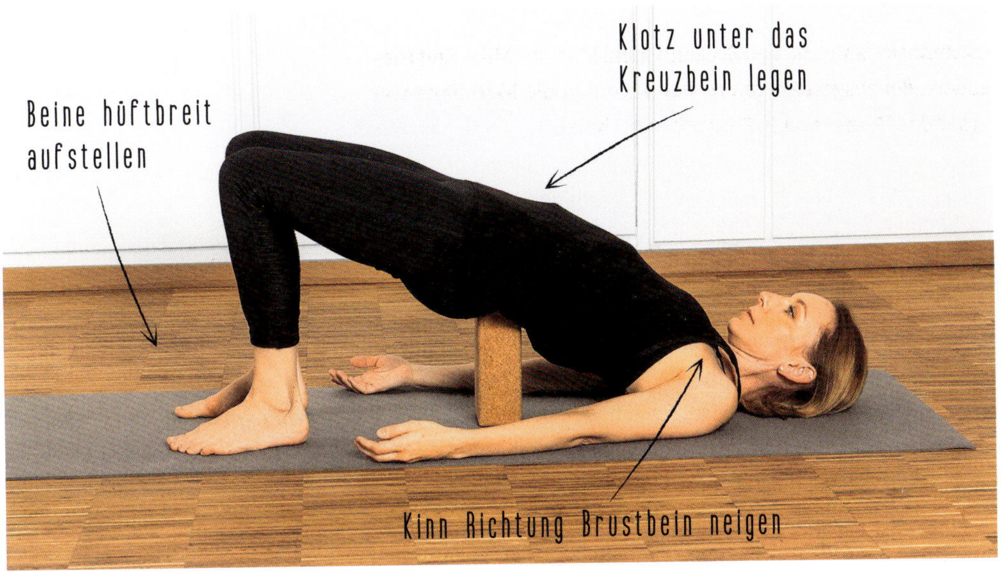
Klotz unter das
Kreuzbein legen
Beine hüftbreit
aufstellen
Kinn Richtung Brustbein neigen

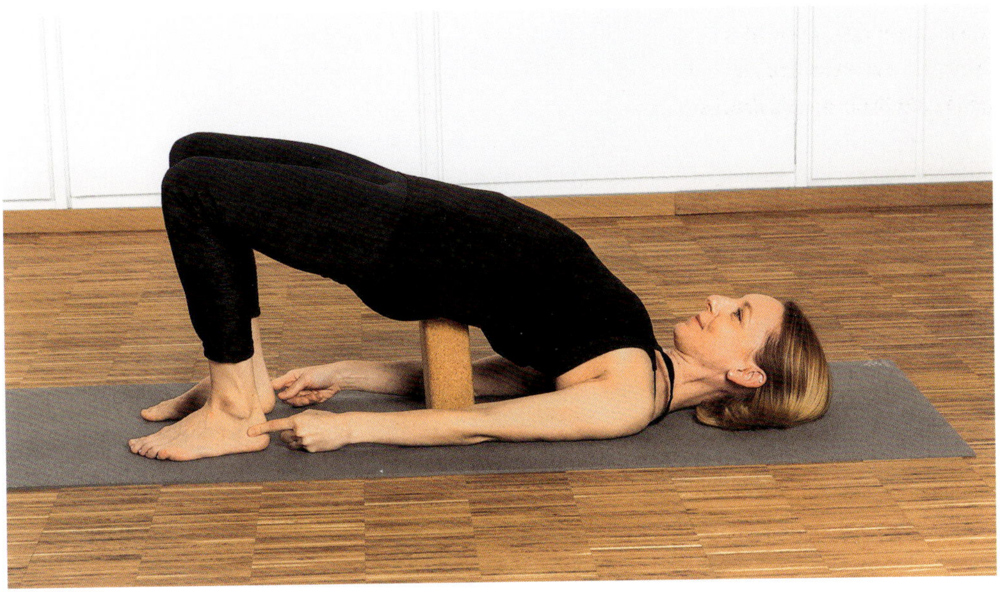

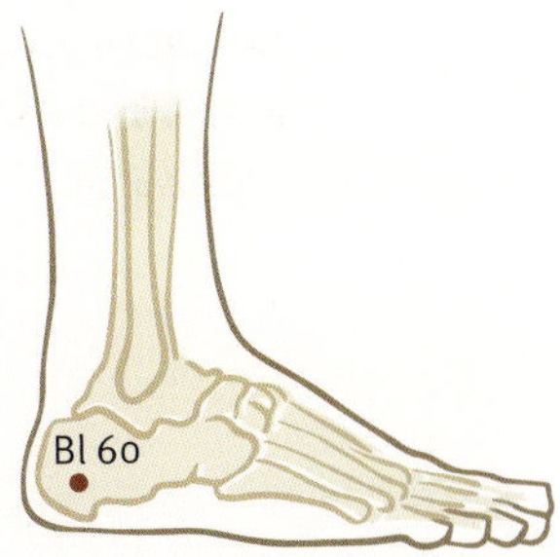
Bl 60

BLOCKADEN IN DER WIRBELSÄULE AUFLÖSEN

Bei geöffneten, ausgestreckten Armen im Krokodil regulieren sich die Darm-Meridiane, der Dreifacherwärmer, Herz (mit Herzbeutel) und der Lungenmeridian. In den Beinen werden durch das Krokodil der Blasen- und Gallenblasenmeridian angesprochen.

KROKODIL MEETS »PFORTE DER GEISTESKRAFT«

Bestimmte Darmabschnitte, wie der Enddarm, können über ihre faszialen Verbindungen zur Wirbelsäule Beschwerden und Blockaden im unteren Rücken verursachen. Deshalb habe ich darauf geachtet, dass du mit dem Krokodil, neben blockierten Wirbelgelenken, gleich die Darmabschnitte mit entlasten kannst.

Manchmal entstehen Rückenschmerzen, wenn der emotionale Ballast zu schwer wird und die Freude am Leben schwindet. Dann ergänzt der Akupressur-Punkt »Pforte der Geisteskraft« (He 7) die Haltung des Krokodils wunderbar! Gemeinsam bringen sie das Herz zum Leuchten, damit sich emotionale Blockierungen in der Wirbelsäule auflösen können.

Ausgangsstellung: Komme in die Grundhaltung »Das Krokodil« (Seite 26).

Ausführung: Nimm dir die Handgelenkfalte auf der Seite der Handfläche zur Orientierungshilfe. Unter der Falte (Kleinfingerseite) findest du den Punkt He 7. Drücke ihn mit dem Zeigefinger oder dem kleinen Finger.

+ **Variante:** He 7 kann alternativ in allen sitzenden Positionen oder im Halbmond (Seite 34) gedrückt werden.

→ ***Dein Bonuseffekt: He 7 wird in der Therapie gerne bei Depression angewandt oder bei Prüfungsangst und Schlafproblemen. Der Punkt beruhigt das Herz und umhüllt es, wie ein Schutzschild vor negativen Energien und Gefühlsballast.***

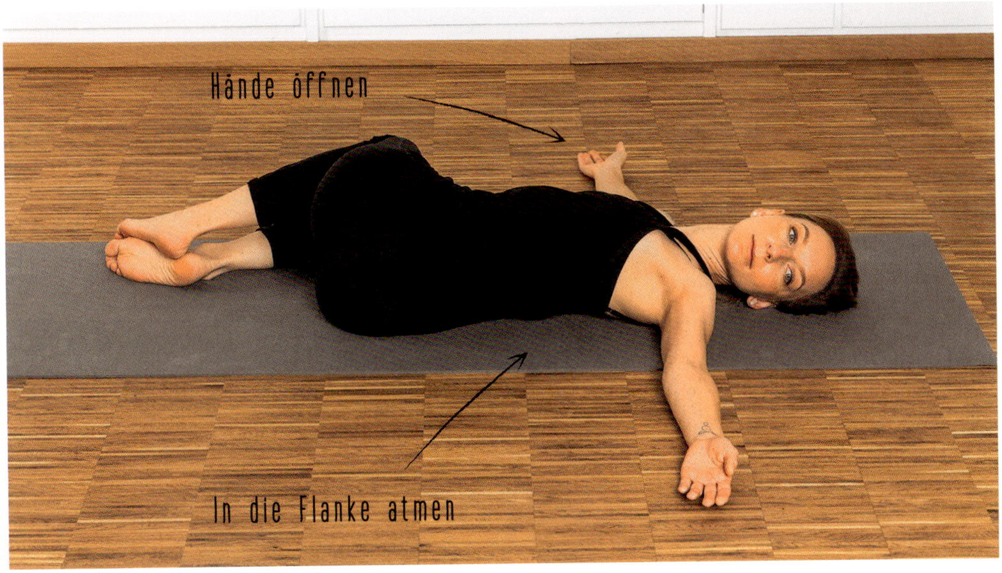
Hände öffnen
In die Flanke atmen

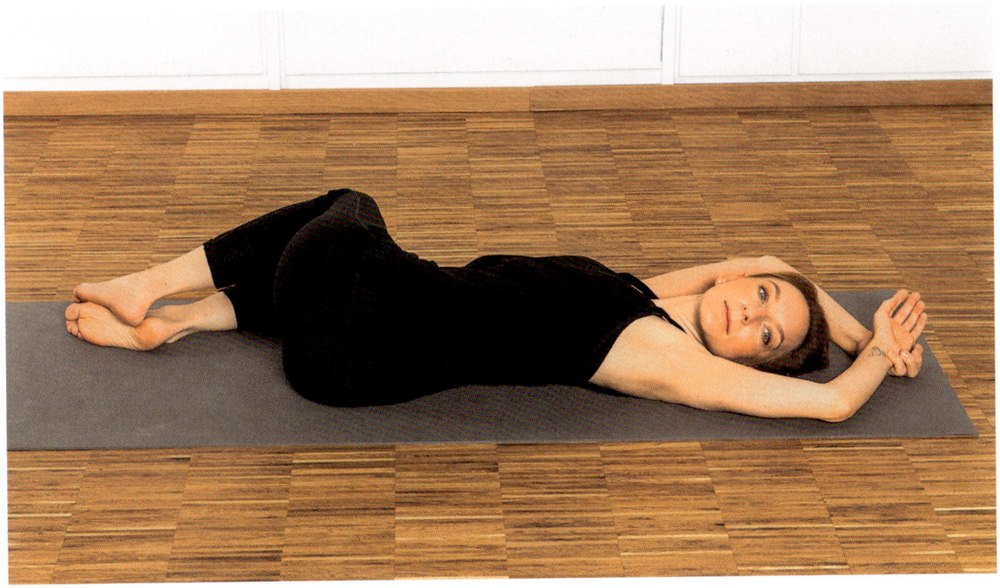

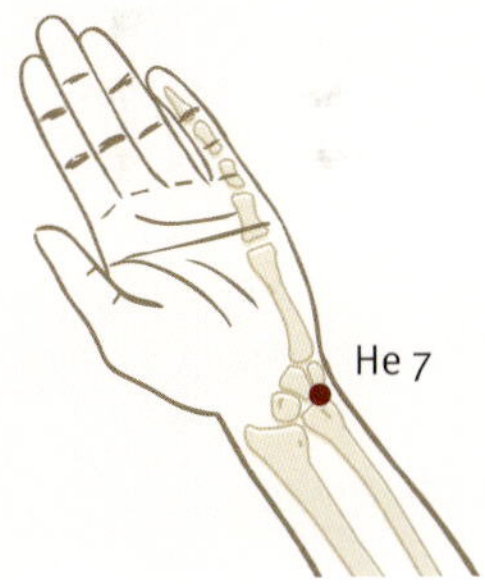
He 7

BERUHIGUNG FÜR MAGEN UND SCHLAF

In dieser Haltung habe ich gleich zwei schöne Akupressur-Punkte für dich ausgewählt, mit denen du die unterschiedlichen Wirkungen in der Asana hervorheben kannst. Die Haltung spricht alle Meridiane der Bauchorgane und die meisten Meridiane der Arme an (Dünn- und Dickdarm, Dreifach-Erwärmer, Herz und Lunge).

SCHMETTERLING MEETS »ZUSAMMENKUNFT ALLER LEITBAHNEN« ❶

Zusammen mit dem Akupressur-Punkt »Zusammenkunft aller Leitbahnen« (Du 20) wirkt die Übung beruhigend auf das vegetative Nervensystem. Du 20 wird auch »Gute Nacht-Punkt« genannt, weil er bei Schlafstörungen eingesetzt wird. Der Akupressur-Punkt klärt den Geist und öffnet die Sinne. Ebenso hilft er bei Unruhezuständen, Vergesslichkeit und Schwindel.

Ausgangsstellung: Komme in die Grundhaltung »Schmetterling« (Seite 28).

Ausführung: Häufig ist Du 20 genau der höchste Punkt des Schädels. Du findest ihn dort mittig auf einer gedachten Linie zwischen beiden oberen Ohrmuschelspitzen. ⌞ Drücke den Punkt mit beiden Händen im Verstärkungsgriff (Seite 60). ⌞ Unterlagere die Ellenbogen mit Klötzen oder dicken Büchern, damit die Arme bequem liegen können.

Hinweis: Bei Bluthochdruck solltest du Du 20 nur mit Bedacht anwenden. Entstehen durch die Behandlung Kopfschmerzen, solltest du auf diesen Punkt verzichten.

+ **Variante:** Du 20 kann auch in allen sitzenden Positionen eingesetzt werden.

SCHMETTERLING MEETS »MITTLERE MAGENGRUBE« ❷

Das Konzeptionsgefäß liegt auf der Körpervorderseite. Es zählt in der TCM zu den acht außerordentlichen Gefäßen. Der Punkt »Mittlere Magengrube« (KG 12) ist ein Meisterpunkt für alle Beschwerden in der Magengegend. Er stärkt das Qi der Körpermitte (organisch Milz und Magen), fördert den Schlaf und beseitigt Sorgen.

Ausgangsstellung: Komme in die Grundhaltung »Schmetterling« (Seite 28).

Ausführung: Bilde eine gedachte Linie zwischen Bauchnabel und dem untersten Punkt des Brustbeins. ⌞ Auf der Mitte der Linie findest du den Punkt KG 12. Drücke den Punkt mit den Zeigefingern beider Hände, sodass die Zeigefingerkuppen auf dem Punkt zusammentreffen. Alle anderen Finger liegen locker auf dem Bauch auf. Wenn du an der Stelle die Aorta pulsierend spürst, ist das in Ordnung. ⌞ Unterlagere die Ellenbogen mit dicken Büchern oder Klötzen, damit sich die Arme besser entspannen können. ⌞ Am Ende der Übung breitest du die Arme einen Moment zu den Seiten aus und nimmst einige tiefe Atemzüge.

+ **Variante:** Der Punkt kann alternativ in den meisten anderen liegenden Positionen erreicht werden.

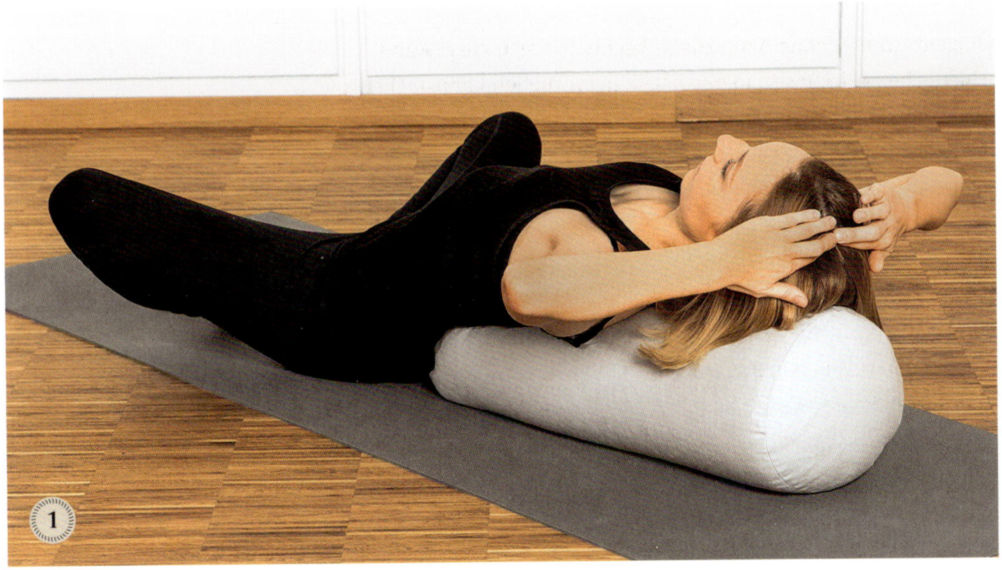
1

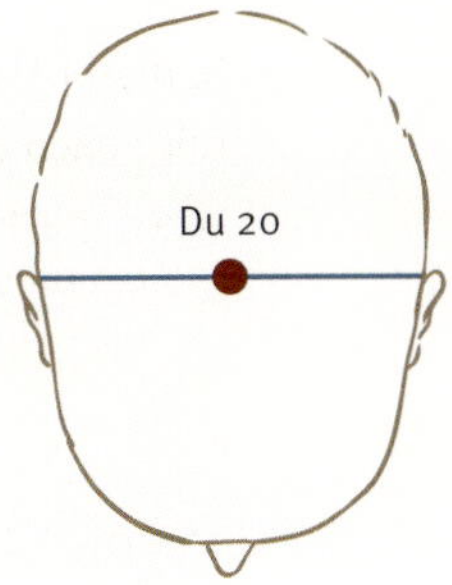
Du 20

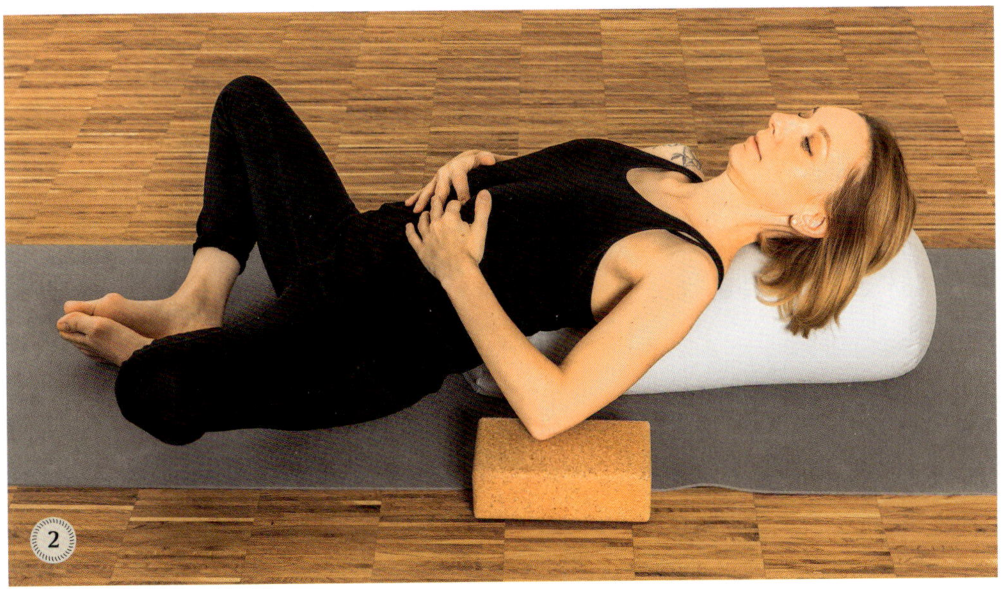
2

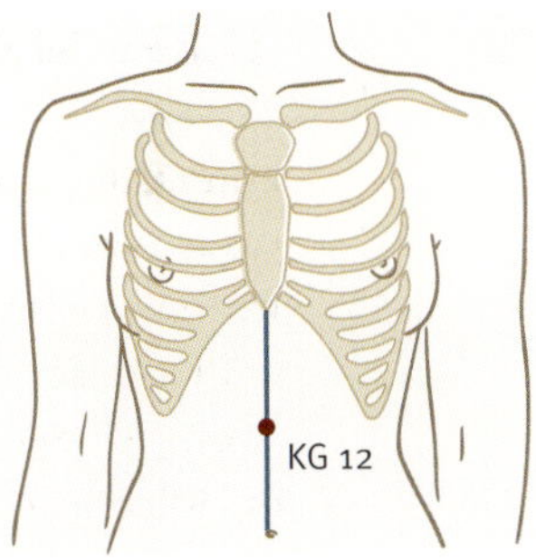
KG 12

DIE QUALITÄT DER ATEMENERGIE VERBESSERN

Im Sattel werden die meisten Meridiane der Körpervorderseite harmonisiert (Milz- und Magen-Meridian, Leber- und Nierenmeridian). Bei ausgestreckten Armen kommen der Herz- und Herzbeutelmeridian und der Lungenmeridian hinzu.

SATTEL MEETS »MITTE DER BRUST«

Der Punkt »Mitte der Brust« (KG 17) liegt auf dem Konzeptionsgefäß und wird auch »Meister des Qi« genannt. Nicht ohne Grund, denn er ordnet die Körperenergie (Qi) und führt in mentale und geistige Ausgeglichenheit. Zusammen mit dem Sattel erzielt der Akupressur-Punkt seine beste Wirkung im Atemsystem: Der Brustraum wird weit und der Atem vertieft sich. Oftmals berichten meine Patienten, wie sie sofort besser atmen können. Zusätzlich hilft die Übung, sich körperlich und geistig aus der Starre des Alltags herauszulösen.

Ausgangsstellung: Komme in die Grundhaltung »Der Sattel« (Seite 30).

Ausführung: Orientiere dich grob vorne an deinem Brustbein. — KG 17 befindet sich zwischen den Brüsten am unteren Ende des Brustbeins. — Drücke dort mit den Zeigefingern beider Hände hinein. Für mehr Druck benutze den Verstärkungsgriff (Seite 60). — Die Ellenbögen können auf der Erde aufliegen oder mit Klötzen (dicken Büchern) unterlagert werden. — Am Ende der Übung breitest du die Arme einen Moment seitlich aus und nimmst ein paar tiefe Atemzüge.

→ ***Dein Bonuseffekt:** Der Sattel mit KG 17 vereint, befreit von emotionalen Herz- und Lungenblockaden, die bewusst oder unbewusst durch enge Familienmitglieder entstanden sind. Die Übung stärkt im Allgemeinen das seelische Befinden.*

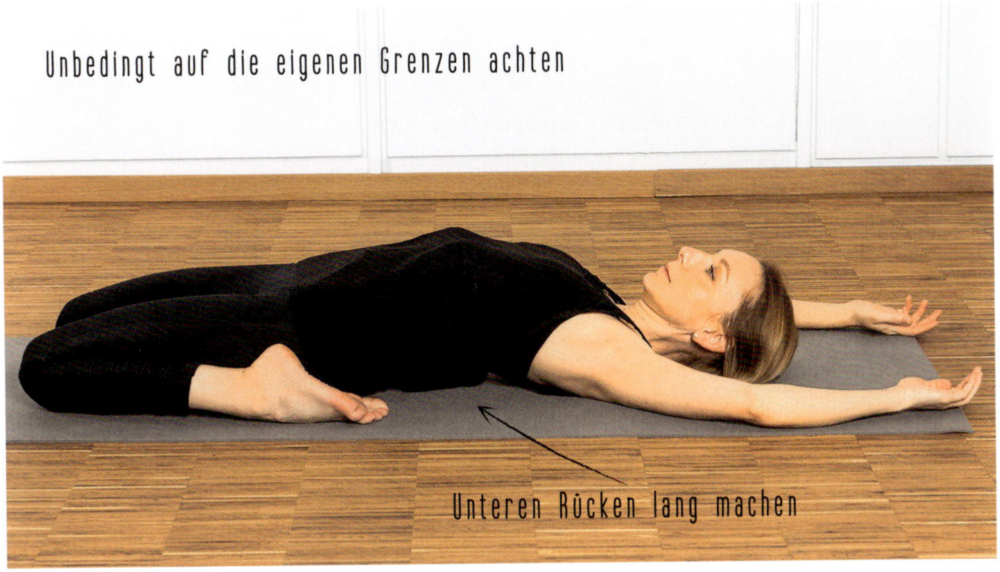
Unbedingt auf die eigenen Grenzen achten
Unteren Rücken lang machen

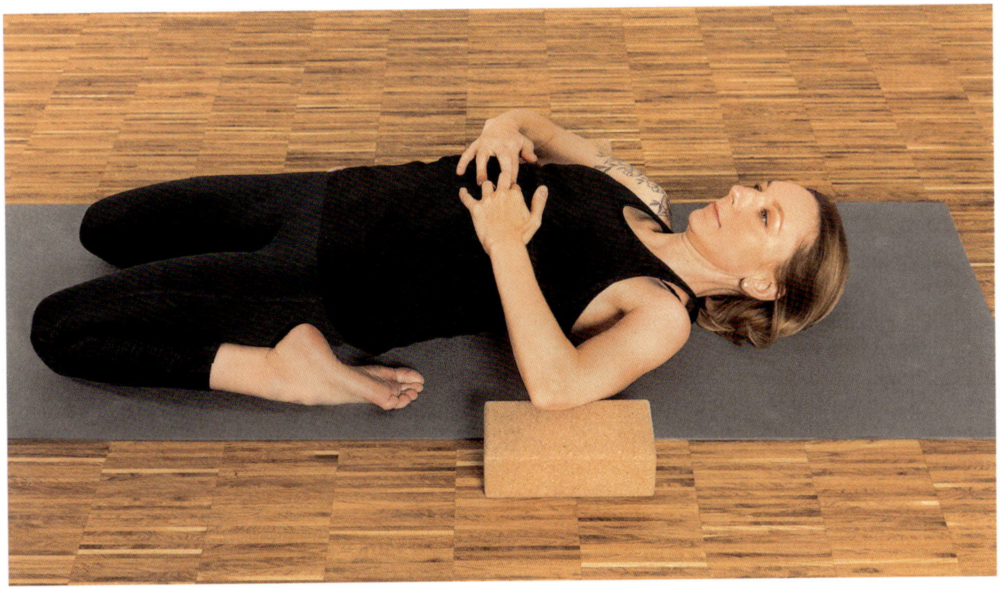

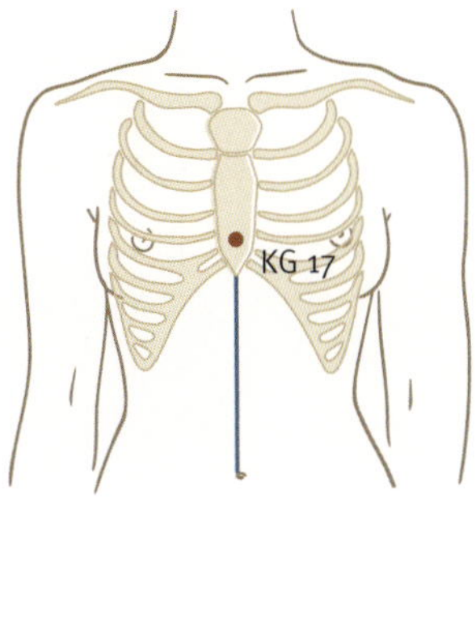
KG 17

SCHMERZEN IM BECKEN UND IM UNTEREN RÜCKEN LINDERN

Die Haltung »Happy Baby« mobilisiert die Meridiane der Gallenblase, Leber, Milz und des Magens, den Nierenmeridian und Blasenmeridian auf der Körperrückseite.

HAPPY BABY MEETS »GROßER SCHLUCHTENBACH«

In Verbindung mit dem Punkt »Großer Schluchtenbach« (Ni 3) werden die Rückenwohl-Effekte des Happy Babys noch verstärkt: Der Akupressur-Punkt wirkt entstauend auf die Knie, die Lendenregion und auf den unteren Rücken. Das stärkt die Filterkraft der Nieren und die Energieproduktion für den Tag. Darüber hinaus ist Ni 3 ein tonisierender Punkt, der bei Erschöpfungszuständen (Tinnitus, Schlaflosigkeit und Schwindel) eingesetzt werden kann und Menstruationsbeschwerden lindert.

Ausgangsstellung: Komme in die Grundhaltung »Happy Baby« (Seite 32).

Ausführung: Orientiere dich am Innenknöchel. ⎵ Stelle dir eine Verbindungslinie zwischen dem Innenknochen und dem hinteren Rand der Achillessehne vor. ⎵ In der Mitte der Linie findest du deinen Druckpunkt.

+ **Variante:** Der Punkt Ni 3 kann alternativ in der Haltung der Mönch (Seite 40), der Libelle (Seite 44) oder in der Raupe (Seite 46) gedrückt werden.

→ ***Dein Bonuseffekt: Das Happy Baby macht manchmal auch ein bisschen albern oder lässt einen spielerisch übermütig werden – wie ein Kleinkind. Probiere die Asana unbedingt bei schlechter Laune aus!***

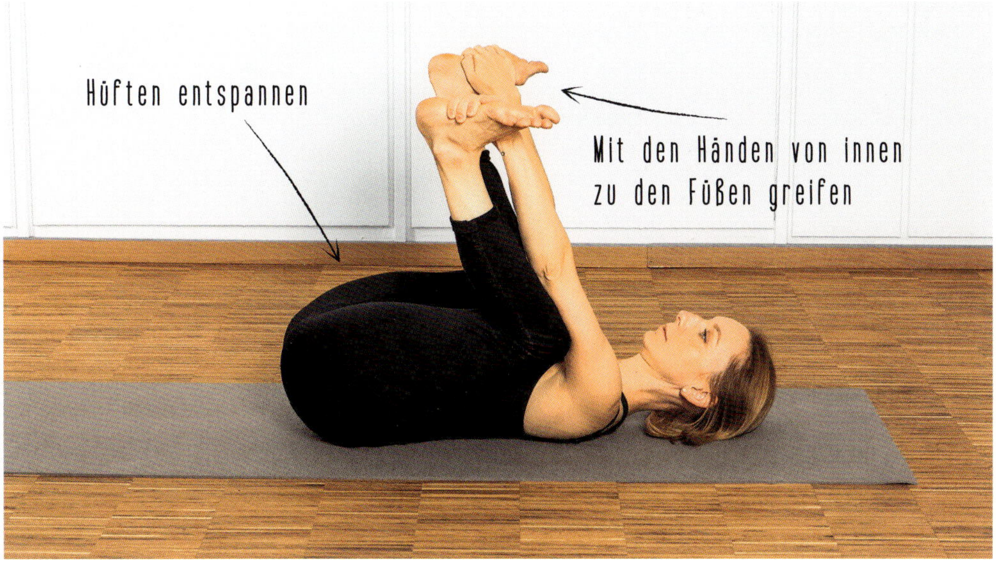
Hüften entspannen
Mit den Händen von innen zu den Füßen greifen

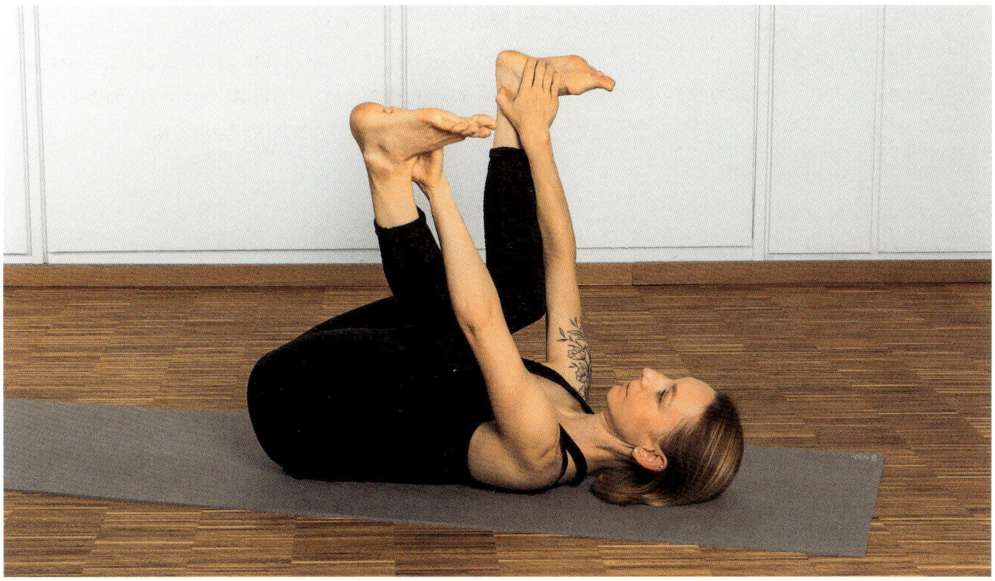

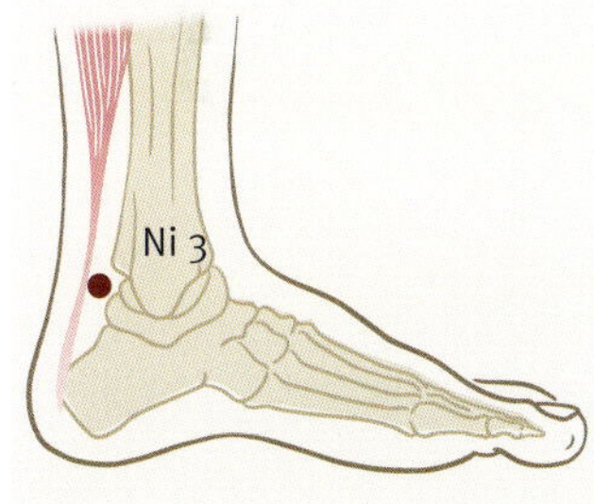
Ni 3

EINE PORTION YIN-ENERGIE ZUR ENTLASTUNG DES HERZENS

Der Halbmond spricht den Gallenblasenmeridian und die Oberkörpermeridiane Herz und Lunge an

HALBMOND MEETS »GROßER WASSERSCHLUND«

Die Übung wirkt insgesamt aufbauend auf die Lungenenergie und die Yin-Kraft im Körper. Der Punkt Lu 9 fördert die Zirkulation von Blut und Qi im Körper und reguliert damit den Blutdruck. Das ist enorm wichtig, denn erst, wenn Blut und Qi frei durch den Körper fließen, verbessern sich gesundheitliche Probleme wie Blutdruckschwankungen und nervöse Herzbeschwerden.

Ausgangsstellung: Komme in die Grundhaltung »Der Halbmond« (Seite 34).

Ausführung: Orientiere dich an der Hauptbeugefalte auf der Vorderseite des Handgelenks. Platziere den Daumen unter der Falte zwischen Daumengelenk und der tastbaren Sehne (Musculus abductor pollicis longus) und drücke den Punkt.

Variante: Der Punkt »Großer Wasserschlund« (Lu 9) kann alternativ in allen sitzenden Asanas gedrückt werden.

Dein Bonuseffekt: Die Übung hilft gegen Traurigkeit und bei labilen Stimmungsschwankungen.

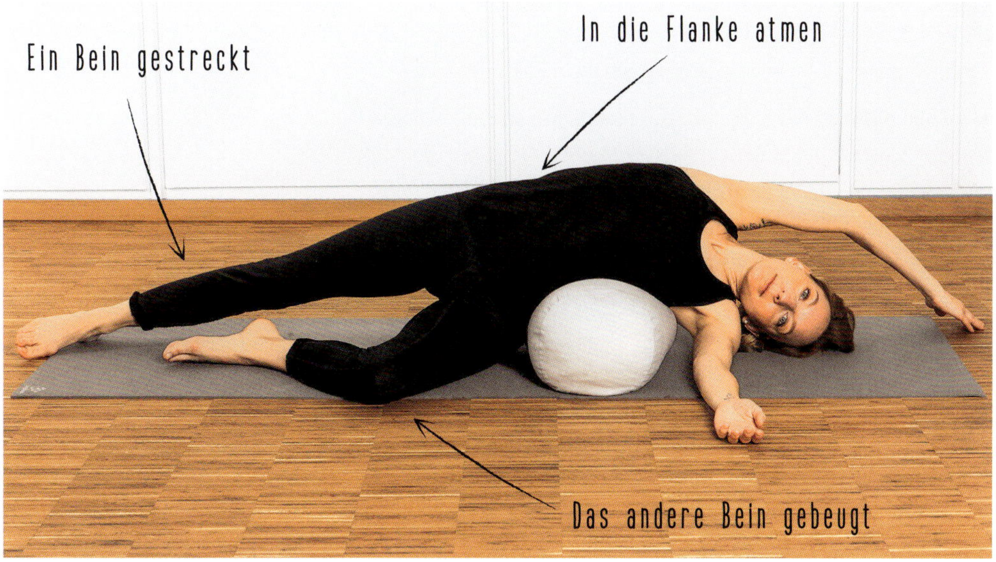
Ein Bein gestreckt
In die Flanke atmen
Das andere Bein gebeugt

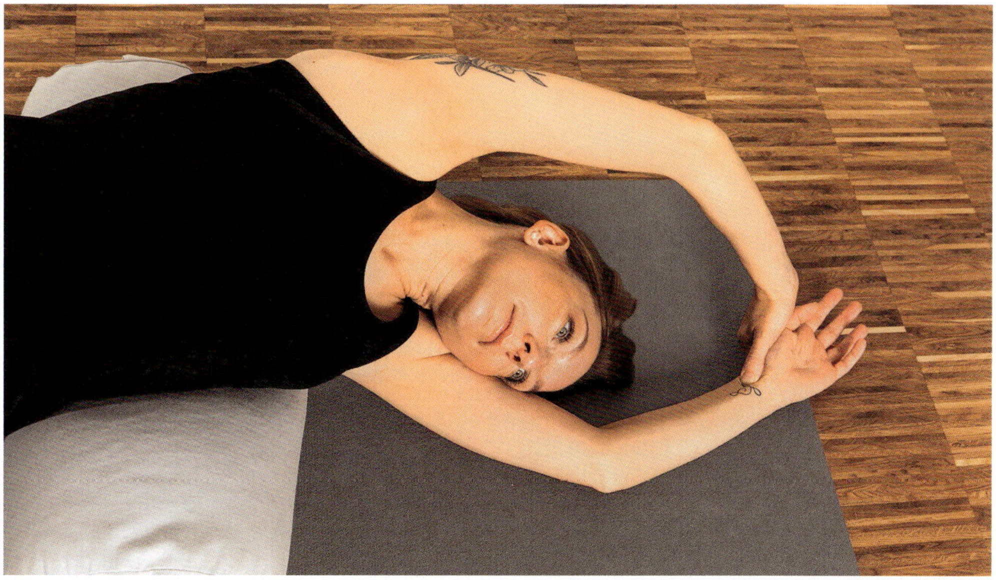

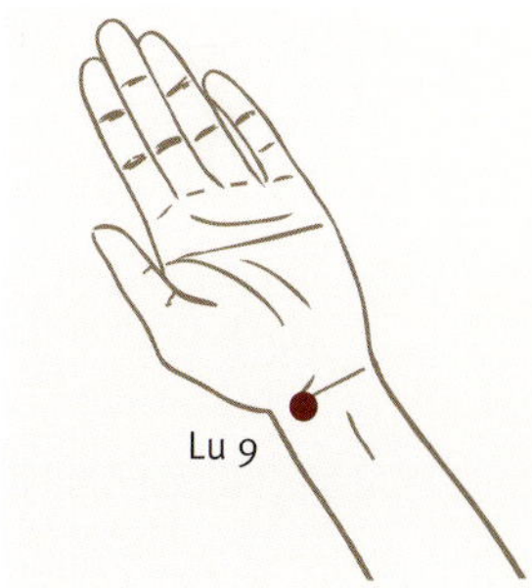
Lu 9

ATMUNG VERTIEFEN UND LUNGEN-QI BEFREIEN

Im Kniesitz möchte ich dir wieder zwei Akupressur-Punkte anbieten. Je nachdem, wie die Arme während der Übung ausgerichtet werden, dehnen sich entsprechende Oberkörper-Meridiane mit. Seitlich ausgestreckt, wie in der ersten Übung mit dem Punkt Lu 1, werden beispielsweise die Oberkörper-Meridiane der Vorderseite (neben dem Lungenmeridian noch die Meridiane von Herz und Perikard) besonders angesprochen.

KNIESITZ MEETS »RESIDENZ DER MITTE« ❶

Der Lungenmeridian verläuft auf der Vorderseite der Schultern. Deswegen bemerkst du Blockierungen anfänglich als Schulterschmerz und Kribbeln in den Händen. Der Punkt »Residenz der Mitte« (Lu 1) bringt, mit dem Kniesitz kombiniert, die gestaute Brustkorb-Energie bei Vielsitzern und Asthmatikern wieder ins Fließen!

Ausgangsstellung: Komme in die Grundhaltung »Der Kniesitz« (Seite 36).

Ausführung: Suche dir als Orientierungshilfe das Schlüsselbein auf der gleichen Seite, auf der du den Punkt regulieren willst. ⌙ Eine Daumenbreite unter dem äußeren Ende des Schlüsselbeins findest du Lu 1 (meist als Aufquellung oder Festigkeit zu spüren), den du drückst.

→ ***Dein Bonuseffekt:** Lu 1 hilft auch bei Schmerzen im Schultergelenk, insbesondere, wenn sie durch eine Fehlhaltung im Sitzen ausgelöst werden. Wenn sich bei Vielsitzern Schmerzen anbahnen, kann der Punkt schnell am Arbeitsplatz akupressiert werden.*

KNIESITZ MEETS »OHR-PFORTE« ❷

Der Punkt »Ohr-Pforte« (3 E 21) ist ein toller Punkt bei allen Ohrproblemen (z. B. Schwindel und Hörverlust) und bietet eine gute Selbsthilfe bei Tinnitus. Einige meiner Patienten berichteten sogar davon, dass sich bei regelmäßiger Anwendung das Hörvermögen wieder deutlich verbessert. Selbst bei Kiefergelenkstörungen und Kopfschmerzen entfaltet 3 E 21 seine Wirksamkeit. Der Punkt ist in allen sitzenden Yin-Yoga-Positionen gut zu erreichen.

Ausgangsstellung: Komme in die Grundhaltung »Der Kniesitz« (Seite 36).

Ausführung: Orientiere dich an deinem Ohr. ⌙ Öffne leicht den Mund. ⌙ In der kleinen Vertiefung vor dem Ohr über dem kleinen Knochen findest du 3 E 21, den du drückst.

→ ***Dein Bonuseffekt:** Die Asana Kniesitz eignet sich wunderbar für Pranayama (Atemübungen) und für das Nachspüren zwischen zwei Übungen. Mit den Akupressur-Punkten kombiniert, löst sie Druck im gesamten Brustkorb und im Kopfbereich.*

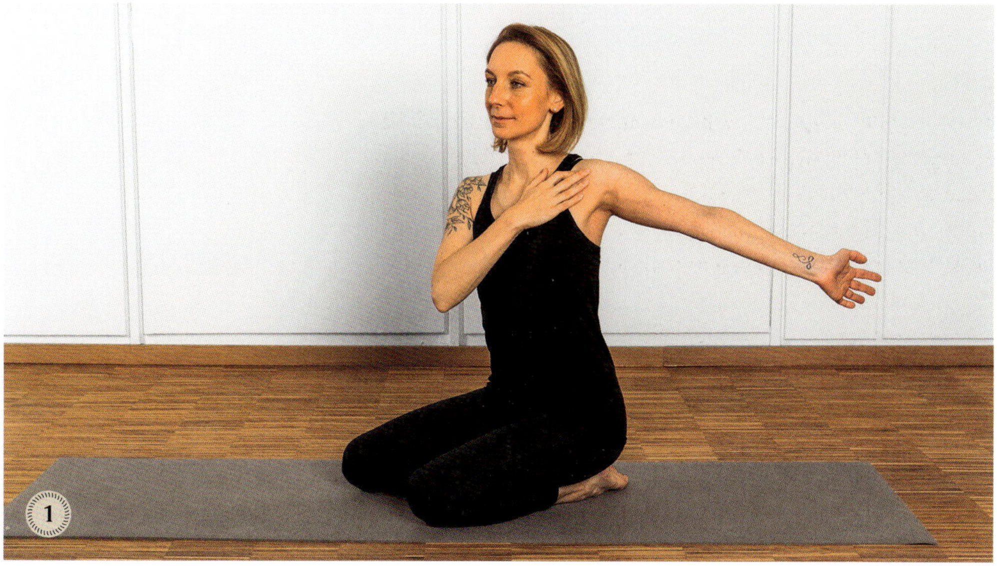
1

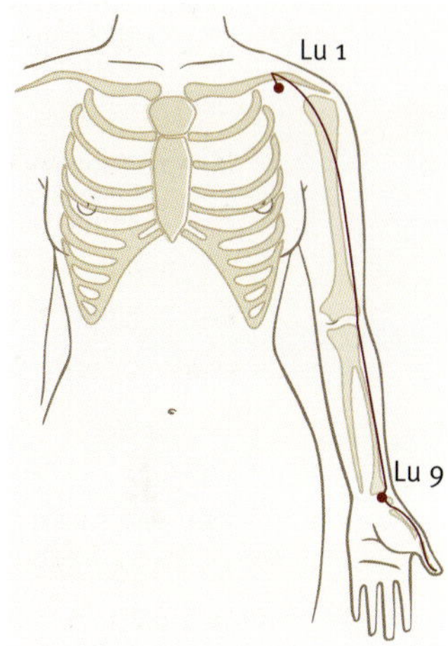
Lu 1
Lu 9

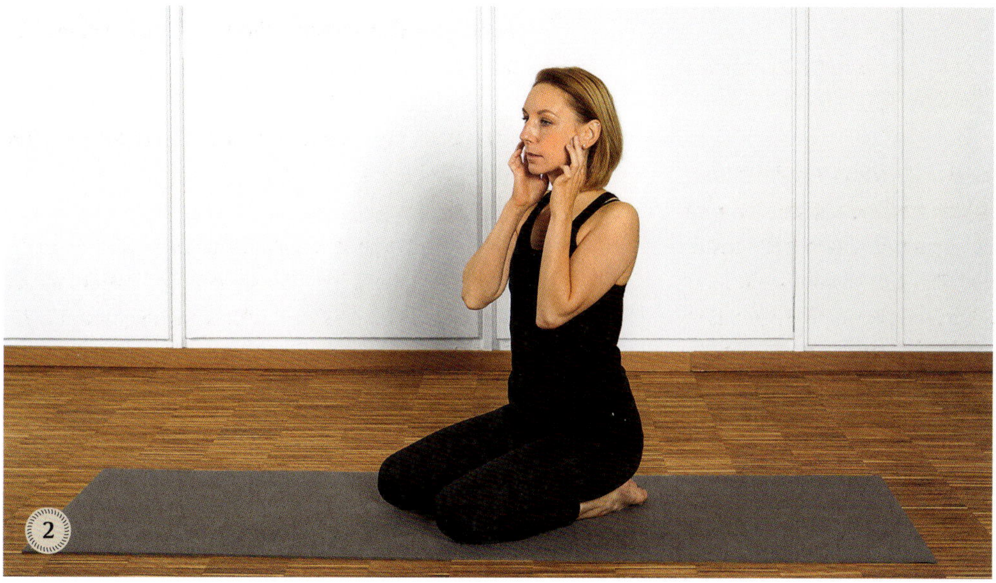
2

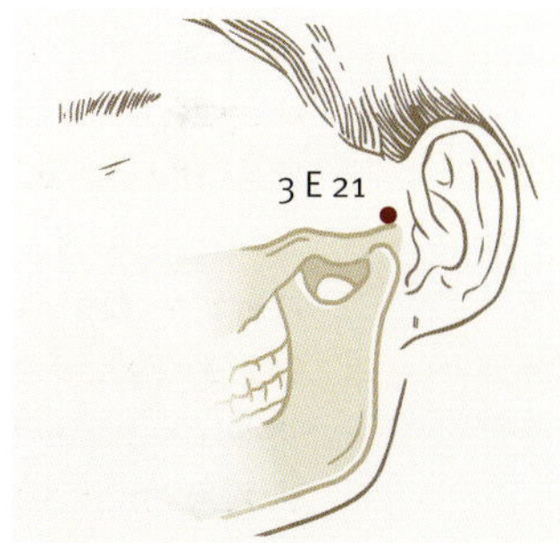
3 E 21

VALIUM FÜR KÖRPER UND GEIST

Neben der außerordentlich intensiven Wirkung auf die Beine und den Rücken reguliert die Hocke die Meridiane der Beine (Milz, Magen, Niere, Leber) und den Blasenmeridian auf der Körperrückseite.

HOCKE MEETS »GROßES HERANSTÜRMEN«

Ich finde, der Punkt »Großes Heranstürmen« (Le 3) wirkt zusammen mit der Hocke wie eine Entspannungspille. Denn Le 3 ordnet den Geist und den ganzen Körper und beseitigt vorhandene Stagnationen im Körper-, Geist- und Seele-System. Die Hocke mit Le 3 zu einer Übung vereint, entlastet und entstaut das gestresste Verdauungssystem. Ich nutze den Punkt auch, um Schmerzen in den Sehnen und Muskeln zu lindern.

Ausgangsstellung: Komme in die Grundhaltung »Die Hocke« (Seite 38).

Ausführung: Orientiere dich am Fußrücken. ⎵ Streiche zwischen dem großen Zeh und dem zweiten Zeh in Richtung Mittelfußknochen. ⎵ Dort im Winkel findest du Le 3. Der Punkt ist als kleine Kuhle tastbar. ⎵ Le 3 wird beidseits mit dem Daumennagel an den Füßen aktiviert. Der Druck richtet sich zu den Fersen.

+ **Variante:** Der Punkt Le 3 kann auch in der Yin-Yoga-Haltung die Raupe (Seite 46) gut erreicht werden.

→ ***Dein Bonuseffekt:* *Die Hocke eignet sich für eine kurze Meditation. Wenn du die Hände faltest und die Daumenkuppen zusammen auf den Punkt zwischen den Augenbrauen legst, öffnet sich nach der chinesischen Philosophie das Tor zur Seele. Mit der Innenschau kannst du der Seele helfen, sich zu entfalten.***
Die Übung hilft zudem beim Abnehmen, denn sie mildert Heißhungerattacken.

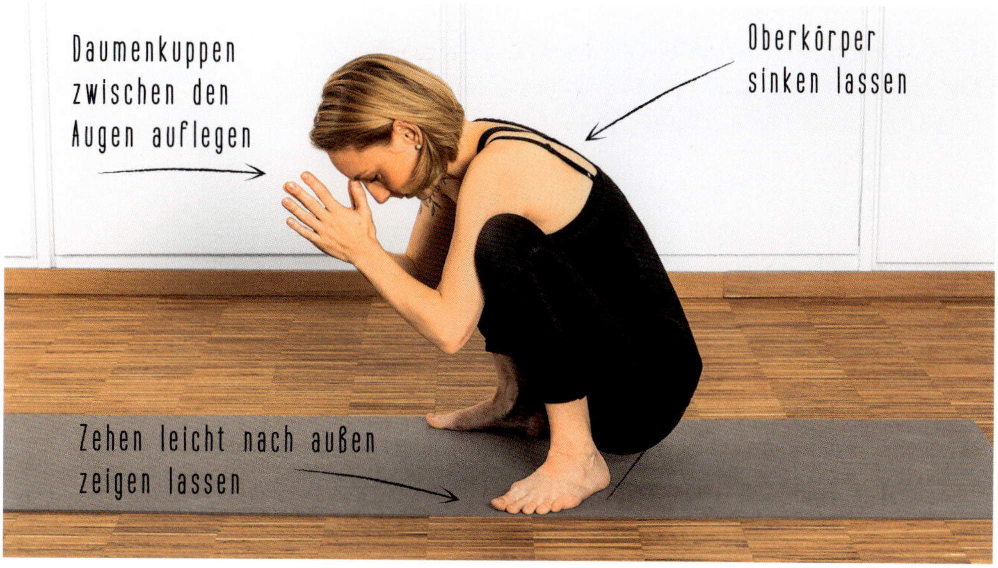
Daumenkuppen
zwischen den
Augen auflegen
Oberkörper
sinken lassen
Zehen leicht nach außen
zeigen lassen

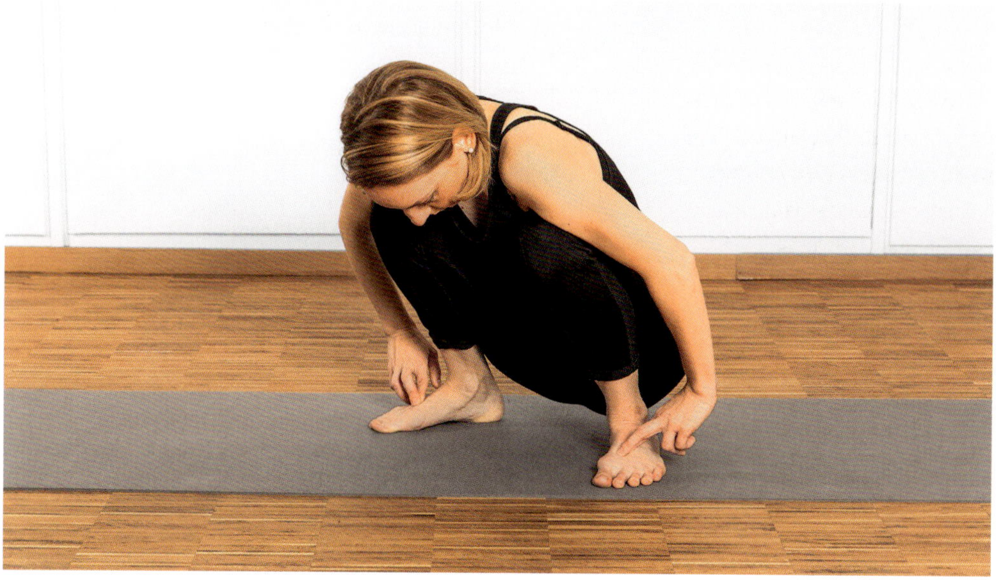

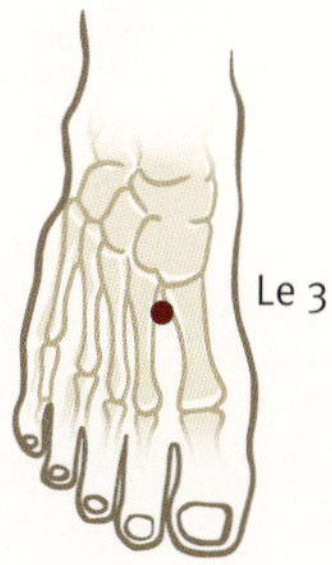
Le 3

URVERTRAUEN UND TIEFE RUHE FINDEN

In der Haltung »Der Mönch« werden insbesondere die Meridiane der Beine (Leber, Milz, Nieren und Blase, Gallenblase und Magen) angesprochen, sodass der ganze Bauchraum mit Energie und Kraft gefüllt werden kann.

MÖNCH MEETS »SPRUDELNDE QUELLE«

Körperlich dehnt die Asana die Hüftgelenke auf und sorgt für eine gute Verdauung. Zusammen mit dem Punkt »Sprudelnde Quelle« (Ni 1) dient die Übung als Kraftquelle, wenn du dich ausgelaugt und energielos fühlst oder dich äußere Einflüsse aus der Balance bringen. Sie führt zur inneren Mitte zurück und schenkt ein Gefühl von Dankbarkeit.

Ausgangsstellung: Komme in die Grundhaltung »Der Mönch« (Seite 40).

Ausführung: Du findest den Punkt in einer Vertiefung der Fußsohle, wenn du zwischen dem zweiten und dritten Zeh über den Ballen streichst. Dort triffst du auf eine kleine Kuhle. ... Der Punkt wird auf beiden Seiten gedrückt.

→ ***Dein Bonuseffekt:* Ni 1 zählt in der TCM zu den Notfallpunkten. Er vermag das Energiesystem augenblicklich zu aktivieren (Ohnmacht, totale Erschöpfung). Gleichwohl kann er es bei aufgewühltem Geist und Hyperaktivität auch dämpfen.**
Der Akupressur-Punkt sorgt zusammen mit der Asana für guten Schlaf und löst tiefe (unbewusste) Ängste. Ni 1 ist leicht von Eltern anzuwenden, wenn kleine Kinder oder Babys schlecht einschlafen können.

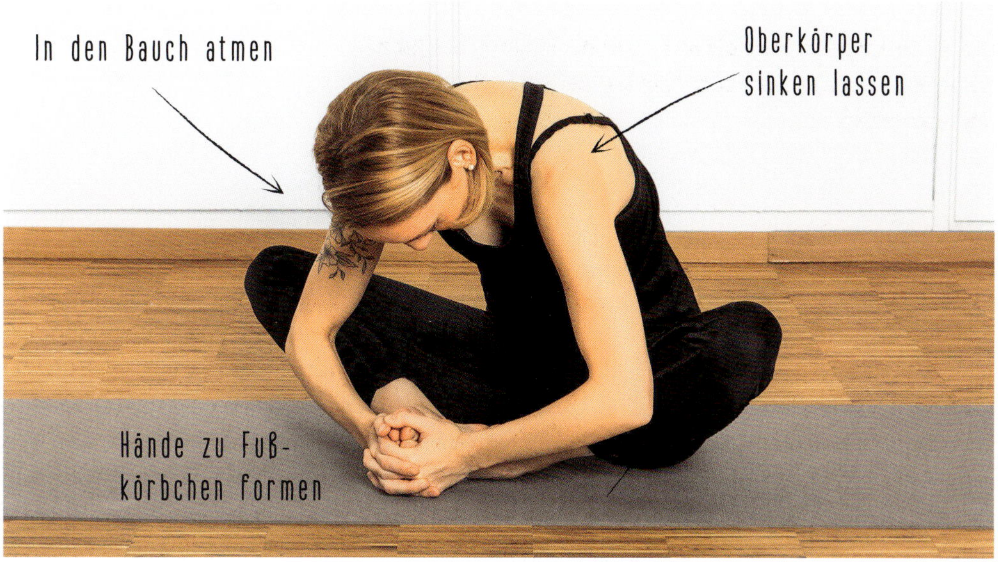
In den Bauch atmen
Oberkörper sinken lassen
Hände zu Fuß-
körbchen formen

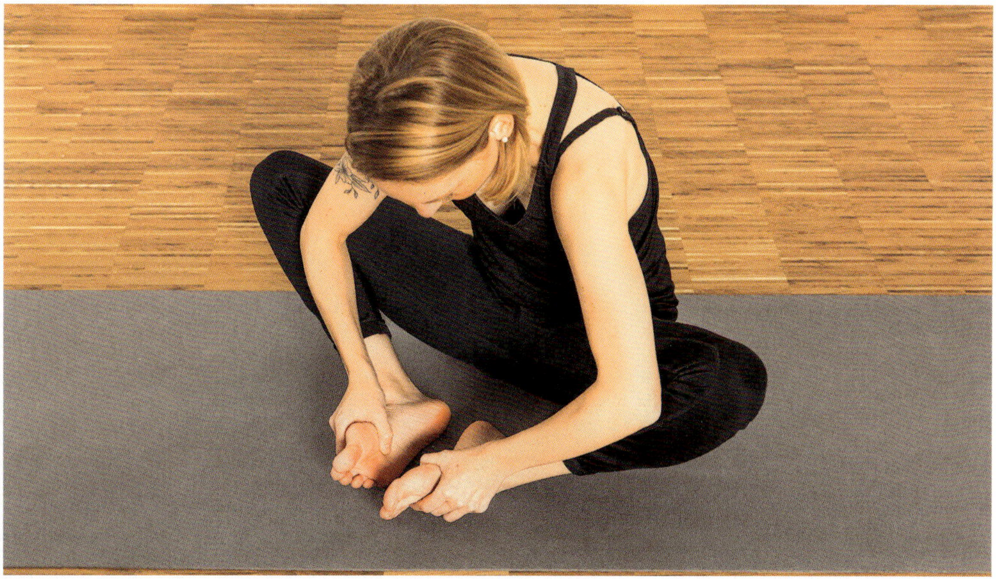

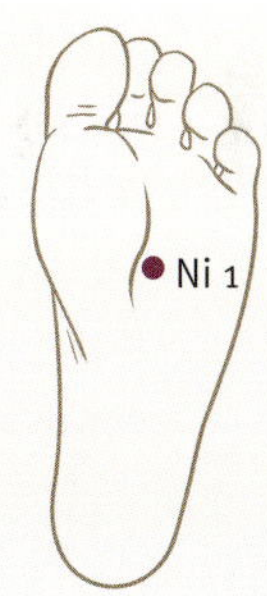
Ni 1

VEGETATIVE STRESSSYMPTOME BLOCKEN

In der Asana »Der Drehsitz« regulieren sich die Blasen- und Gallenblasenmeridiane.

DREHSITZ MEETS »DREI LÄNGEN ZUM FUẞ«

Der Drehsitz stärkt, kombiniert mit dem Punkt »Drei Längen zum Fuß« (Ma 36), den ganzen Körper. Die Übung verhilft zu seelischem Gleichgewicht und zu mehr Vitalität, denn Ma 36 ist ein echter Allrounder. Er stärkt die Organe der Mitte (Milz und Magen) und leitet angehäufte Feuchtigkeit aus dem Körper aus.

Ausgangsstellung: Komme in die Grundhaltung »Der Drehsitz« (Seite 42).

Ausführung: Orientiere dich an deinem gebeugten Knie mit seiner Kniescheibe. Wandere mit dem Daumen drei Daumenbreiten unter die Kniescheibe Richtung Fuß. Von da aus wandere noch eine Daumenbreite nach außen. Du landest an Ma 36, der häufig etwas druckempfindlich ist.

Variante: Der Punkt Ma 36 kann alternativ in Yin-Yoga-Haltungen wie der Raupe (Seite 46) erreicht werden.

Dein Bonuseffekt:* *Ma 36 kann bei allen Schwächezuständen eingesetzt oder für die allgemeine Lebenspflege genutzt werden. Immer dann, wenn du dich alt und grau fühlst und dir »Glimmer« im Leben fehlen, gibt dir Ma 36 deine Jugendlichkeit zurück.

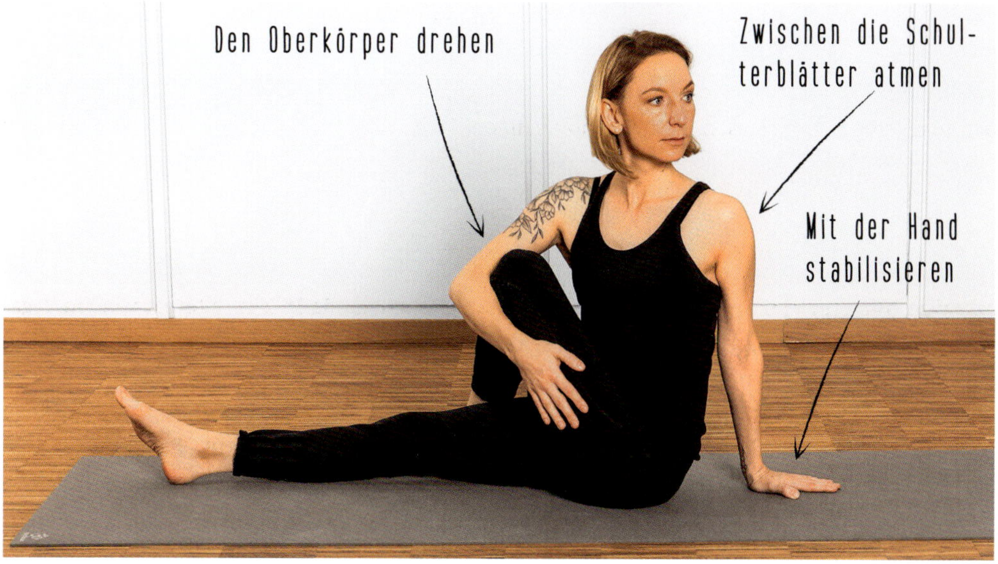
Den Oberkörper drehen
Zwischen die Schulterblätter atmen
Mit der Hand stabilisieren

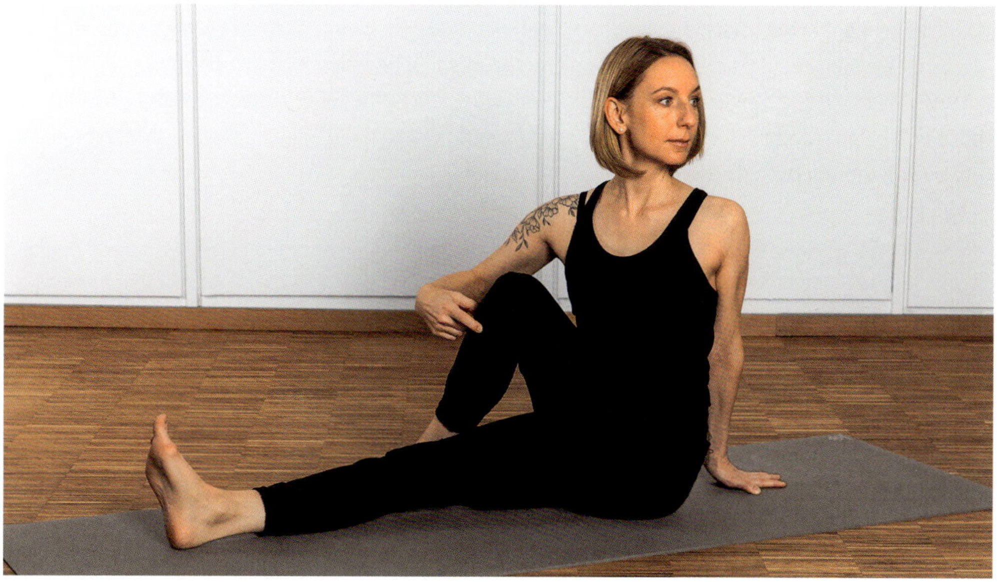

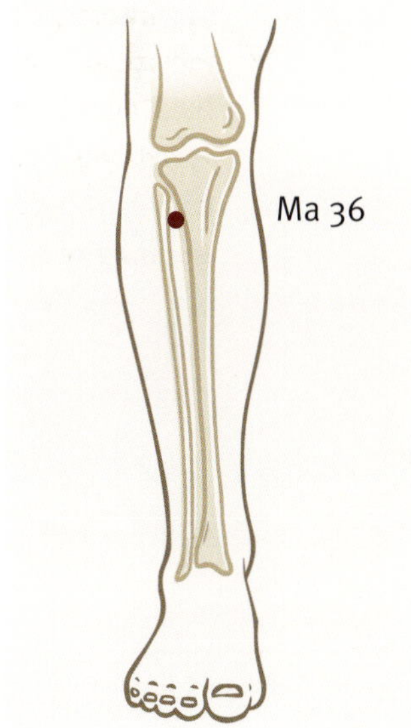
Ma 36

SPANNUNGEN IM BECKENBODEN LÖSEN

Von der Asana »Die Libelle« profitieren die Meridiane der Nieren, der Leber und der Milz (die Meridiane der Beininnenseite).

LIBELLE MEETS »KREUZUNG DER DREI YIN«

Mit der Libelle wird der ganze Beckenbereich energetisiert und besser durchblutet. Deshalb empfehle ich die Übung nicht nur bei Beschwerden an der Lendenwirbelsäule, sondern auch bei Menstruationsproblemen, Zysten im Beckenbereich und bei Erkrankungen der Prostata. Kombiniert mit meinem Lieblingspunkt »Kreuzung der drei Yin« (Mi 6), reguliert sie, was durch den modernen Alltag im Körper durcheinandergerät: die geistige Aktivität, die Körperflüssigkeiten wie Blut, Lymphe und Wasser und den Hormonhaushalt.

Ausgangsstellung: Komme in die Grundhaltung »Die Libelle« (Seite 44).

Ausführung: Orientiere dich an der Innenseite des Fußes. ⟶ Mi 6 findet sich drei Daumenbreiten über dem dominanten Sprunggelenkknöchel am Rand des Schienbeins. ⟶ Der Punkt wird in der Asana beidseits gedrückt. ⟶ Abschließend tut es gut, Mi 6 leicht kreisend zu mobilisieren.

(+) **Variante:** Der Punkt Mi 6 kann als Alternative in der Raupe (Seite 46) oder in der Hocke (Seite 38) erreicht werden.

(→) ***Dein Bonuseffekt:* Zusammen mit der Libelle schützt Mi 6 vor Krebswachstum, weil er überschüssige »Feuchtigkeit« aus dem Körper ausleitet. In der TCM ist »Feuchtigkeit« einer der Faktoren, der für die Entstehung vieler Zivilisationskrankheiten (Krebs, Diabetes und Schlaganfall) verantwortlich ist. Schulmedizinisch könnte man »Feuchtigkeit« (in fester Substanz als »Schleim« bezeichnet) als Schlackenstoffe und Ablagerungen übersetzen. Wenn du mehr darüber lesen willst, empfehle ich dir meinen Ratgeber »Ich hör' auf mein Bauchgefühl – das geheime Wissen unserer Bauchorgane«.**

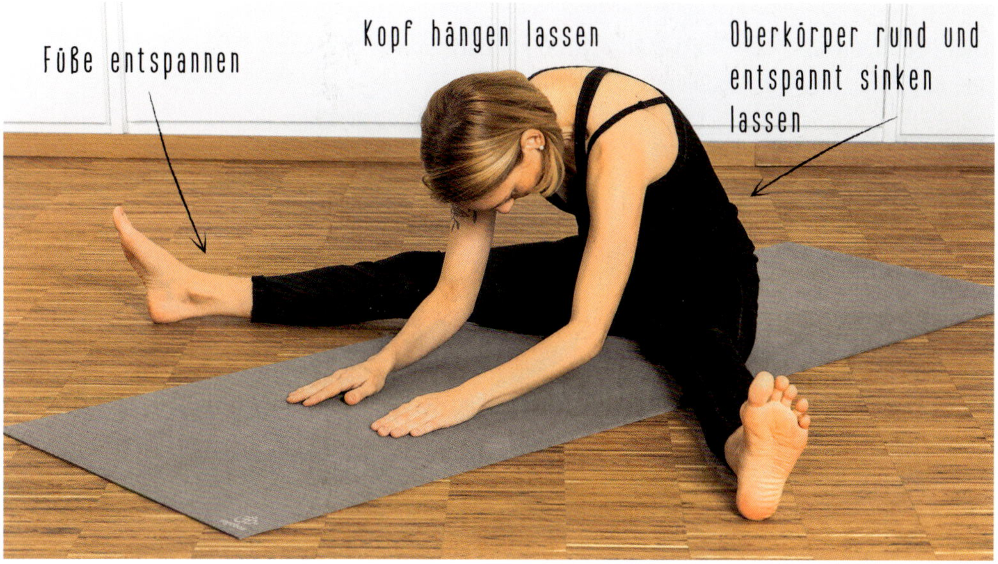
Füße entspannen
Kopf hängen lassen
Oberkörper rund und entspannt sinken lassen

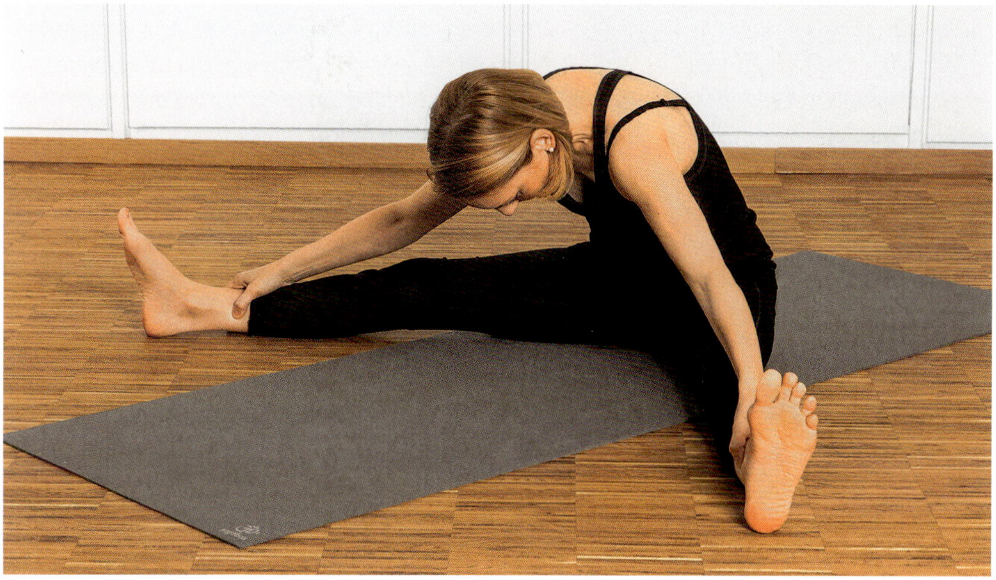

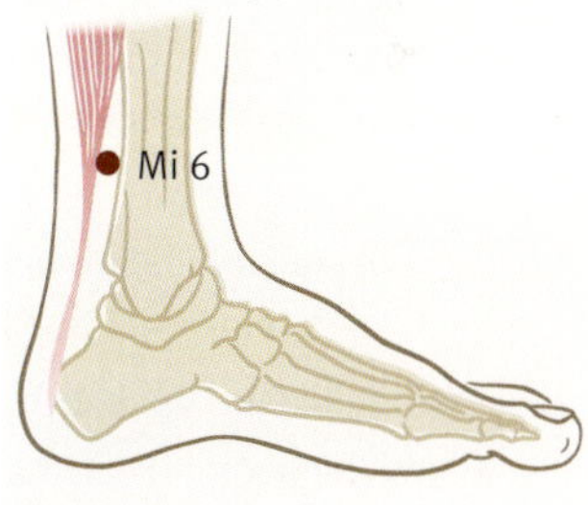
Mi 6

ENTSPANNUNG DER KÖRPERRÜCKSEITE

Die Asana »Die Raupe« wirkt sich intensiv auf den Blasenmeridian auf der Körperrückseite aus. Für die Übung brauchst du zwei Faszienbälle (alternativ funktionieren auch Tennisbälle).

RAUPE MEETS »IN DER MITTE DER BEUGE«

In der Raupe mobilisiert und streckt sich die gesamte Körperrückseite mit dem Rückenmark und dem Nervensystem. Die Raupe kombiniert mit dem Punkt »In der Mitte der Beuge« (Bl 40), ist hochwirksam bei allen Arten von Rückenschmerzen, denn Bl 40 ist der Meisterpunkt bei Rückenschmerzen und stärkt gleichzeitig beide Knie.

Ausgangsstellung: Komme in die Grundhaltung »Die Raupe« (Seite 46).

Ausführung: Orientiere dich beidseits an den Kniekehlen. ⎵ Mittig in der Beugefalte findest du Bl 40. ⎵ Lege hier je einen Faszienball in die Kniekehle. ⎵ Die Hände liegen entspannt auf oder neben den Beinen, der Oberkörper ist gerundet. ⎵ Richte dich nach 3 Min. langsam auf und komme für einen kurzen Moment in die Rückenlage. Die Bälle bleiben unter den Knien liegen. ⎵ Bewege die Beine abschließend locker und gemütlich auf den Bällen hin und her.

Hinweis: Natürlich kannst du Bl 40 auch mit den Zeigefingern (oder den Daumen) drücken. Die Kniekehlen sind jedoch meist so voller Spannung, dass die Bälle zusätzliche Effekte auf die Muskulatur und Faszien erreichen können und sich die Beine nach der Übung leichter anfühlen. Wenn du sehr beweglich bist oder die Knie mit dem Bolster unterlagerst, kannst du bei Muskel- und Sehnenschmerzen alternativ den Punkt Le 3 (Seite 90) behandeln.

→ ***Dein Bonuseffekt: Zusammen mit dem Akupressur-Punkt Bl 40 wird der Blasenmeridian entstaut und vorhandene Blockierungen im Verlauf der Energiebahn aufgelöst. Die Effekte aktivieren die körpereigene Abwehr und das Immunsystem und schützen dich vor allen möglichen Erkrankungen.***

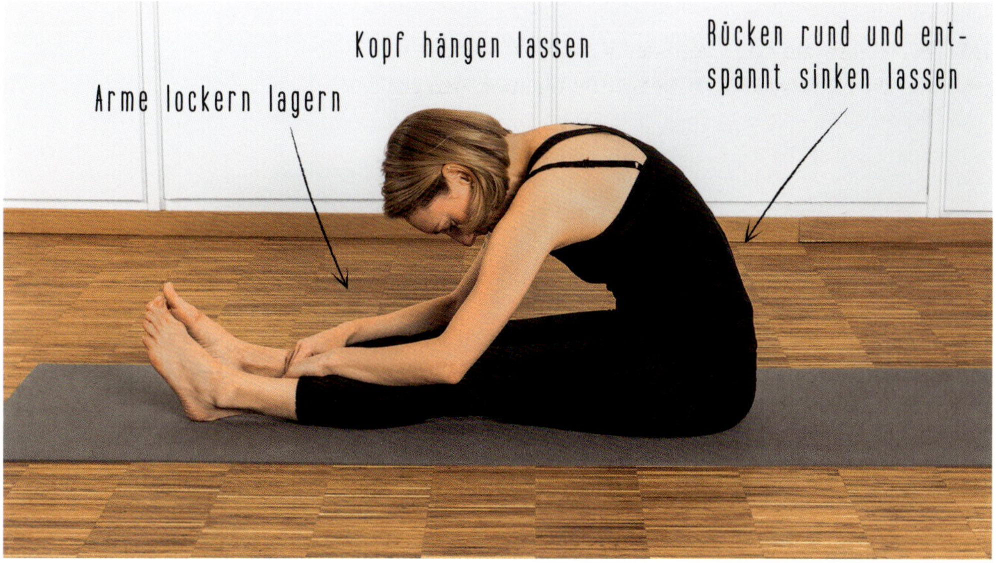
Kopf hängen lassen
Rücken rund und entspannt sinken lassen
Arme lockern lagern

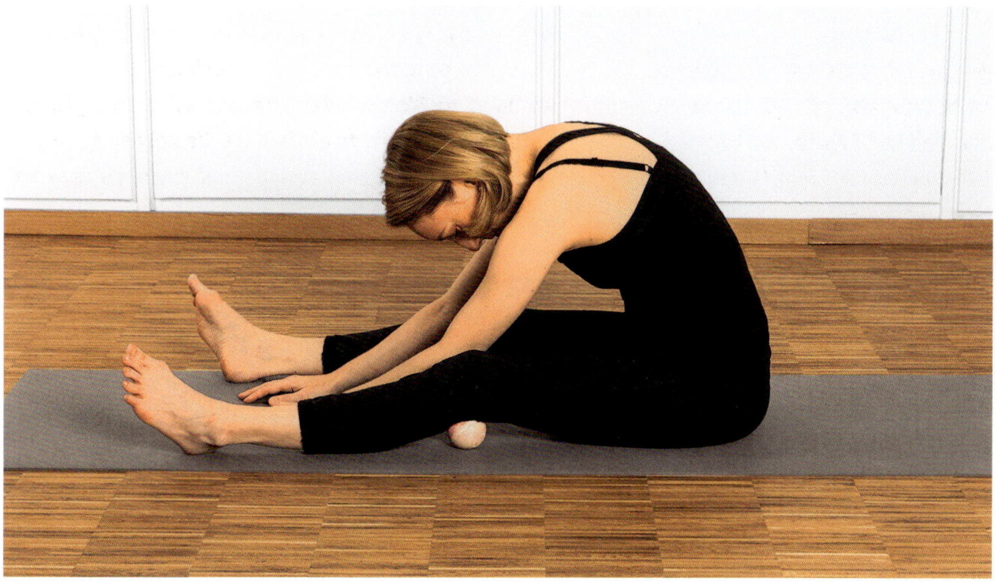

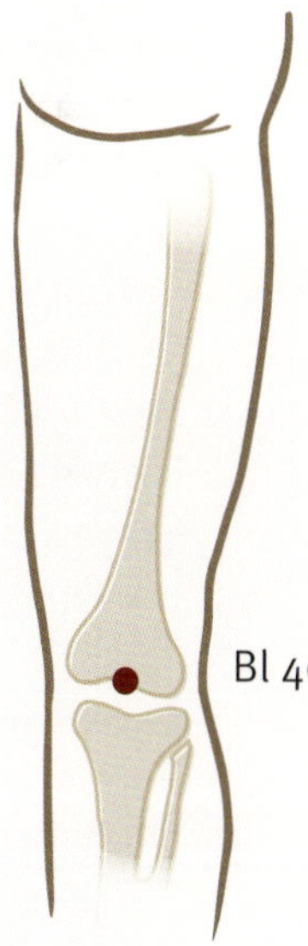

Bl 40

TOP-TOOL GEGEN KOPFSCHMERZEN

Für den Schwan stelle ich dir zwei Akupressur-Punkte vor, die bei Kopfschmerzen gleichzeitig wirken. Die Asana dehnt folgende Meridiane: Leber, Nieren, Milz und Magen sowie Gallenblase. Je nach Armposition können die Meridiane von Herz und Lunge dazukommen.

SCHWAN MEETS »TEICH DES WINDES« ❶

Der Punkt »Teich des Windes« (Gb 20) kann bei morgendlichen Kopfschmerzen mit versteifter Nackenmuskulatur gedrückt werden. Er zählt in der TCM zu den wichtigsten Punkten bei Stress, weil er das vegetative Nervensystem ausgleichen kann. Er stillt Schmerzen in der Schulter-Nacken-Muskulatur.

Ausgangsstellung: Komme in die Grundhaltung »Der Schwan« (Seite 48).

Ausführung: Orientiere dich am Hinterkopf. Darunter, an den Condylen (die fühlbaren Knochen) vom Hinterhaupt des Kopfes, zwischen den beiden Muskelansätzen vom Kapuzenmuskel und dem großen Kopfwendermuskel, findest du den Punkt in einer kleinen Kuhle beidseits der Wirbelsäule. Der Punkt wird auf beiden Seiten gleichzeitig gedrückt.

+ **Variante:** Gb 20 kannst du alternativ in allen sitzenden Yin-Yoga-Haltungen oder in der Position des Kindes (Seite 104) gut erreichen.

→ ***Dein Bonuseffekt: Gb 20 ist ein hochwirksamer Punkt bei Kopfschmerzkombinationen: zum Beispiel Kopfschmerzen mit Bluthochdruck, Kopfschmerzen mit geröteten Augen oder Kopfschmerz mit Wetterfühligkeit.***

SCHWAN MEETS »RESIDENZ DES WINDES« ❷

»Residenz des Windes« (Du 16) ist wieder ein Punkt auf einem der außerordentlichen Gefäße (Du mai). Bei Nackenkopfschmerz mit Schwindel und selbst bei Migräne erweist er sich als hochwirksam. Er klärt den Geist und öffnet die Sinne. Du 16 und Gb 20 lassen sich bestens mit einem Griff kombinieren. Bei diesem Griff liegen die Handflächen auf dem Hinterkopf. Je ein Daumen liegt auf Gb 20. Die Fingerkuppen beider Zeigefinger treffen sich mittig auf dem Punkt Du 16. Die übrigen Finger liegen flach auf der Kopfhaut auf.

Ausgangsstellung: Komme in die Grundhaltung »Der Schwan« (Seite 48).

Ausführung: Orientiere dich am Hinterkopf. Rutsche mit dem Finger am Hinterkopf nach unten in Richtung ersten Halswirbel in eine kleine Kuhle. Zwischen den Ansätzen des Trapezmuskels findest du den Punkt Du 16. Er wird mit einen Kombigriff zusammen mit Gb 20 gedrückt.

→ ***Dein Bonuseffekt: Über fasziale Netzbahnen entspannt sich bei Druck auf Gb 20 die Gebärmutter. Probiere die Übung aus, wenn du an Menstruationsschmerzen leidest. Während einer Schwangerschaft sollte der Punkt aus diesen Gründen lieber nicht behandelt werden.***

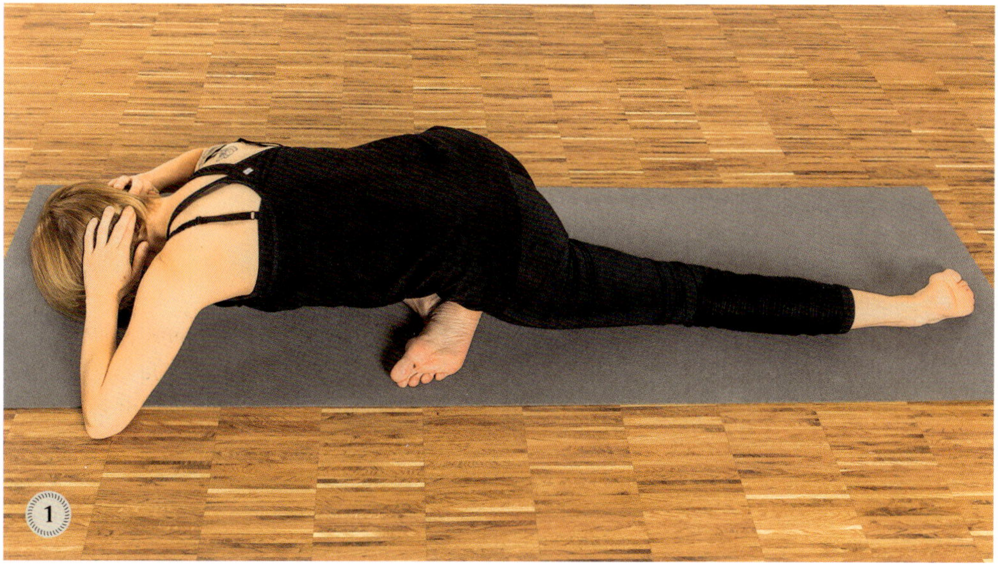

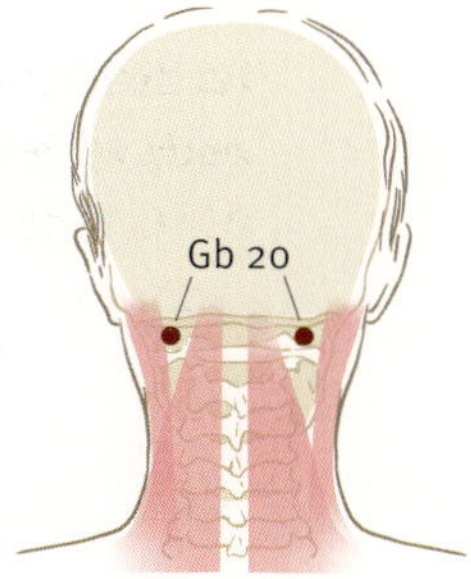
Gb 20

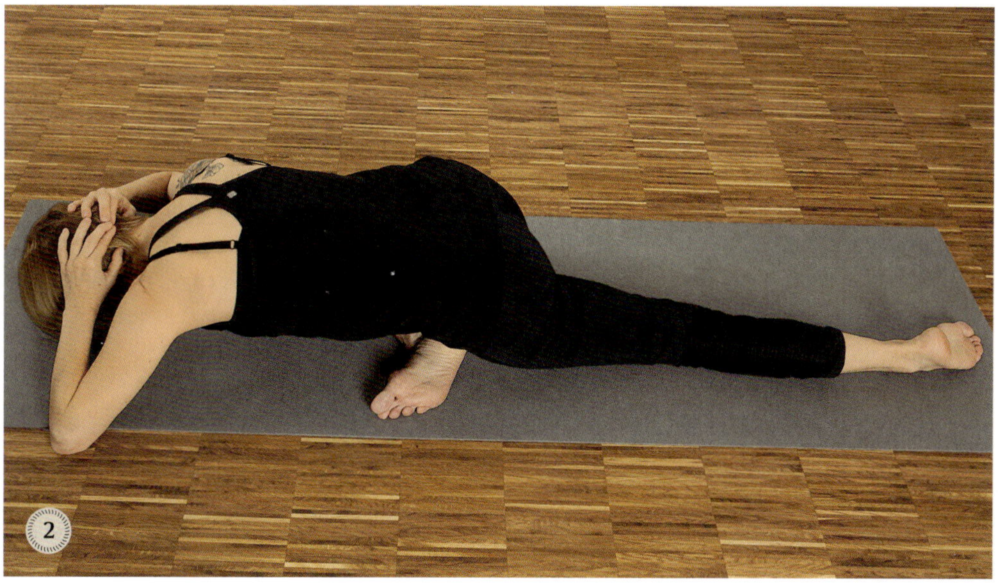

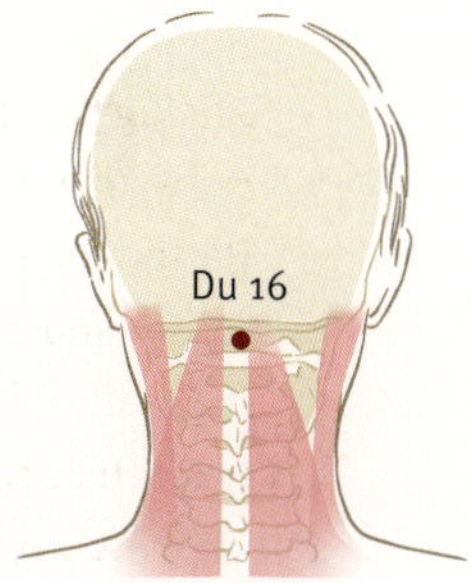
Du 16

EIN GUTES BAUCHGEFÜHL

Im Frosch werden die Meridiane der Leber, der Nieren, der Milz und des Magens angesprochen.

FROSCH MEETS »TAL AM ZUSAMMENSCHLUSS«

Der Frosch und der Punkt »Tal am Zusammenschluss« (Di 4) regulieren gemeinsam die Bauchorgane. Insgesamt wird der Körper besser genährt, von Überschüssen befreit und die Darmperistaltik bei Verstopfung angeregt.

Ausgangsstellung: Komme in die Grundhaltung »Der Frosch« (Seite 50).

Ausführung: Orientiere dich am rechten Handrücken und klappe den rechten Daumen nach innen Richtung kleinen Finger ein. Das Nach-innen-Klappen des Daumens dient dir nur als Orientierungshilfe. Bevor du den Punkt drückst, lässt du den Daumen wieder locker. ⎵ Über dem Daumengrundgelenk tritt durch das Einklappen ein sichtbarer Muskelbauch hervor. In der Mitte dieses Muskels findest du den Punkt Di 4. ⎵ Jetzt drückst du den Daumen der anderen Hand fest in den Muskelbauch hinein. Wenn der Punkt gut getroffen ist, wird ein leichter Schmerz ausgelöst. ⎵ Wende den Kopf nach links. ⎵ Wechsle nach 1,5 Min.: Di 4 an der linken Hand drücken, Kopf nach rechts ablegen. ⎵ Um die Intensität der Übung abzumildern, kannst du alternativ Di 4 über den Zangengriff (Seite 60) an beiden Händen gleichzeitig stimulieren. Wechsle dann trotzdem nach 1,5 Min. die Richtung der Kopfdrehung.

Hinweis: Die Akupressur mit Di 4 fördert die Gebärmutterkontraktion und sollte aus diesem Grund nicht während einer Schwangerschaft angewandt werden. Erst in der Austreibungsphase des Kindes während der Geburt, wird er zur nützlichen Hilfe.

Variante: Di 4 kann alternativ in allen sitzenden Yin-Yoga-Haltungen stimuliert werden. Auch in der Position des Kindes (Seite 104), im Paket (Seite 22) oder im Schwan (Seite 48) ist der Punkt erreichbar.

Dein Bonuseffekt: Di 4 ist der beste Punkt bei allen akuten Schmerzen, besonders bei Zahn-, Gesichts- und Menstruationsschmerzen. Mit weiteren Akupressur-Punkten (Le 3) kombiniert, ist Di 4 ein hochwirksamer Druckpunkt gegen Stress. Zusammen mit dem Frosch schenkt dir die Übung Geborgenheit und Urvertrauen.

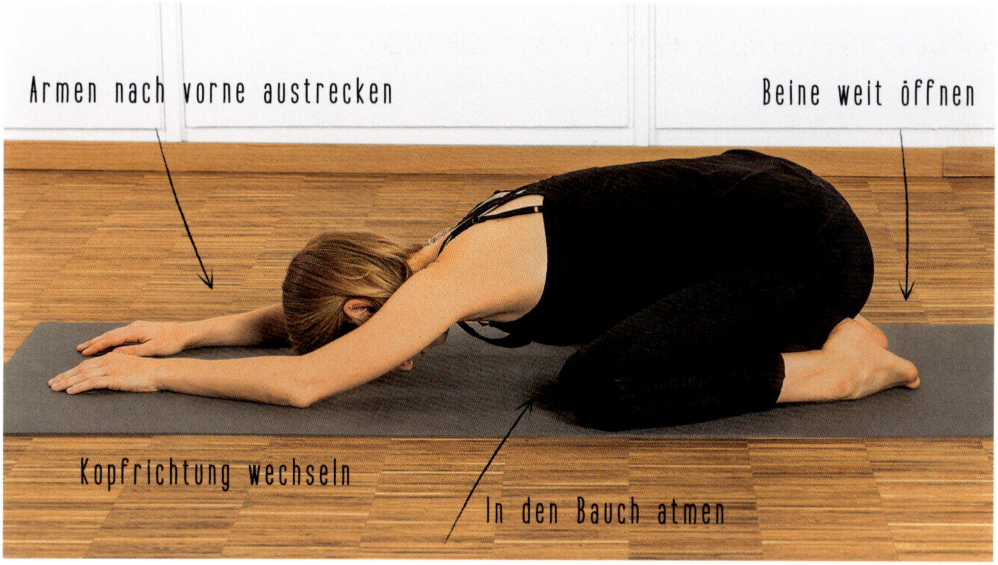
Armen nach vorne austrecken
Beine weit öffnen
Kopfrichtung wechseln
In den Bauch atmen

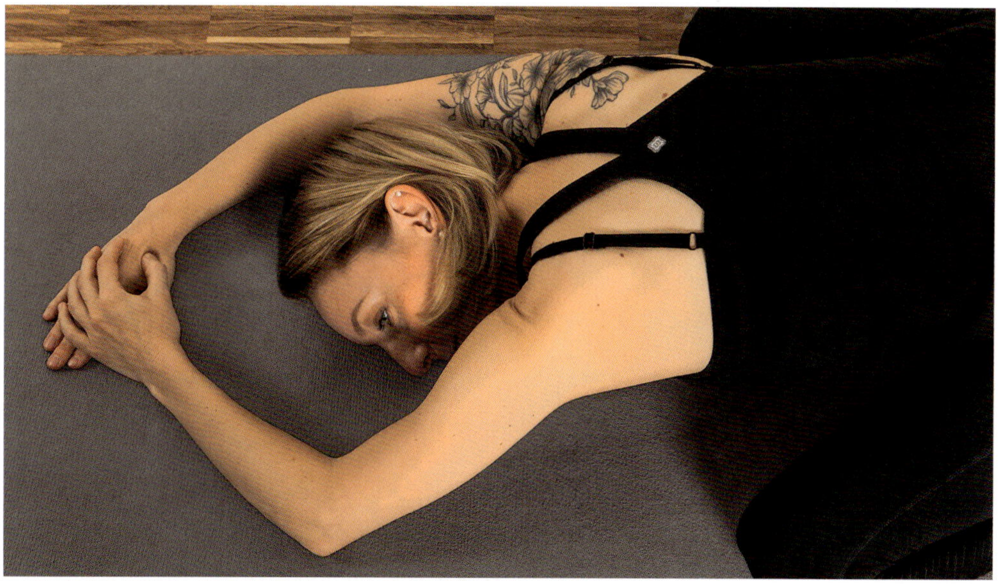

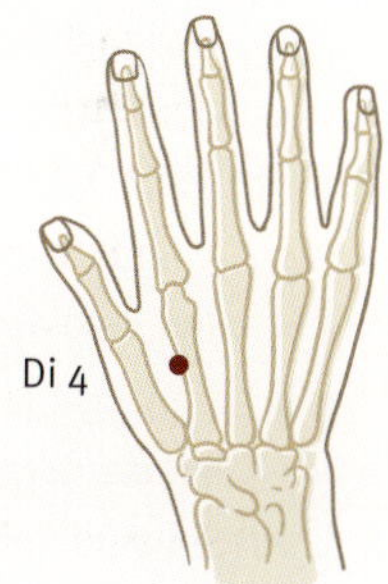
Di 4

MOBILITY-POSEN – ETWAS YANG EINSTREUEN

Flicht in deine Yoga-Praxis immer ein bis zwei Mobility-Posen ein. Wenn du dich nach Shavasana langsam auf deine Praxis oder deinen Alltag vorbereitest, helfen sie dir, den Körper zu aktivieren.

Yin- und Yang-Kräfte brauchen sich gegenseitig, damit alle Körpersysteme harmonisch miteinander funktionieren können. Für uns Menschen ist es wichtig, dass sich Aktivität (Yang) und Erholungsphasen (Yin) regelmäßig abwechseln, um in Balance zu bleiben.

Der moderne Alltag mit all seinen Herausforderungen bringt das Energiesystem jedoch oftmals durcheinander und aktiviert mehr Yang-Energie im Körper, damit alle Anforderungen zu bewältigen sind. Um das Missverhältnis der beiden zusammengehörigen Kräfte Yin und Yang wieder auszugleichen, eignet sich heilendes Yin Yoga perfekt. Die lang gehaltenen Asanas füllen die Yin-Akkus wieder auf.

Doch Vorsicht! Zu viel Yin auf einmal kühlt den Körper bei den Übungen aus und kann ihn zu sehr in die Passivität leiten. Dem kannst du mit einer Prise Yang entgegenwirken: Dafür sind die Mobility-Posen gedacht. Baue zwischen den Asanas ein bis zwei Mobility-Posen in das Programm mit ein. Sie aktivieren und lockern die Muskulatur wieder, wenn du dich aus deiner Yin-Haltung herauslöst, und regen den Kreislauf an. Ebenso kannst du Schulterkreise als Mobility-Pose zwischen deinen Übungen einbauen, zum Beispiel wenn du dich aus einer längeren Meditationshaltung im Sitzen herauslösen möchtest. Dabei lässt du die Arme und Hände im Sitzen locker hängen und kreist die Schultergelenke einige Male nach hinten-unten. Die Nackenmuskeln bleiben während der mobilisierenden Kreise entspannt.

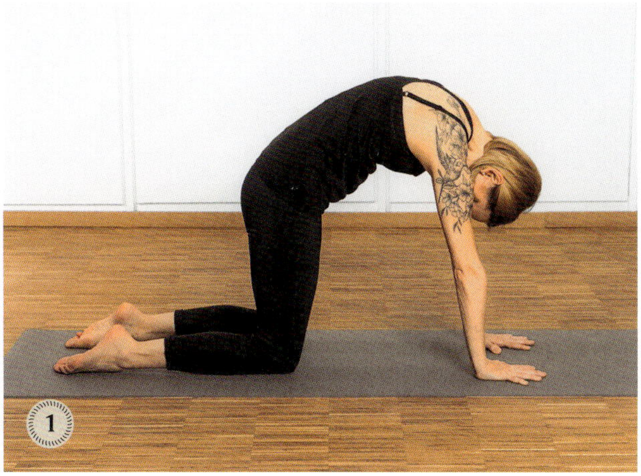

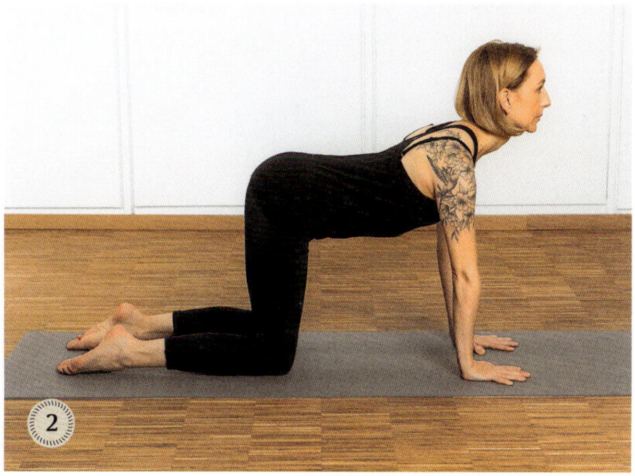

KATZE/KUH

Die Posen Katze/Kuh, Brustkorb-, Kreuzbein- und Nackenbälle sowie die Sufikreise für die Brustwirbelsäule und den Darm, eignen sich perfekt als Aktivierung zwischen den einzelnen Yin-Yoga-Haltungen.

Ausgangsstellung: Komme in den Vierfüßlerstand (zum Beispiel nach einer sitzenden Position wie der Raupe).

Ausführung: Mit der Einatmung machst du einen großen Katzenbuckel, damit sich die große Rückenfaszie durch die Atemaktivität unterstützend von innen heraus dehnen kann. Der Kopf rollt sich zum Brustbein ein und der ganze Rücken wird gebeugt. ❶ Mit der Ausatmung streckst du dich in die Kuh: Der ganze Rücken streckt sich wie eine Hängebrücke, die Hände geben etwas Druck in den Boden. Der Blick ist nach vorne oder zum Himmel ausgerichtet. ❷ Führe die beiden Bewegungen im Wechsel mit der Ein- und Ausatmung durch. Wähle dir eine intuitive Zeitspanne, bis sich der Rücken merklich lockert.

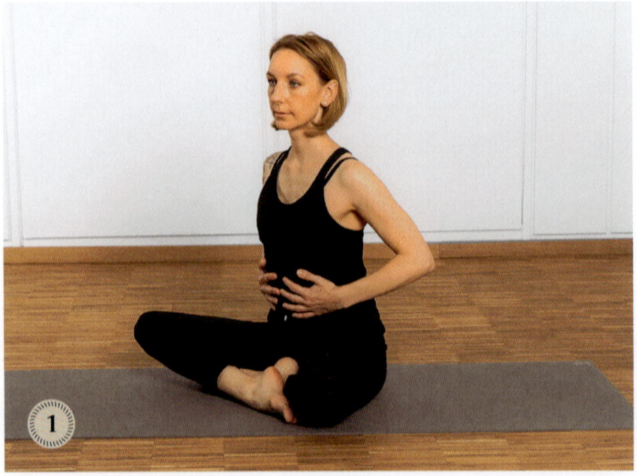

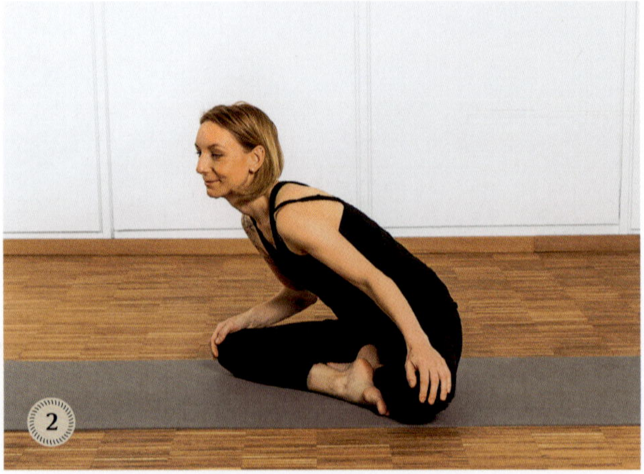

SUFI-KREISE

Sufi-Kreise mobilisieren die unteren Wirbelsäulenabschnitte und regen die Darmperistaltik an. Mit größerer Bewegungsamplitude kannst du sie auch nach langem Sitzen nutzen, um die Brustwirbelsäule zu aktivieren oder die beiden Brustkorborgane Herz und Lunge zu dehnen.

Ausgangsstellung: Komme in den Schneidersitz oder Kniesitz. Schließe die Augen und lenke den Fokus auf den Bauchnabel.

Ausführung für den Darm: Beginne dich mit kleinen Kreisen um den Bauchnabel herum zu bewegen: 1 Min. im Uhrzeigersinn und 1 Min. gegen den Uhrzeigersinn. Sitze abschließend aufgerichtet und nimm dir einen kleinen Moment Zeit zum Nachspüren. ❶

Ausführung für die Brustwirbelsäule: Die Ausgangsstellung ist die gleiche. Konzentriere dich diesmal auf die untere Brustbeinspitze und beginne mit dieser, größere Kreise in die Luft zu zeichnen. Dabei dürfen sich der ganze Brustkorb, die Schultern und der Kopf mitbewegen. Kreise 1 Min. lang in die eine, und eine 1 Min. lang in die andere Richtung. ❷

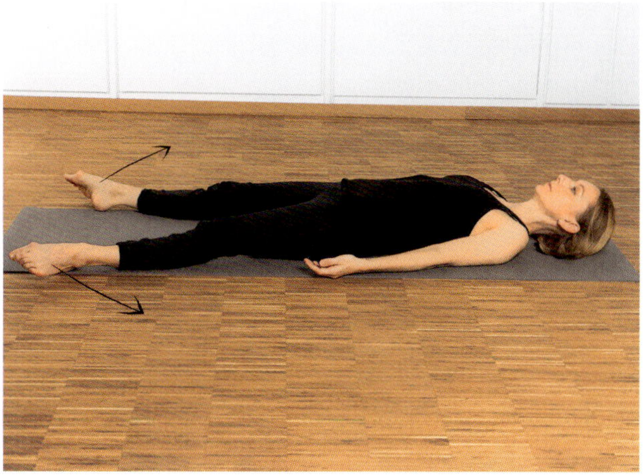

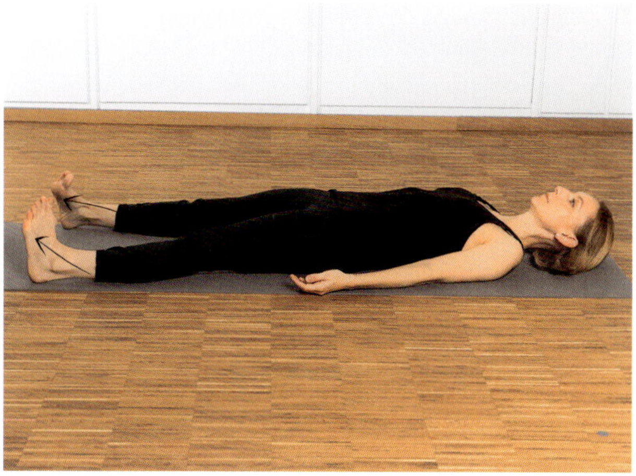

FUß-PATTERN

Die beiden Mobility-Posen »Fuß-Pattern« und »Nacken-Qi-Gong« lege ich dir ans Herz, wenn du deinen Körper nach einer längeren Entspannung im Liegen sanft wieder aufwecken möchtest.

Ausgangsstellung: Du liegst auf dem Rücken (zum Beispiel nach der Entspannung am Ende).

Ausführung: Lenke den Fokus auf die Füße. Die Beine sind entspannt und leicht geöffnet. Strecke die Füße (Ballerinafüße) und lasse die Zehen nach außen zeigen. Von hier ziehst du die Füße Richtung Nase an und lässt die Zehen nach innen zeigen. Dabei rollen die Beine bis in die Hüftgelenke leicht mit nach innen. Nimm dir 1 Min. Zeit. Für die zweite Bewegungsrichtung strecke die Füße in die Ballerinafüße und lasse die Zehen nach innen zeigen. Die Beine drehen sich bis in die Hüftgelenke mit nach innen. Von hier ziehst du die Füße in Richtung Nase und lässt die Zehen nach außen zeigen. Die Beine drehen sich wie von selbst mit.

Brustkorb-, Kreuzbein- und Nackenbälle

Für diese Mobility-Pose brauchst du zwei Faszienbälle in einem Säckchen (z.B. Harmony Balls, Seite 164). Alternativ schnürst du zwei Tennisbälle fest in einer Socke zusammen.

Ich empfehle dir die Mobility-Posen vor Haltungen, die den Brustkorb aufdehnen (wie der Schmetterling oder der Sattel). Sie sind auch als Abschluss vor Shavasana sehr angenehm, um das Gesäß, die unteren Rückenmuskeln oder den Nacken zu entspannen.

Ausgangsstellung: Komme in die Rückenlage. Die Beine können lang ausgestreckt oder aufgestellt sein.

Ausführung für die Schulterblätter: Suche dir für die Faszienbälle im Säckchen verspannte Punkte zwischen den Schulterblättern. Lege das Päckchen so auf die Verspannungen, dass die Bälle rechts und links auf der Muskulatur neben der Wirbelsäule positioniert sind und die Wirbelsäule frei zwischen den Bällen liegen kann. ↳ Lege das ganze Körpergewicht auf den Bällen ab und sinke in den Druck der Bälle hinein. Die Beine können lang oder aufgestellt sein. ↳ Lässt der Druck nach, hebe die Arme nach oben zum Himmel und stelle dir vor, sie sind wie Schilf, das sich sachte im Wind hin- und her bewegt. ↳ Lege die Arme abschließend noch einmal neben den Körper und ziehe dann die Bälle unter dem Rücken hervor. ➊

Ausführung für das Kreuzbein: Bei verspannter Muskulatur am Kreuzbein stellst du die Füße in der Rückenlage auf und positionierst die Bälle auf den schmerzenden Punkten am Kreuzbein. ↳ Lasse das ganze Körpergewicht auf die Bälle sinken. Wenn der Druck nachlässt, kannst du entweder leicht hin- und herschaukeln (seitliche Faszien werden ausgedehnt) oder je ein Bein an den Bauch anziehen und umarmen (stärkerer Druck). ➋

Ausführung bei Kopfschmerzen: Bei Kopfschmerzen und verspannten Nackenmuskeln positionierst du die Bälle, bevor du den oberen Hals auf ihnen ablegst, auf einen Yoga-Klotz (dickes Buch). Lasse den Druck einen Moment wirken. ↳ Bewege den Kopf dann in einer kleinen »Ja-Ja-Ja« Bewegung, sodass die Bälle den Nacken ausrollen. ↳ Danach bewege den Kopf wie »Nein-Nein-Nein« nach rechts und links. Jetzt werden die seitlichen Halsfaszien ausgerollt. ↳ Zum Schluss lasse den Druck noch etwas nachwirken. Die Bälle akupressieren die beiden Punkte Gb 20 und Du 16. ↳ Löse dich dann achtsam von den Bällen und komme in die normale Rückenlage. ➌

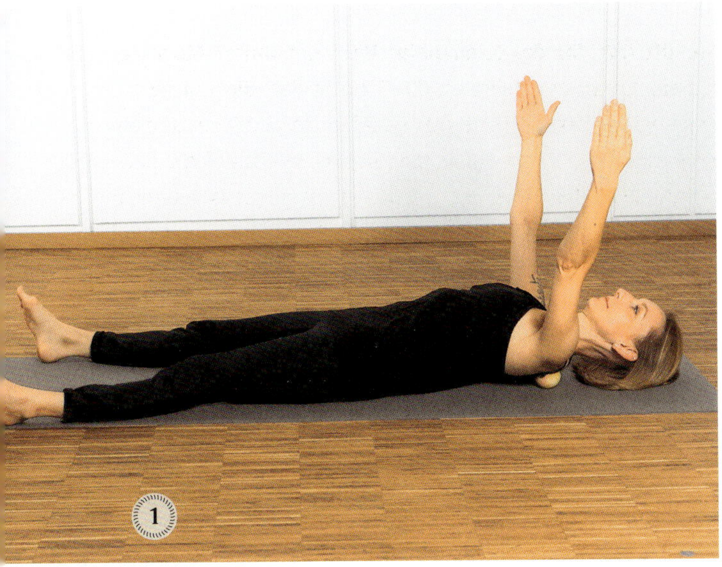

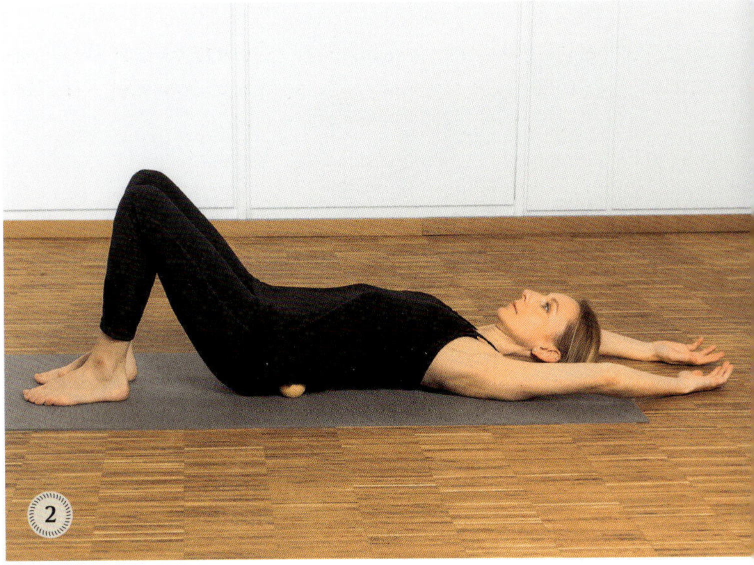

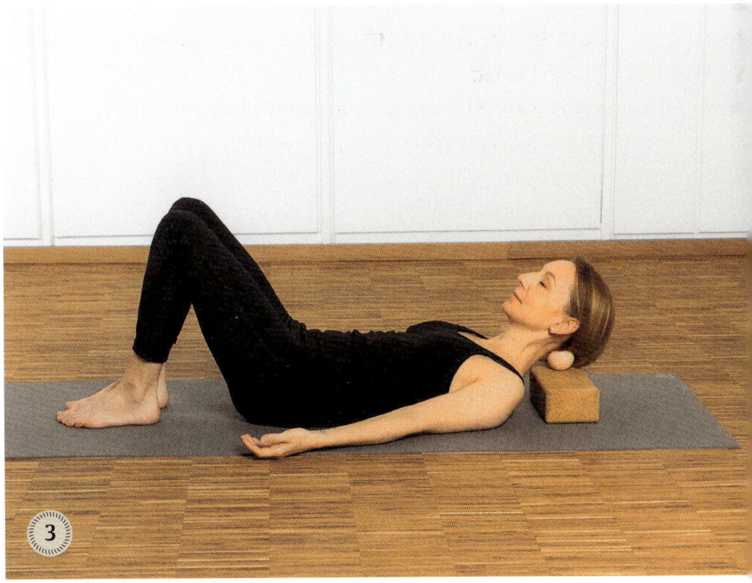

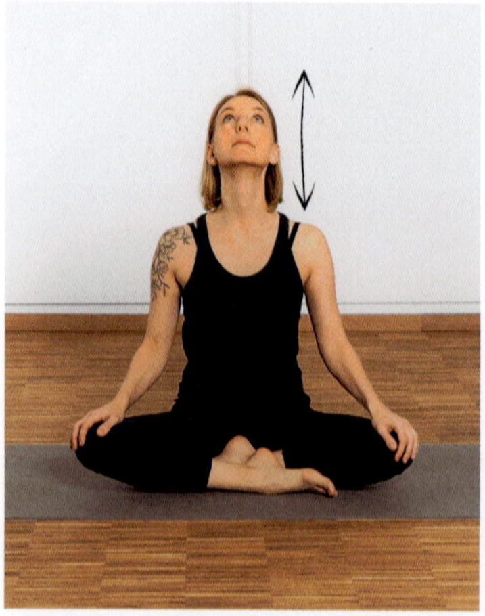

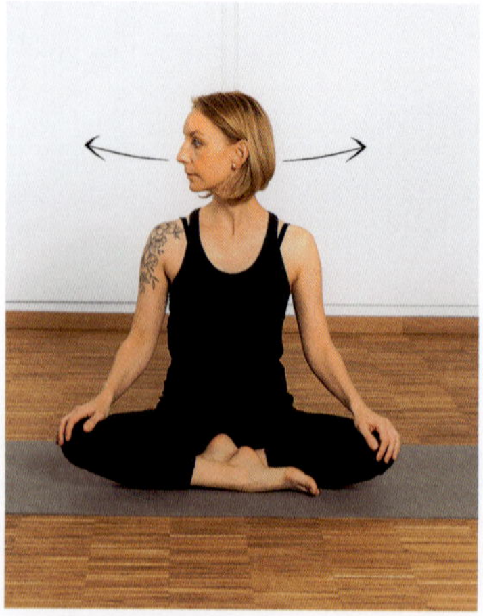

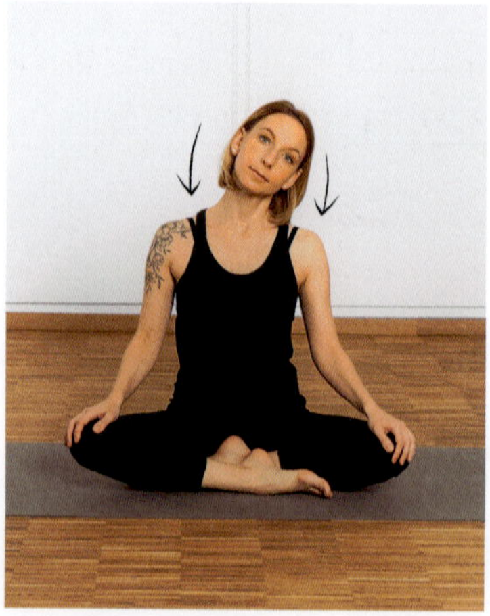

NACKEN-QI-GONG

Achte darauf, dass sich die Schultern während der Übung entspannt anfühlen und die Wirbelsäule aufgerichtet bleibt.

Ausgangsstellung: Setze dich aufrecht hin (zum Beispiel im Kniesitz nach deiner Anfangsentspannung).

Ausführung: Schließe die Augen und konzentriere dich auf den Rhythmus deiner Atmung. Mit der nächsten Einatmung strecke den Kopf nach oben zum Himmel. Mit der Ausatmung beuge ihn Richtung Erde (drei Atemzüge). Komme dann zur Mitte zurück. Mit der nächsten Einatmung drehe den Kopf nach links, mit der nächsten Ausatmung nach rechts (drei Atemzüge). Komme dann zur Mitte zurück. Mit der nächsten Einatmung neige den Kopf zur linken Schulter, mit der Ausatmung zur rechten Schulter (drei Atemzüge). Komme wieder zur Mitte zurück und spüre kurz nach.

SCHNELLE HILFE BEI UNERWÜNSCHTEN NEBENWIRKUNGEN

Während des Übens können in seltenen Fällen Nebenwirkungen wie Kreislaufprobleme, Schmerzverstärkung, Muskelkrämpfe oder unerwartete Gefühlsausbrüche (Weinen, hochkochende Wut oder Ängste) auftreten. In solch einem Fall hilft dir der Punkt Du 26 als »Notfall-Punkt«. Du findest den Punkt direkt unter der Nasenspitze, zwischen Nase und Oberlippe. Drücke an diesem Punkt den Daumennagel etwas spitzer und schärfer in das Gewebe, als du von den Übungen gewohnt bist. Behalte die Akupressur so lange aufrecht, bis sich die Beschwerden lindern (höchstens 3 Min.). Du 26 ist ein stark energetisierender Punkt auf der Körpervorderseite, der den Qi-Fluss anregt. Wird er gedrückt, spendet er sofort Kraft und macht wach. Die Energien im Körper pulsieren und fließen wieder. Gleichzeitig regt Du 26 den Kreislauf an, schärft die Konzentration und kann im Alltag sogar bei Ohnmacht und Schmerzanfällen helfen.

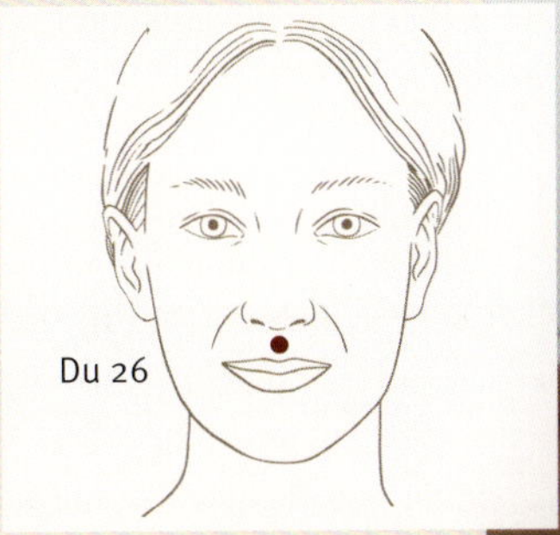

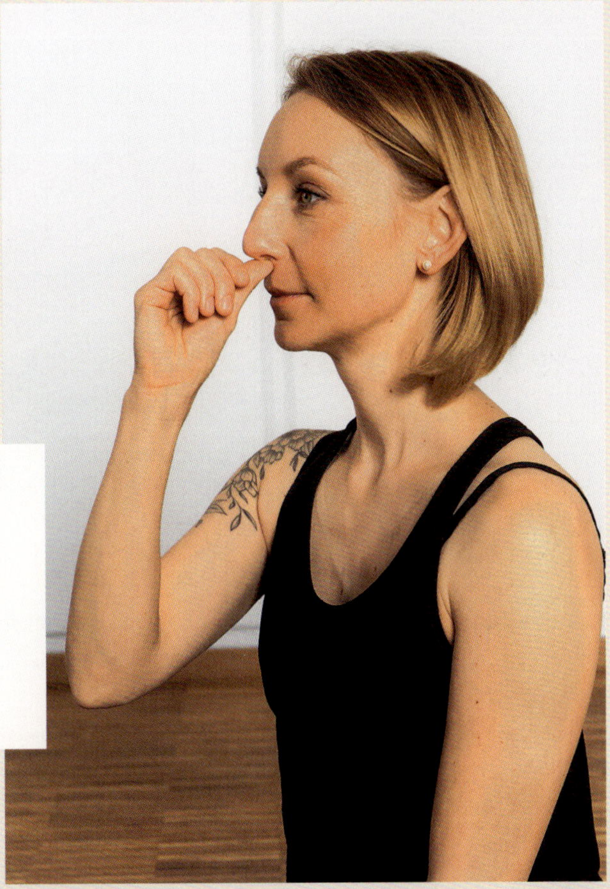

Notfallpunkt Du 26

DIE INDIVIDUELLE PRAXIS

Mit den erlernten Übungen kannst du dir nun leicht ein eigenes Übungsprogramm erstellen. Bevor du mit der Auswahl beginnst, überlege dir, welchen Effekt es haben soll.

Welches Ziel strebst du mit den Übungen an und was sollen sie für dich bewirken? Damit du ein paar Ideen für mögliche Ziele bekommst, führe ich dir einige Beispiele auf:

- Ich habe Kieferbeschwerden und möchte sie loswerden.
- Ich möchte mich aus der Dauerstress-Spirale lösen.
- Ich möchte besser schlafen können.
- Ich will mich länger konzentrieren und auf eine Aufgabe fokussieren können.
- Ich brauche mehr Vitalität.
- Ich will keine Rückenschmerzen mehr haben.

Notiere dir dieses Ziel auf einen Zettel. Dann wählst du dir nach folgendem Schema die passenden Übungen aus, um genau dieses Ziel zu erreichen. Sich seine Ziele zu notieren ist eine gute Methode, um später den Erfolg zu überprüfen.

Auswahl der Übungen

Im nächsten Schritt geht es um die Auswahl der heilenden Übungen. Es sollten nicht zu viele sein, denn der Körper muss die Möglichkeit bekommen, sich zu regenerieren und zu heilen. Vier bis sechs Positionen sind genug, damit du dich nicht überforderst. Wähle dir dazu noch ein bis zwei Mobility-Posen aus. Mit ihnen kannst du dich nach lang gehaltenen Asanas oder nach der Entspannung lockern und aktivieren. Immer dann, wenn dich Übungen anstrengen oder dich innerlich aufwühlen, kannst du eine Ruhepose einnehmen. Wähle beispielsweise die Position das Kind.

Jetzt hast du einen Überblick, wie viele Übungen du für dein individuelles Programm insgesamt brauchst. Indem du sie noch sinnvoll aufeinander abstimmst, kann das Energiesystem im Körper harmonisiert und können deine Beschwerden nachhaltig gelindert werden.

Nach Yin und Yang ordnen

In einem funktionierenden Energiesystem müssen Yin und Yang stets ausgeglichen sein. Damit du deine Übungen passend zu deinem Energielevel auswählen und aufeinander abzustimmen kannst, stelle ich dir als Muster mein Yin- und Yang-Männchen zur Verfügung. Das Männchen benutze ich selbst für meine Yoga-Stunden und für die Auswahl der Übungen. Es teilt den Körper in vier Quadranten ein. Die beiden oberen Quadranten stehen für den Oberkörper und entsprechend die beiden unteren für den Unterkörper.

In dem Übungsmännchen ist die linke Körperseite die Yang-Seite. Sie wird generell mit Yin-Punkten ausgeglichen. Die rechte Körperseite ist die Yin-Seite. Sie wird mit Yang-Punkten ausgeglichen (in manchen Schriften findest du die Bezeichnung genau andersrum, weil es unterschiedliche Überlieferungen gibt; ich richte mich in diesem Buch nach der gängigen Bezeichnung und nach dem Wissen, welches ich von meinen Lehrern vermittelt bekommen habe).

Ich zeige dir nun Schritt für Schritt, wie du die heilenden Übungen anhand des Beispiels »Rückenschmerzen in der Lendenwirbelsäule« auswählst und in das Muster einfügst. So kannst du dir kinderleicht ein individuelles Übungsprogramm zusammenstellen.

Du siehst das Blanco-Männchen in der Abbildung (Seite 114). Du kannst es dir kopieren oder es abzeichnen. Das Beispiel (Seite 115) zeigt dir, wie das Schema ausgefüllt aussieht.

Mit deiner Auswahl beginnst du immer im Yang-Feld des Oberkörpers auf der linken Körperseite.

Suche eine Übung mit einem Yin-Punkt am Oberkörper aus (Yang wird ausgeglichen). Die Yin-Yoga-Haltung muss zu deinen Beschwerden passen. Die dritte heilende Übung mit dem Akupressur-Punkt He 7 und dem Krokodil (Seite 78) ist ideal, um in deinem Beispiel Rückenschmerzen ganzheitlich selbst zu behandeln.

Im Uhrzeigersinn geht es weiter. Als Nächstes wählst du für das Yang-Feld des Unterkörpers einen Yin-Punkt am Unterkörper (Yang im Unterkörper wird ausgeglichen). Ni 3 wäre ein entsprechender Punkt. Er löst Stauungen in der Lendenwirbelsäule und in den Knien auf. Die heilende Übung mit der Asana Happy Baby (Seite 84) passt gut bei verspannten Muskeln in der Lendenwirbelsäule und im Beckenbereich.

Im Uhrzeigersinn geht es weiter zum ersten Yin-Feld am Unterkörper. Dieses gleichst du mit einem Yang-Punkt am Unterkörper aus, zum Beispiel einem Blasenpunkt. Du kannst in diesem Feld auch noch eine weitere heilende Übung auswählen, um intensiver auf deine Beschwerden einzugehen. Die heilenden Übungen Brücke meets »Kunlun-Gebirge« und Raupe meets »In der Mitte der Beuge« für den Beckenausgleich passen wunderbar in dieses Feld. Sie helfen, Rückenschmerzen aufzulösen.

Das letzte Feld ist das Yin-Feld des Oberkörpers, das du mit einem passenden Yang-Punkt am Oberkörper ausgleichst, zum Beispiel einem Dickdarmpunkt. Die heilende Übung mit Di 4 und dem Frosch (Seite 102), lindert Schmerzen, lockert verspannte Rückenmuskulatur und entspannt den Beckenboden.

Nachdem du jetzt die heilenden Übungen passend zusammengestellt hast, wähle im nächsten Schritt ein bis zwei Mobility-Posen aus, die dein Übungsziel unterstreichen. Bei Rückenschmerzen finde ich die Katze/Kuh (Seite 105) und die Kreuzbeinbälle (Seite 108) unschlagbar!

Jetzt brauchst du noch mit dem Kind (Seite 104) oder mit der entspannten Rückenlage (Seite 66) eine Ruhe-Pose. Diese kannst du entweder an eine bestimmte Stelle setzen (zum Beispiel nach Katze/Kuh zum Ausruhen und Nachspüren) oder immer dann, wenn der Körper nach einer fordernden Haltung danach verlangt.

Hast du daran gedacht, am Anfang eine Kurzentspannung mit Atemtechnik zu integrieren, zum Beispiel den kleinen Energiekreislauf (Seite 70)? Schließe dein Programm immer mit Shavasana (Seite 66) oder der Progressiven Muskelentspannung nach Jacobson (Seite 68) ab.

Yin- und Yang-Männchen zum Ausfüllen

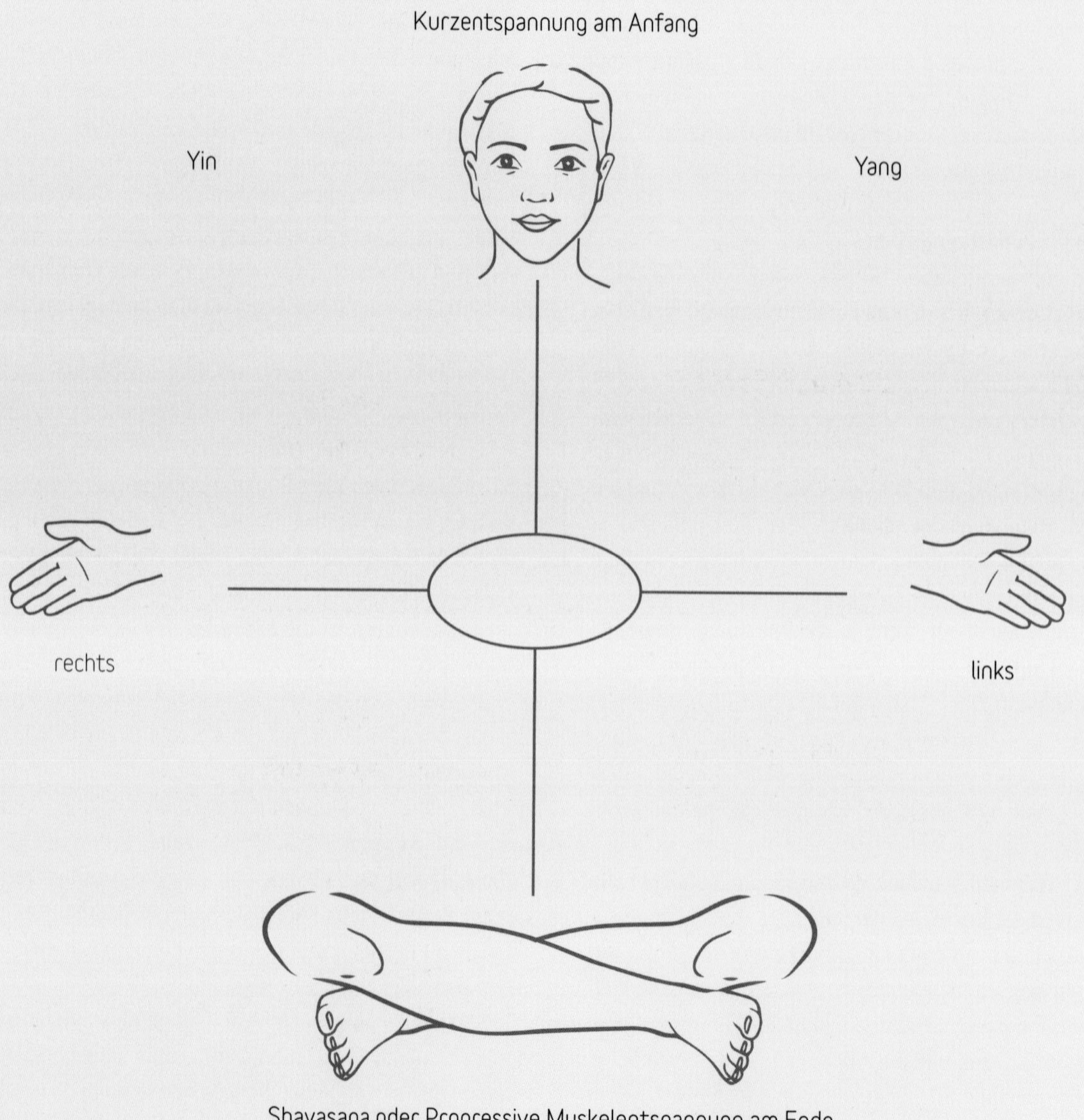

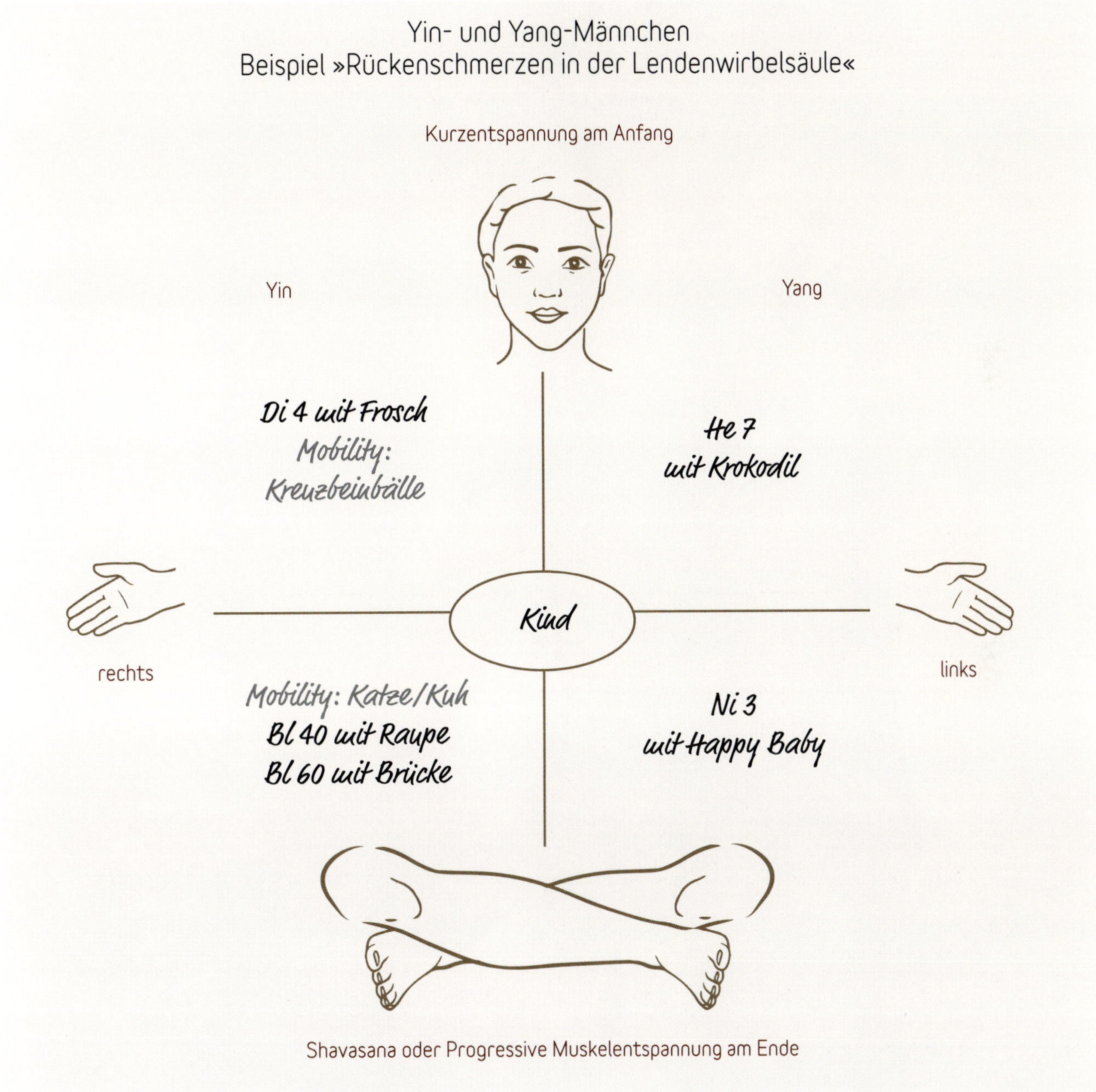
Yin- und Yang-Männchen
Beispiel »Rückenschmerzen in der Lendenwirbelsäule«
Kurzentspannung am Anfang
Yin
Yang
Di 4 mit Frosch
Mobility:
Kreuzbeinbälle
He 7
mit Krokodil
Kind
rechts
links
Mobility: Katze/Kuh
Bl 40 mit Raupe
Bl 60 mit Brücke
Ni 3
mit Happy Baby
Shavasana oder Progressive Muskelentspannung am Ende

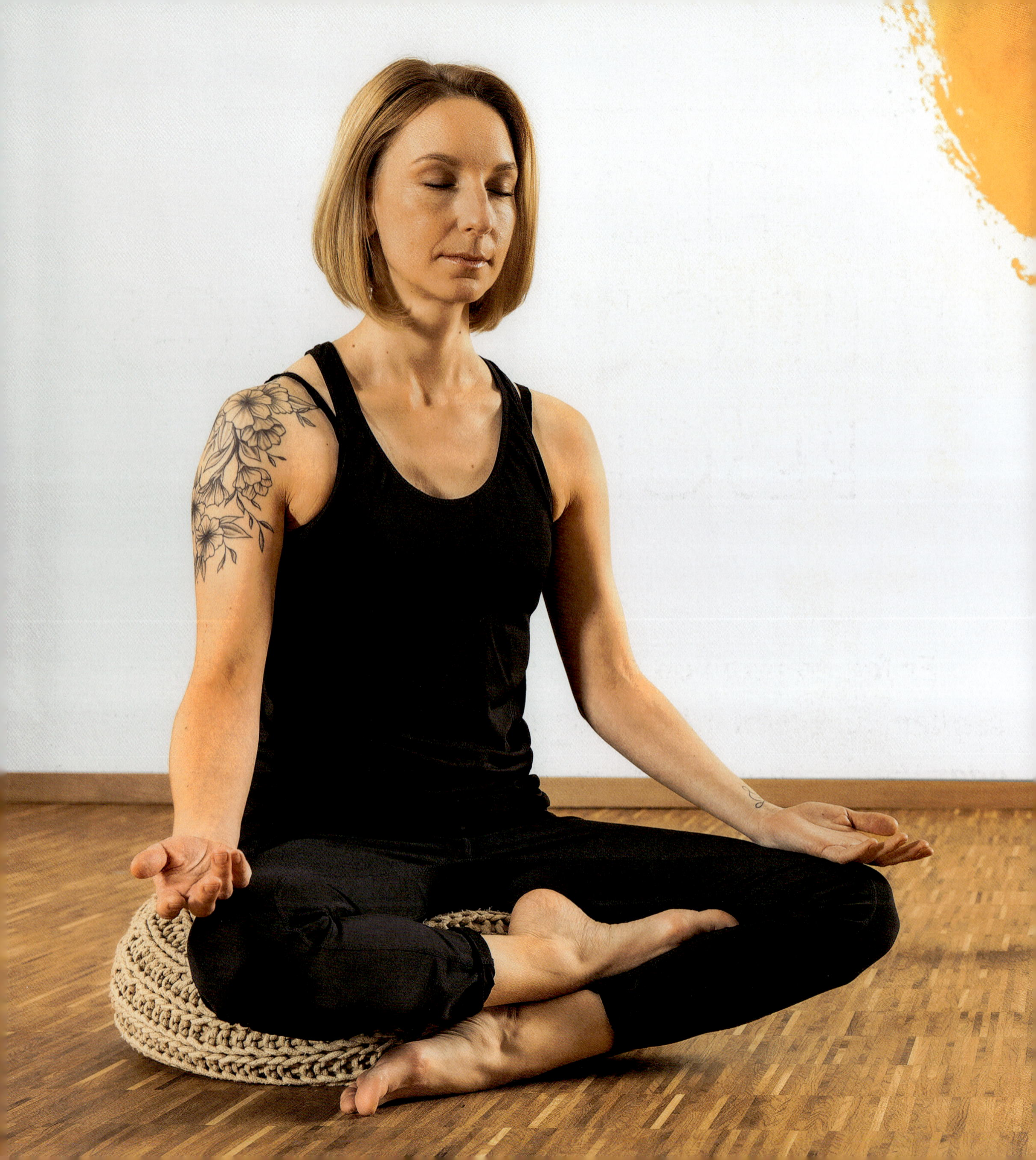

FLOWS BEI HÄUFIGEN ALLTAGS-BESCHWERDEN

Es folgen nun von mir zusammengestellte Übungssequenzen gegen häufige Beschwerden wie Kopfschmerzen oder Verdauungsprobleme. Sie enthalten auch interessante Tipps aus der TCM.

Rückenschmerzen in der Lendenwirbelsäule

Die Wirbelsäule ist die zentrale Stütze des Körpers. Zudem speichert sie Emotionen, spiegelt dein Gefühlsleben wider und verrät viel über deine Energie und Gesundheit.

Unsere vielfältigen Aufgaben bringen uns in bestimmten Situationen an unsere Belastungsgrenze. Zum Beispiel tut es deinem Rücken überhaupt nicht gut, wenn du viel sitzt und deinen Bewegungsspielraum einschränkst. Dann leidet besonders die Lendenwirbelsäule. Das viele Sitzen schadet den Bandscheiben und trocknet sie regelrecht aus. Die Muskeln verspannen sich, drücken auf den Ischiasnerv und verursachen Schmerzen. Spätestens dann wird es Zeit, den Rücken zu dehnen, zu mobilisieren und zu kräftigen.

Den Rücken im Alltag entlasten

Die Wirbelsäule ermöglicht eine aufrechte Körperhaltung, sodass du dich dank der Rücken- und Bauchmuskeln in alle Richtungen bewegen kannst und selbst komplexe Bewegungsabläufe (wie in der Asana der Bogen) möglich werden. Sie stabilisiert dich mit einem ausgetüftelten Fasziennetz im Alltag und kompensiert mit Hilfe der Bandscheiben zunächst Belastungen im Beruf, Bewegungsmangel oder einseitige Bewegungsmuster.

Dennoch sind Rückenbeschwerden ein Dauerthema. Kaum jemand bleibt in seinem Leben davon verschont. Der schwächste Punkt des Rückens liegt meistens in der Lendenwirbelsäule, dem unteren Abschnitt des Rückens. Dort, wo die Lendenwirbelsäule den Übergang zum Kreuzbein bildet (fünfter Lendenwirbel), ist sie den stärksten Belastungen ausgesetzt. Der vierte und der fünfte Lendenwirbel müssen zusammen mit ihren dicken Bandscheiben allen möglichen Druck abpuffern und auf die Beckenknochen verteilen können. Fehlt ihnen hier die Unterstützung durch kräftige Muskelzüge und stabilisierende Faszienhüllen, reicht oftmals eine unbewusste Bewegung aus (Wasserkasten anheben), um die Arbeitsabläufe im unteren Rücken auf schmerzhafte Art und Weise zu stoppen!

Verspannte, überlastete Muskulatur äußert sich dann häufig als »Hexenschuss«. Nicht selten rufen diese Weichteildysfunktionen Verschiebungen der Wirbel hervor oder Blockierungen im Iliosakralgelenk und Kreuzbein. Der verursachte Schmerz ist akut und schränkt die Bewegung sofort ein.

Ebenso verursachen einseitige Bewegungsmuster (Schreibtischsitzen) Schmerzen im unteren Rücken. Hierdurch verkleben und verhärten sich die Rücken- und Hüft-Faszien und sorgen für subakute Beschwerden wie Druck im unteren Rücken, das Gefühl, hier »durchzubrechen« oder steif zu sein.

Erst wenn die beschriebenen Belastungen in der Lendenwirbelsäule länger anhalten, nutzen sich die Bandscheiben ab und verlieren ihre Pufferfunktion. Dann entstehen Bandscheibenvorwölbungen oder sogar Bandscheibenvorfälle. Besonders häufig ist das Segment des vierten und fünften Lendenwirbels betroffen. Es lohnt sich also nicht nur kurzfristig, wenn der Rücken schmerzt, etwas für ihn zu tun, sondern auch langfristig aktiv für Rückengesundheit zu sorgen! Ohne viel Mehraufwand gibt es zahlreiche Möglichkeiten, Rückengesundheit in den Beruf und Familienalltag mit einzubauen! Ich gebe dir fünf Tipps, wie du starten kannst!

Achte gerade im Homeoffice auf Ergonomie am Arbeitsplatz! Prüfe, ob dein Stuhl für dich richtig eingestellt ist. Das heißt, er sollte so eingestellt sein, dass du angelehnt drei fingerbreit Platz zwischen Knie und Sitzkante hast und die Füße stabilen Bodenkontakt haben. Erst dann kann die Stuhllehne deinen Rücken ausreichend stützen. Der Bildschirm muss mittig aufgestellt sein. 30°unter der Augenhorizontalen sollte die erste Textzeile beginnen. Mit dem Handy, Laptop oder mit dem Tablet ist diese Einstellung kaum möglich, deswegen solltest du das Arbeiten an diesen Geräten vermeiden.

Nach einem erschöpfenden und anstrengenden Tag tut es dem Rücken gut, wenn du die Beine im Liegen für fünf Minuten auf etwas Höherem ablegst und sich die Muskeln und Bandscheiben entspannen können. Die Höhe eines Stuhls ist optimal.

Wenig Zeit für Sport und Bewegung? In diesem Fall kannst du Bewegungsvielfalt in den Alltag einbauen. Schaffe dir beispielsweise ein wackeliges Sitzkissen an oder einen Pezziball, den du ab und zu mit deinem Stuhl tauschen kannst. Gehe die Treppen anstatt den Fahrstuhl zu nehmen oder fahre kurze Strecken mit dem Rad.

Wenn du einen überwiegend sitzenden Beruf hast, stehe einmal in der Stunde auf, strecke und räkele dich, gehe in die Küche oder zum Kopierer!

Dein Rücken liebt Nährstoffe für Muskeln, Faszien, Nerven und Knochen (Vitamin C, B-Vitamine, Selen, Magnesium, Zink, Silizium und etwas Kalzium). Damit die Nährstoffe an ihren Zielorganen ankommen, benötigt der Rücken viel stilles Wasser als Transportmittel.

Ratgebertipps für Gesundheit am Arbeitsplatz findest du in der Literaturliste (Seite 162).

Das Übungsprogramm

- Das Übungsprogramm für Rückenschmerzen (Seite 120) in der Lendenwirbelsäule spricht vor allem die Faszien und die Muskeln des unteren Rückens an und entlastet die Organe im Beckenbereich. Es hilft:
- bei Unbeweglichkeit im unteren Rücken
- gegen alle möglichen Schmerzen in der Lendenwirbelsäule, dem Kreuzbein und dem Steißbein
- bei schweren, müden, gestauten und verspannten Beinen
- Durchblutungsstörungen im Unterkörper (Menstruationsbeschwerden)
- die Organe im Beckenraum zu entlasten

Lege dir für die Übungen ein Bolster, einen Klotz und die Faszienbälle im Säckchen (oder Alternativen) bereit. Wenn du sehr starke Beschwerden hast, taste dich achtsam in die Übungen hinein und höre auf deinen Körper, wenn er dir Grenzen aufzeigt.

FLOW
BEI RÜCKENSCHMERZEN IN DER LENDENWIRBELSÄULE

Hier siehstd ud ie Abfolged er Asanas auf einen Blick

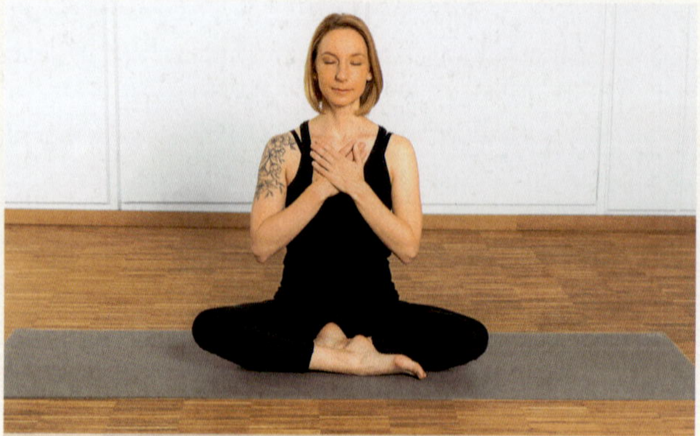

1 Anfangsentspannung mit Atemfokus

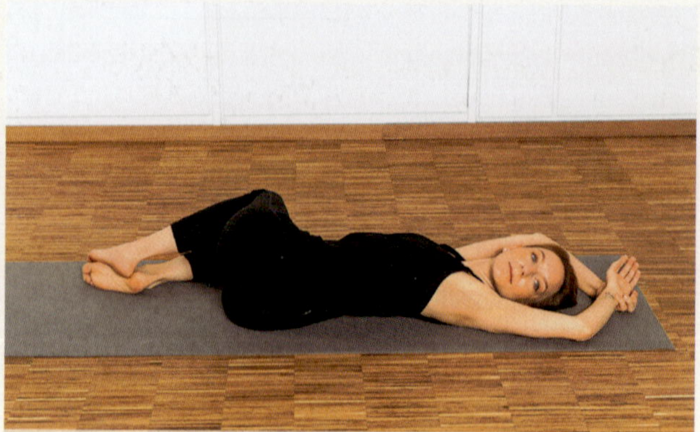

2 Krokodil mit He 7 (Seite 78)

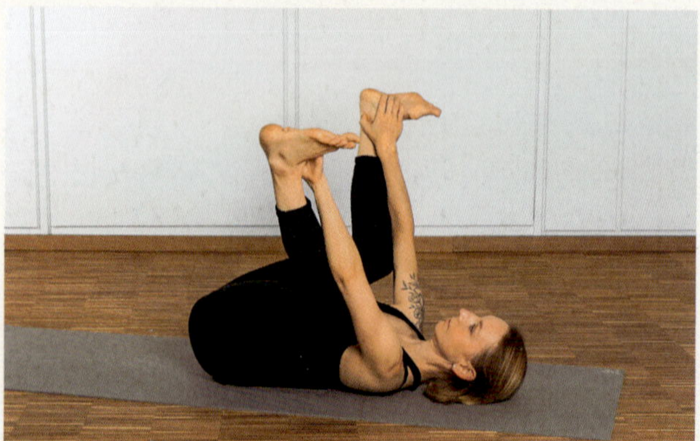

3 Happy Baby mit Ni 3 (Seite 84)

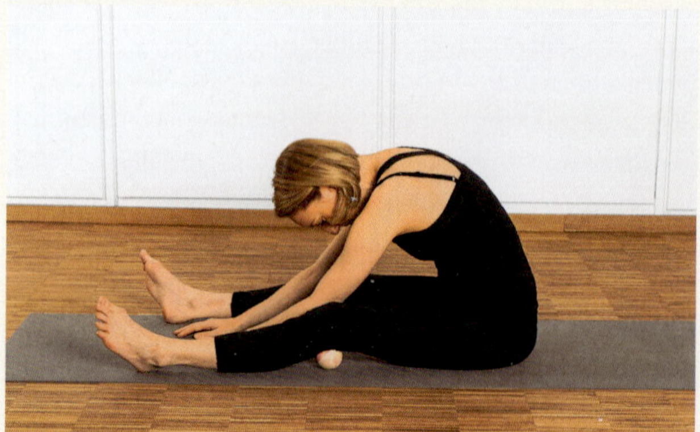

4 Raupe mit Bl 40 (Seite 98)

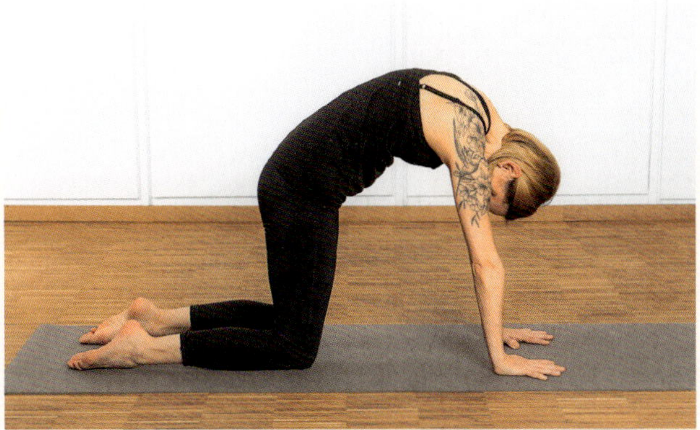

5 Mobility-Pose: Katze/Kuh (Seite 105)

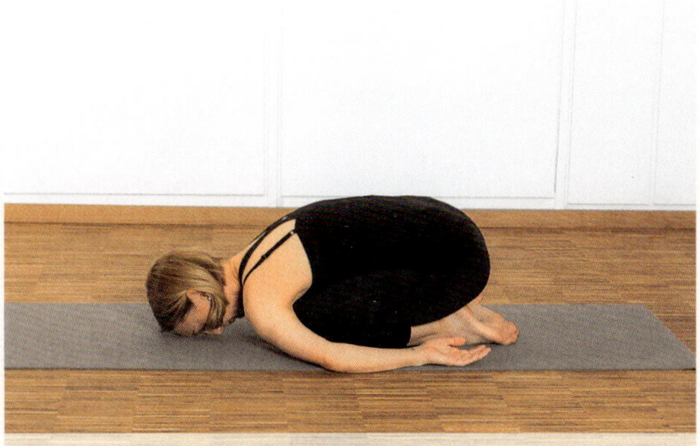

6 Ruhepose: Kind (Seite 52)

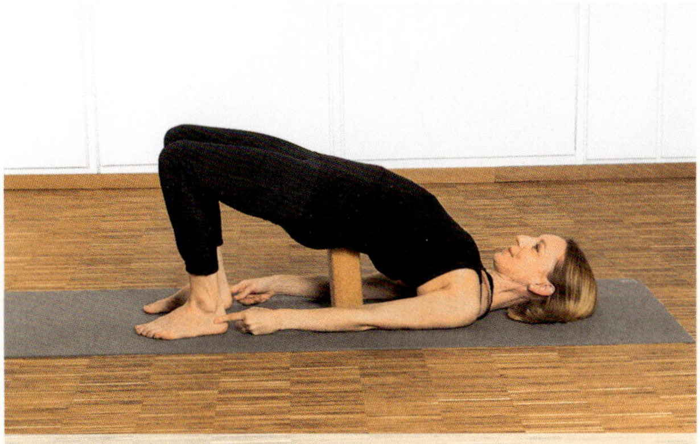

7 Brücke mit Bl 60 (Seite 76)

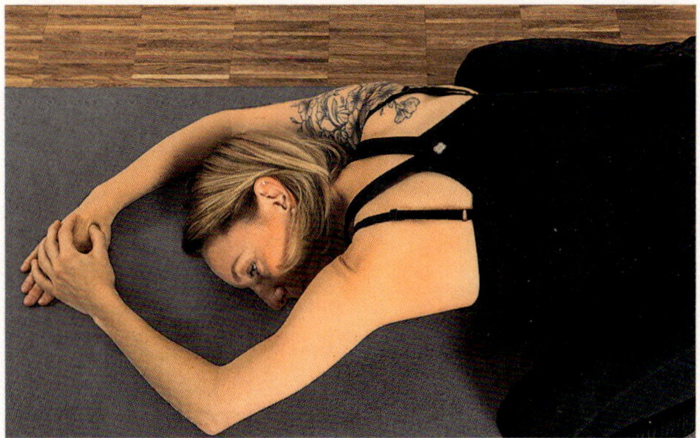

8 Frosch mit Di 4 oder alternativ Schwan mit Gb 20/ Du 16 (Seite 102 und Seite 100)

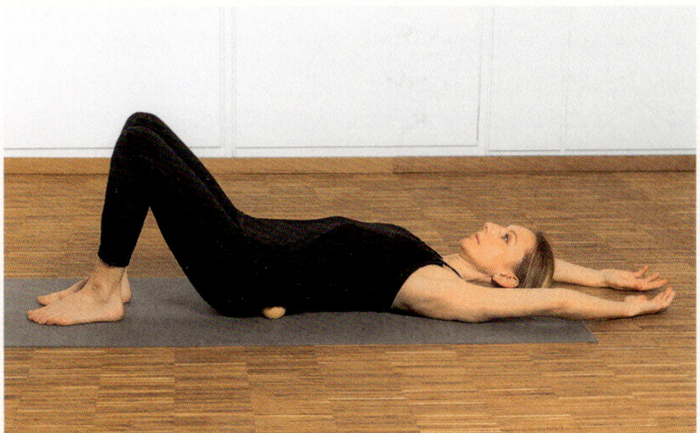

9 Kreuzbeinbälle (Seite 108)

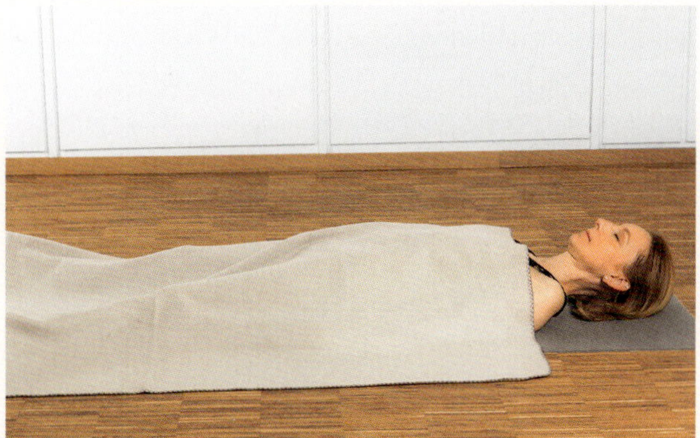

10 Shavasana (Seite 66)

SELBSTBEHANDLUNG MIT MOXA

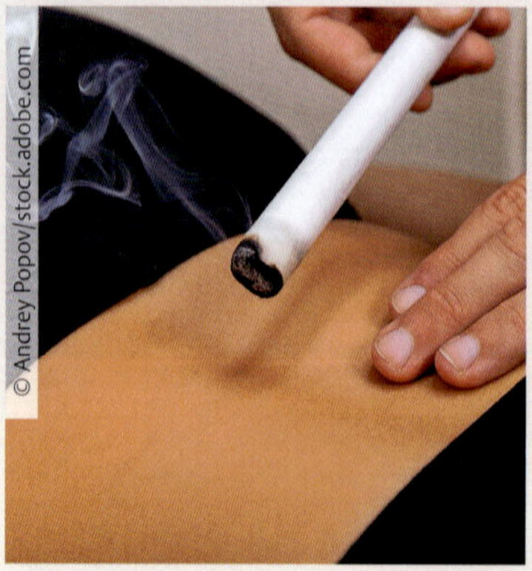

© Andrey Popov/stock.adobe.com

Moxa bedeutet übersetzt »Beifuß verbrennen« und ist eine Methode, die Akupressur-Punkte sanft erwärmt. Durch die Erwärmung werden Stagnationen und Blockierungen in den Leitbahnen ausgeleitet. Das Blut und das Qi kommen wieder ins Fließen und sorgen für Kraft und Stärke in der Wirbelsäule. Es gibt verschiedene Möglichkeiten zu moxen und Wärme in den Körper zu leiten. In der Akupunktur verwendet man beispielsweise »heiße Nadeln«, wobei ein kleines Moxa-Hütchen auf die Akupunktur-Nadel gesetzt und angezündet wird. Zur Selbstbehandlung eignen sich Moxa-Zigarren am besten, denn damit entsteht kein direkter Hautkontakt. Die Zigarren bestehen aus getrocknetem Beifußkraut. Die ätherischen Öle beruhigen und helfen bei Schwäche und Erschöpfung. Die Moxa-Zigarren werden genau wie normale Zigarren angezündet und erhitzt, bis sie vorne glühen. Tipps, wo du Moxa kaufen kannst, findest du am Ende des Buches (Seite 164).

Das Lenkergefäß Das Lenkergefäß (Du mai) ist eines der acht außerordentlichen Gefäße. Es verläuft in der Mittellinie der Wirbelsäule und steckt voller Yang-Energie. Unterliegt das Lenkergefäß einem Energieungleichgewicht, beispielsweise durch verspannte Muskulatur oder entzündete Rückenmarkshäute, wirkt sich die Dysbalance unmittelbar auf die Wirbelsäule aus.

Besteht die Störung im Lenkergefäß schon eine längere Zeit, erkennt man sie oftmals schon mit bloßem Auge: Die Wirbelsäule sieht verformt aus (Skoliose) und der Körper wirkt nach vorn gebeugt. Selbst akute Beschwerden, wie verschobene Wirbel, Schmerzen im Kreuzbein und Verspannungen im Nacken, können durch ein Energieungleichgewicht im Lenkergefäß hervorgerufen werden.

Weil der Du mai bei Rückenschmerzen fast immer mit reagiert oder sogar selbst der Verursacher ist, behandle ich das Gefäß bei Rückenschmerz-Patienten immer mit. Zur Behandlung eignen sich glühende Moxa-Zigarren besonders gut. Sie wärmen die Rückenmuskeln und verbessern die Durchblutung in den schmerzenden Rückenstrukturen. Besonders bei chronischen Rückenschmerzen ist die Therapie des Du mai sehr vielversprechend. Bei regelmäßiger Anwendung können Schmerzmittel reduziert und Beschwerden gelindert werden. Die Behandlung mit Moxakraut lässt sich mit etwas Übung und einem Partner leicht und selbst zu Hause anwenden.

Selbstbehandlung für den Rücken Setze dich mit freiem Rücken auf einen Stuhl. Dein Partner zündet die Moxa-Zigarre an, bis sie glüht und Wärme ausstrahlt. Zunächst muss der Du mai über seinen »Öffnungspunkt« Dü 3 eingeschaltet werden. Dü 3 befindet sich an der Kleinfingerseite der Hand. Wenn du sie locker faustest, entsteht am Ende des Grundgelenks des kleinen Fingers eine längere Falte. Dort am Übergang von rötlicher zur helleren Haut, findest du Dü 3. Halte die Moxa-Zigarre dicht über den Punkt, bis du dort Hitze spürst. Dann ziehe die Zigarre weg und wiederhole die punktuelle Behandlung insgesamt fünf Mal.

Im nächsten Schritt brauchst du den Partner, denn die Punkte des Lenkergefäßes sind alleine nicht zu erreichen. Wähle drei Punkte auf dem Du mai aus, idealerweise einen (schmerzhaften) Punkt an der unteren Wirbelsäule, einen auf der Mitte und einen Punkt oben auf der Wirbelsäule.

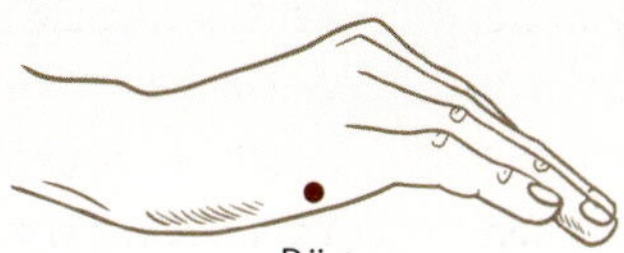

Alle drei Punkte werden wie Dü 3 behandelt. Abschließend behandelt der Partner noch die mittlere Wirbelsäule bis zum Haaransatz. Hier wird die Moxa-Zigarre in dem Behandlungsareal hoch- und runterbewegt, bis eine leichte Rötung entsteht. Auf diese Weise werden die inneren Organe (Lunge, Herz, Milz, Magen und Leber) mitbehandelt.

Wenn du hauptsächlich Schmerzen beim Beugen hast, kann dein Partner zusätzlich an den Schmerzpunkten moxen. Behandle den Du mai ein bis zwei Mal in der Woche und flechte heilende Übungen zur Stärkung des Yin mit in deine Selbstbehandlung ein.

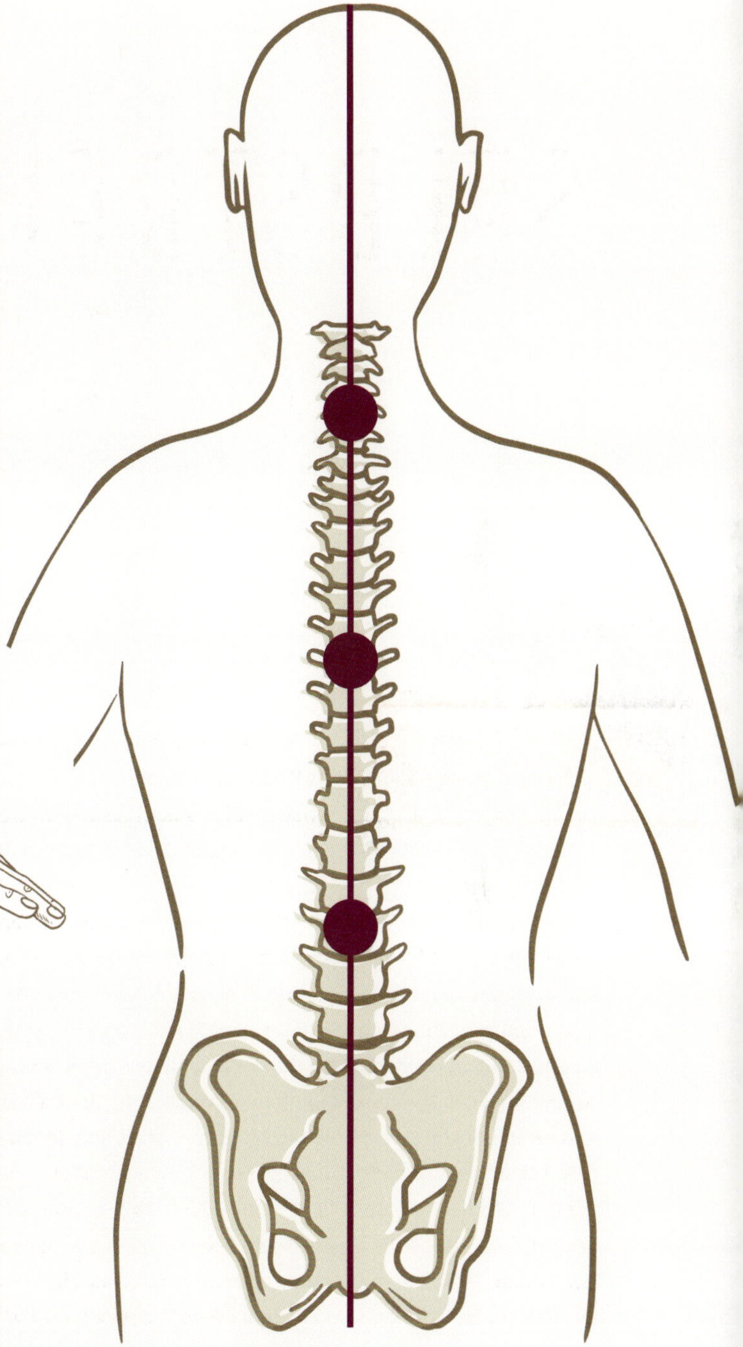

Drei Moxa-Punkte auf dem Du-Mai

KOPFSCHMERZEN UND NACKENVERSPANNUNGEN

Kopfschmerzen können so viele verschiedene Ursachen haben. Deswegen fällt es oft schwer, die Gründe für die Beschwerden herauszufiltern und sie aufzulösen. Hierzu ein paar Tipps.

Die beiden häufigsten Gründe für Kopfschmerzen sind Stress und eine verspannte Alltagshaltung (sitzende Tätigkeit). Frauen klagen oft über zyklusabhängige Kopfschmerzen – das rückt auch den Hormonhaushalt in den Vordergrund bei der Ursachensuche. Migräne ist ein ganz spezielles und sensibles Thema und unterscheidet sich in den meisten Fällen durch eine »Aura«, Lichtempfindlichkeit und Übelkeit von anderen Kopfschmerzarten. Damit es dir leichterfällt, deinem Kopfschmerz auf die Schliche zu kommen und ihm gezielt entgegenzuwirken, habe ich dir vier häufige Kopfschmerzarten mit möglichen Ursachen und Erste-Hilfe-Tipps zusammengetragen. Sollten deine Kopfschmerzen anhalten, hole dir medizinischen Rat.

Verschiedene Kopfschmerzen und mögliche Ursachen

Pochende, pulsierende Kopfschmerzen: Das Gefühl, der Schmerz durchfährt den Kopfbereich wie eine pulsierende Welle, entsteht nicht selten durch eine entzündete Zahnwurzel, ein Implantat oder eine Krone und manchmal auch durch zu eng stehende Zähne. Das Schmerzgefühl wird ausgelöst, wenn ein Nerv im Gesichtsbereich unnatürlich viel Druck erfährt. Erste Hilfe: Halten die Beschwerden an, ist der Besuch beim Zahnarzt unumgänglich.

Morgendliche Kopfschmerzen: Kopfschmerzen gleich nach dem Aufstehen können durch eine Enge im Foramen Jugolare entstehen (eine natürliche Öffnung an der Schädelbasis). Dort ziehen drei Hirnnerven durch, die, ganz grob gesagt, die vordere und hintere Halsmuskulatur mitversorgen. Auch wichtige Gefäße, die venöses Blut aus dem Gehirn leiten und Hirnhäute (Dura mata) mit Blut versorgen, durchqueren das Foramen Jugolare. Wenn die drei Hirnnerven und die Gefäße unter Spannung und Druck geraten (zum Beispiel durch deine Schlafposition), werden der Abfluss und die Versorgung von Muskeln und Hirnhäuten beeinträchtigt. Ein Notsignal des Körpers ist der beschriebene Kopfschmerz. Erste Hilfe: Probiere zum Schlafen ein weicheres Kopfkissen aus. Lockere vor dem Schlafengehen die Muskeln an der Schädelbasis, zum Beispiel indem du sie mit Lavendelöl massierst oder eine Wärmflasche unter die Halswirbelsäule legst.

Immer stärker werdende Kopfschmerzen: Baut sich der Schmerz während des Tages auf und ist abends besonders intensiv, hast du womöglich lange in einer angespannten Haltung vor dem Computer gesessen. Die Schulter-Nacken-Muskulatur ist verspannt und sollte massiert und gedehnt werden. Erste Hilfe: Eine Möglichkeit ist der Tuina-Griff »Drücken und Ziehen zum Abschluss« (Seite 131). Es gibt noch zwei weitere Gründe für deine Beschwerden: Das obere Kopfgelenk könnte blockiert sein. Dann hast du meistens zusätzlich zu den Kopfschmerzen auch eine Bewegungseinschränkung in der Halswirbelsäule. Erste Hilfe: Hier bringt nur die Behandlung durch einen Manualtherapeuten oder einen Osteopathen Linderung. Nahe des oberen Kopfgelenks verläuft der Vagusnerv mit seiner vegetativen Versorgung für den Darm. Hast du Alkohol getrunken oder etwas gegessen, was du nicht gut verstoffwechseln kannst, reagiert der Vagusnerv mit hochzervikalen Kopfschmerzen. Erste Hilfe: Vermeide dann, spät und exzessiv zu essen sowie Alkohol zu trinken.

Kopfschmerzen wie ein Helm: Nimmst du deine Kopfschmerzen wie einen drückenden Helm war, könnte der vierte Brustwirbel blockiert sein. Erste Hilfe: Lasse deine Brustwirbelsäule bei einem Physiotherapeuten oder Osteopathen durchchecken. Ein anderer Schmerzauslöser könnten Schwankungen im Blutdruck sein. Erste Hilfe: Ist das eine einmalige Sache, hilft es meist Wasser zu trinken und Mineralien, Spurenelemente und Vitamine einzunehmen (Magnesium, Kalium, Zink und Vitamin C). Leidest du schon länger an »Helmkopfschmerzen«, überprüfe die Gesundheit deines Herzens bei einem Facharzt. Vielleicht muss dein Blutdruck medikamentös eingestellt werden.

Das Übungsprogramm: Mit diesem Übungsprogramm (Seite 126) hast du ein kompaktes Bündel voller wohltuender und lindernder Übungen gegen Kopfschmerzen und Nackenverspannungen. Die Effekte lassen sich verstärken, wenn du die heilende Übung im Kniesitz (Seite 36) noch mit einigen Tuina-Griffen spickst (Seite 128). Wähle dir ein bis zwei Tuina-Techniken aus, die zu deinem Schmerzbild passen (beispielsweise die Schiebetechnik bei Stirnkopfschmerzen, Seite 129).

Dieses Programm spricht Muskulatur an, die bei Kopfschmerzen fast immer mitverspannt ist und den unangenehmen Druck verstärkt (Trapezius-Muskel, Kaumuskeln und den großen Brustmuskel). Zusätzlich lösen die heilenden Übungen Stauungen und sorgen für mehr Durchblutung und frische Nährstoffe im Kopfbereich.

Das Übungsprogramm hilft:

- bei allen möglichen Kopfschmerzen (zum Beispiel Augenkopfschmerz, Schläfenkopfschmerz, Spannungskopfschmerz und unangenehmen Druck)
- gegen Konzentrationsmangel
- wenn sich die Schulter-Nacken-Muskeln verspannt anfühlen
- in stressigen Situationen, die sich symptomatisch im Kopfbereich äußern
- bei Stauungsgefühl im Schulter-, Kopf und Halsbereich
- wenn Kopfschmerzen durch ein verschobenes Becken oder hormonelle Schwankungen ausgelöst werden

Lege dir für die Übungen einen Klotz und die Faszienbälle im Säckchen (oder Alternativen) bereit. Falls weitere Hilfsmittel benötigt werden, sollten sie griffbereit sein. Trinke nach der Übungssequenz ein großes Glas Wasser, um den Körper zu spülen und zu reinigen.

FLOW

BEI KOPFSCHMERZEN UND NACKENVERSPANNUNGEN

Hier siehst du die Abfolge der Asanas auf einen Blick

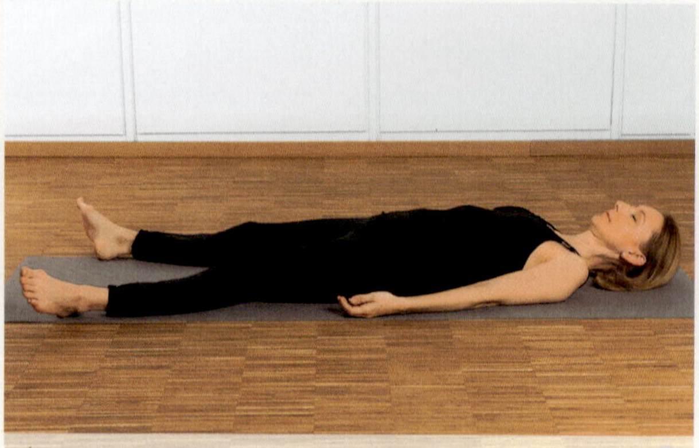

1 Anfangsentspannung mit Atemfokus

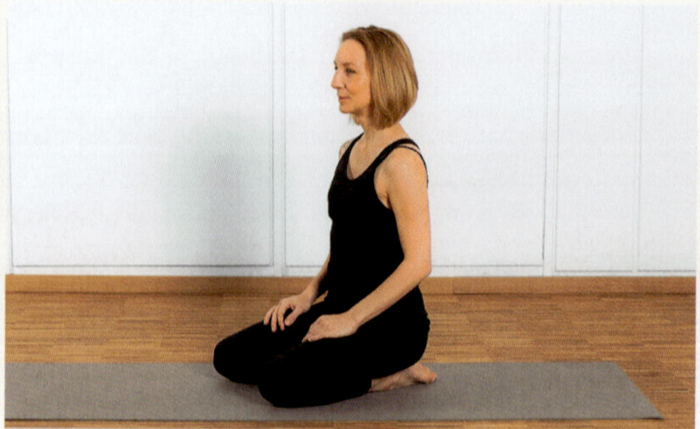

2 Mobility-Pose: Schulterkreise (Seite 104)

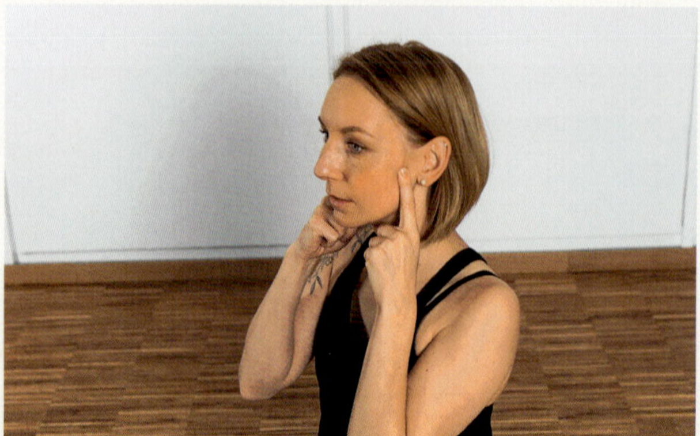

3 Kniesitz mit 3E 21 plus Tuina (Seite 88)

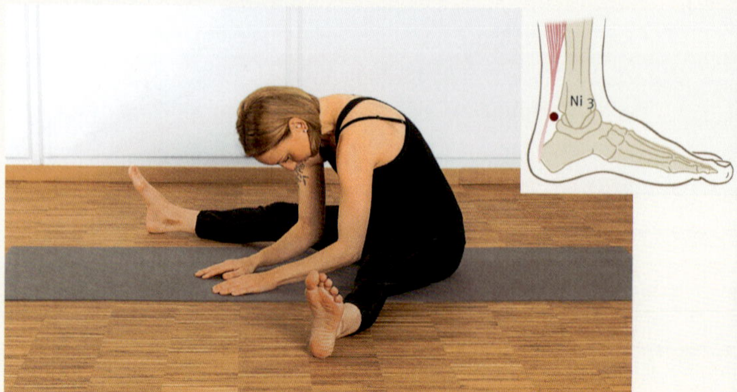

4 Libelle mit Ni 3 (Seite 96 bzw. 84)

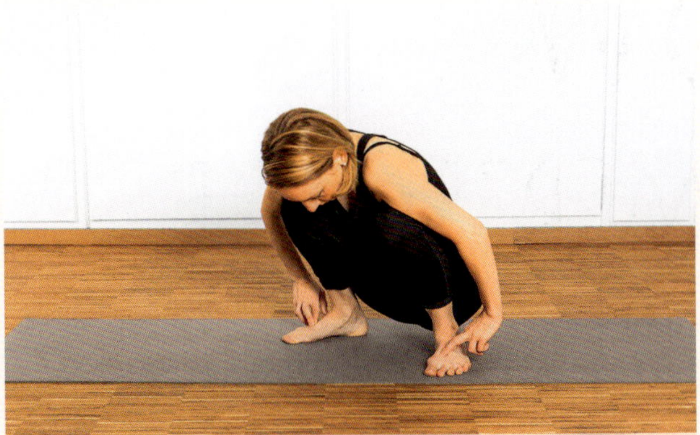

5 Hocke mit Le 3 (Seite 90)

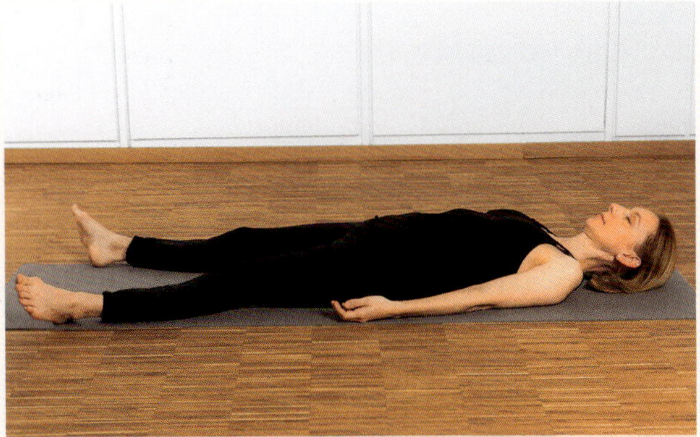

6 Ruhepose: Entspannte Rückenlage (Seite 66)

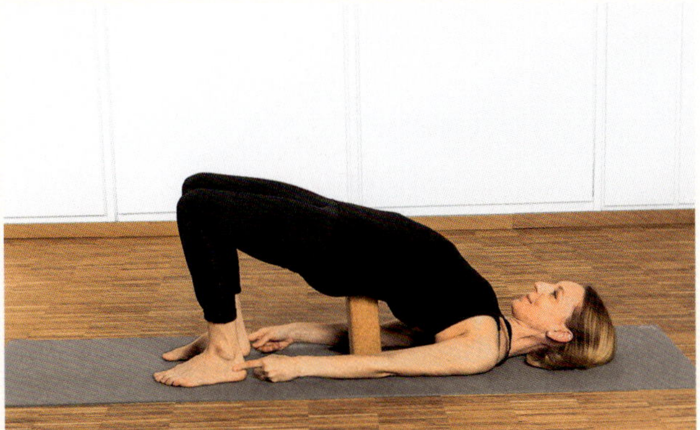

7 Brücke mit Bl 60 (Seite 76)

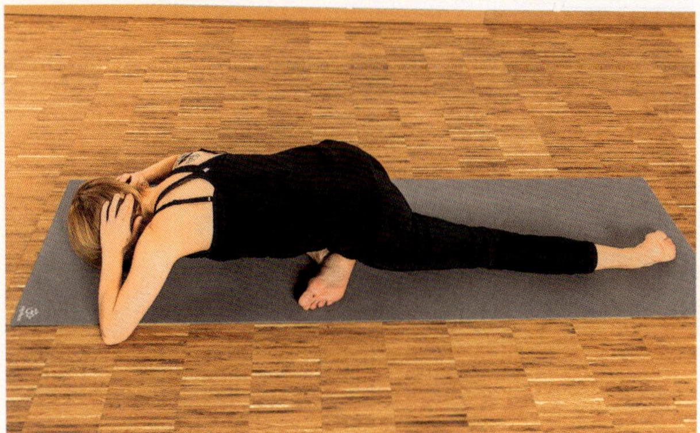

8 Schwan mit Gb 20/Du 16 oder alternativ: Paket mit DI 4 (Seite 100 und Seite 74 bzw. 102)

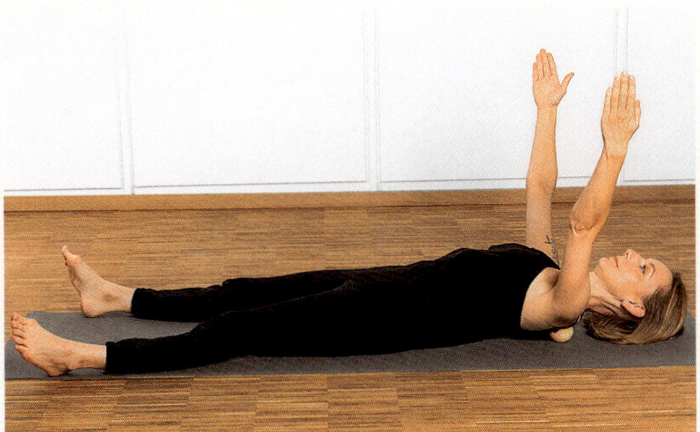

9 Mobility-Pose: Nackenbälle (Seite 108)

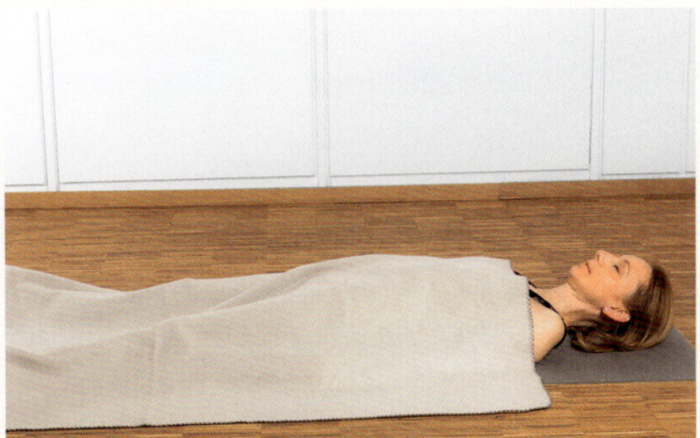

10 Shavasana (Seite 66)

TUINA SELBST DURCHFÜHREN

Tuina kann man mit »Schieben und Greifen« übersetzen. Dies beschreibt die chinesische Manualtherapie auch sehr treffend. Dabei werden alle Meridiane behandelt. Ein paar Tuina-Techniken kann man auch selbst durchführen.

Bei der Tuina-Therapie braucht der Arzt oder Therapeut nichts weiter als seine Hände. Mit verschiedenen Techniken (Greifen, Drücken, Ziehen und Schieben) werden die Meridiane von Blockaden befreit und der Energiefluss umfassend und ganzheitlich reguliert. Sind Leitbahnen knöchern blockiert (häufig durch Wirbelverschiebungen), wendet der Therapeut Manipulationen an den betroffenen Gelenken und Knochen an. Akute Beschwerden werden symptombezogen und nah am Beschwerdeherd behandelt. Oft reicht eine Behandlung, um die Schmerzen vollständig aufzulösen. Bei chronischen Beschwerden sind mehrere Behandlungssitzungen notwendig. Der Behandler setzt seine Therapie an der Ursache der Beschwerden an. Häufig ist die Ursache abseits des schmerzauslösenden Symptoms zu finden.

Grifftechniken in der Selbstbehandlung Es gibt in der Tuina-Therapie einige Griffe, mit denen man Beschwerden selbst lindern kann. Die Griffe, die ich dir hier vorstelle, wirken symptomatisch gegen Kopfschmerzen. Neben ihrer Wirkung den Qi-Fluss zu regulieren, regen sie auch die lokale Durchblutung an, lösen fasziale Verklebungen und mobilisieren Schlackenstoffe. Sie können keine ganzheitliche Tuina-Behandlung ersetzen, in der immer der ganze Körper und verschiedene Leitbahnen mit einbezogen werden. Aber die Selbstbehandlungstechniken versprechen Linderung akuter Kopfschmerzen und nehmen Druck von den Augen. Sie lassen sich hervorragend in dein Übungsprogramm gegen Kopfschmerzen einbauen, am besten gleich am Anfang im Kniesitz.

Achte bei der Anwendung der Tuina-Griffe auf eine entspannte Körperhaltung und lockere Schultern. Wenn sich deine Hände kalt anfühlen, kannst du sie vor der Selbstbehandlung durch schnelles Aneinanderreiben angenehm erwärmen und mit Energie aufladen.

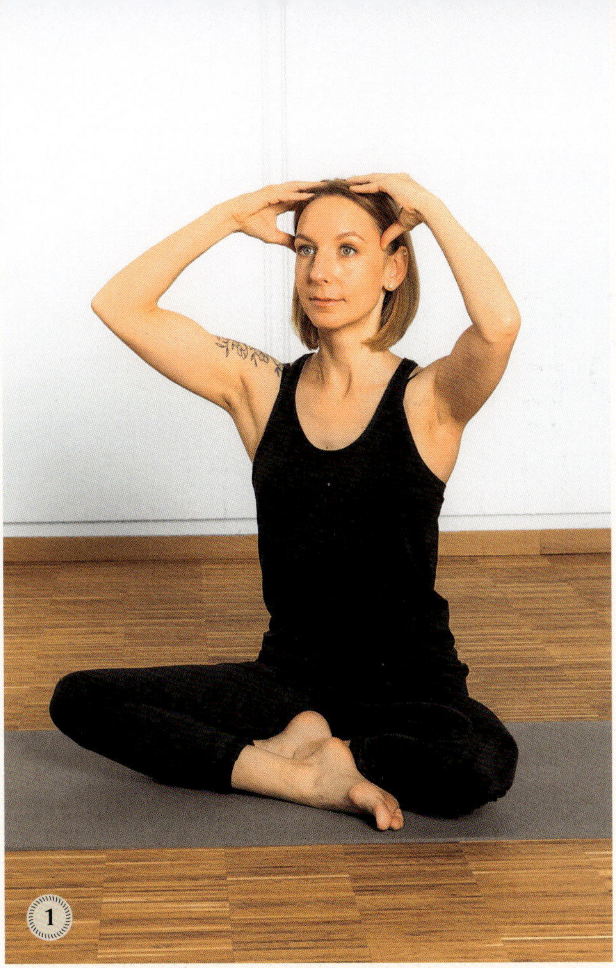

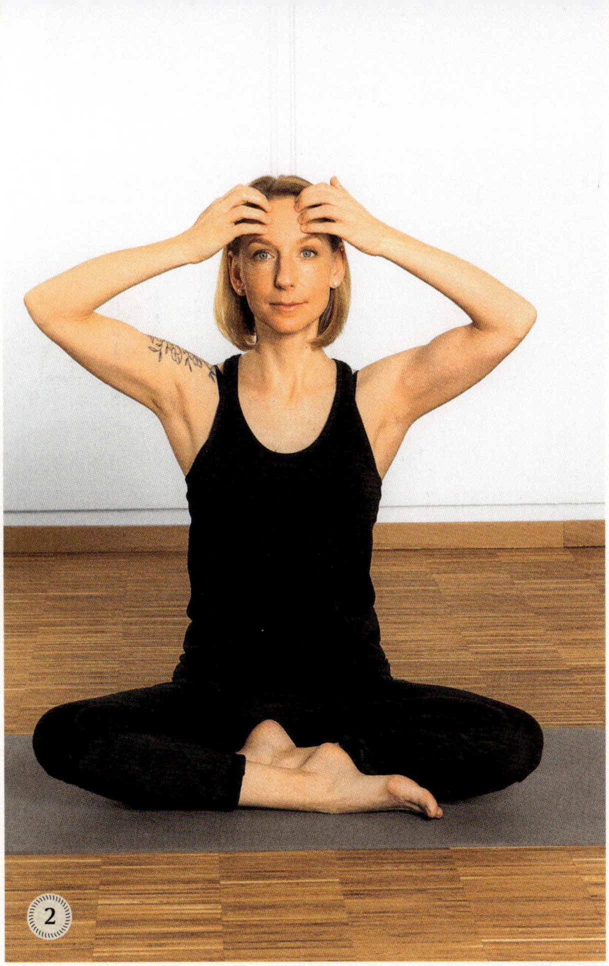

Schieben und Drücken bei Schläfenkopfschmerz ❶ Schläfenkopfschmerzen entstehen meistens durch einen verspannten Kiefer, eine gestaute Gallenblase oder durch eine feste Schädelnaht im Bereich des Kiefergelenks.

Entlastungsgriff: Schiebe die Haut am seitlichen Kopf beidseits mit den Daumenkanten vom Haaransatz über die Schläfen und über das Kiefergelenk. Variiere den Druck für dich so, dass er zwar intensiv, aber noch angenehm ist. Wiederhole die Schiebetechnik drei bis fünf Mal.

Schieben bei Stirnkopfschmerzen ❷ Stirnkopfschmerzen entstehen auch durch ein blockiertes Steißbein, welches über Faszienketten Schmerzen im vorderen Kopfbereich auslösen kann. Sind die Kopfschmerzen während einer langen Konzentrationsphase (vor dem Computer) entstanden, muss laut TCM auch an eine gestaute Leber gedacht werden.

Entlastungsgriff: Setze die Fingerkuppen beider Hände rechts und links neben der senkrechten Mittellinie der Stirn auf. Verschiebe die Haut von dort aus mit der rechten Hand nach rechts und mit der linken Hand nach links über die Stirn, die Schläfen bis zu den Ohren. Wiederhole den Griff drei Mal. Anschließend setzt du beide Daumenkuppen über der Nasenwurzel an und schiebst sie mit kräftigem Druck von der Nasenwurzel, über die Stirn bis in den Haaransatz. Wiederhole die Schiebetechnik drei Mal.

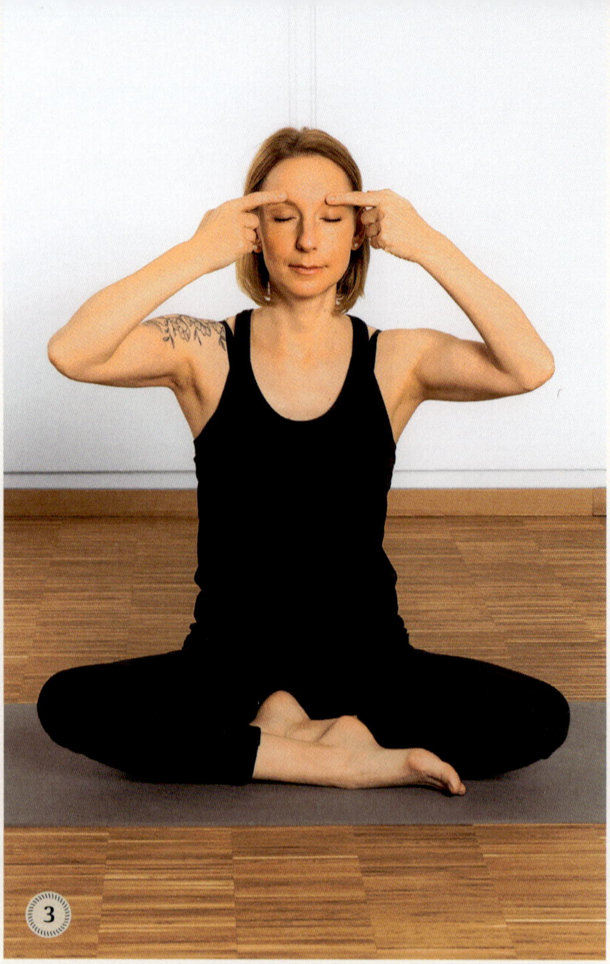

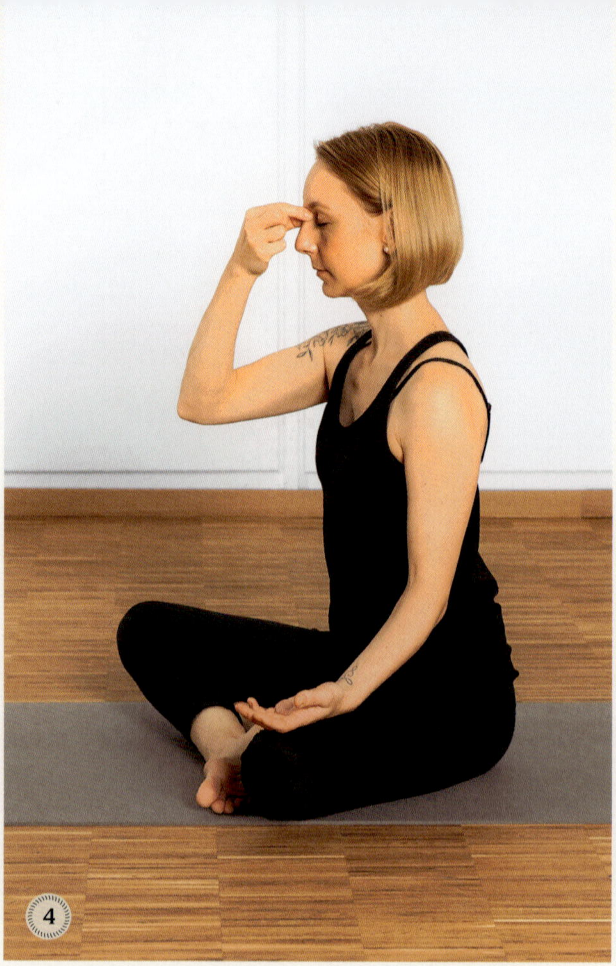

Schieben und Greifen bei Spannungskopfschmerzen ❸
Spannungskopfschmerzen bauen sich meist während des Tages auf und entstehen durch Stress und Verspannungen im Schulter-Nacken-Bereich.

Entlastungsgriff: Streiche mit den Kuppen der Zeigefinger beidseits von innen nach außen die Faszien über den Augenbrauen aus. Danach streichst du die Augenbrauen auf gleiche Weise direkt aus. Dann streiche achtsam und bei geschlossenen Augen von innen nach außen über den Augapfel. Wiederhole die Schiebetechniken jeweils drei Mal. Abschließend greifst du mit beiden Händen in die Nackenmuskulatur und knetest sie ordentlich durch, bis sie sich gelöster und entspannter anfühlt.

Zangengriff bei Augendruck und Konzentrationsverlust ❹
Kopfschmerzen mit Augendruck können durch Computerarbeit entstehen oder durch chronische Nasennebenhöhlenverstopfung. Sind die Nebenhöhlen verstopft, tut das Vorbeugen (zum Beispiel in der Yoga-Haltung herabschauender Hund) zusätzlich weh.

Entlastungsgriff: Wie mit einer Zange umfasst du die Nasenwurzel mit der Daumen- und Zeigefingerkuppe. Setze die Finger so an, dass sie in der kleinen, fühlbaren Kuhle an der Nasenwurzel platziert sind. Stelle dir vor, du willst die Nasenwurzel nun zusammendrücken. Der Druck baut sich langsam auf und langsam wieder ab. Wiederhole den Griff fünf Mal.

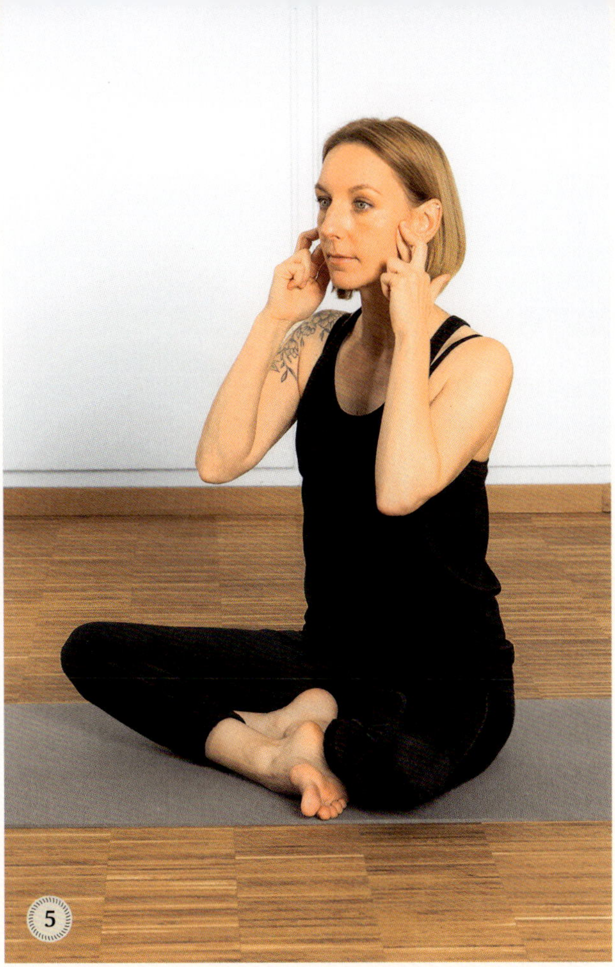

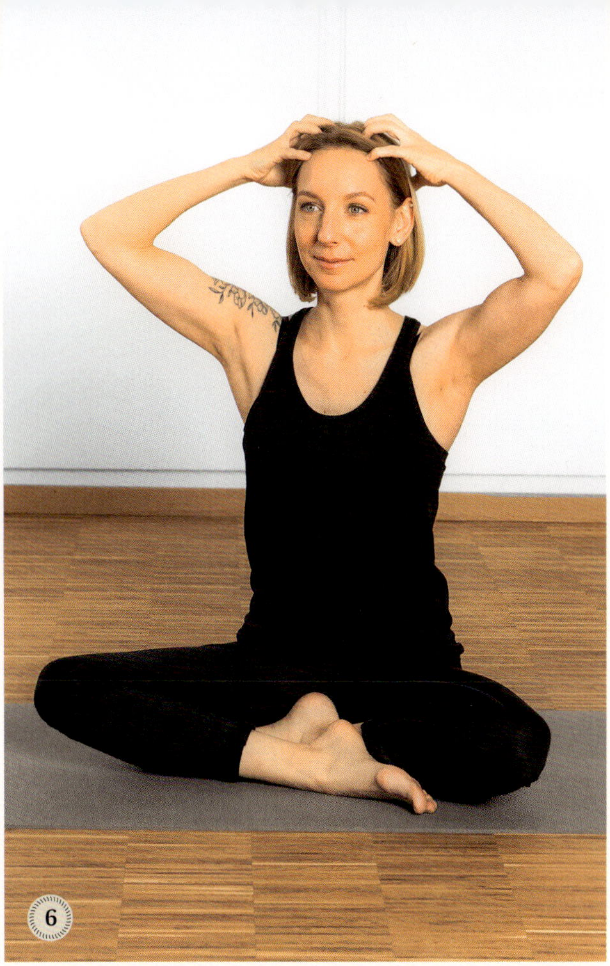

Kreisen bei Kieferschmerzen 5 Kopfschmerzen durch verspannte Kiefermuskulatur sind meistens einseitig und beginnen schon am Morgen. Der Schmerz strahlt ins Gesicht oder in den seitlichen Kopfbereich aus. Sehr häufig entstehen Kieferverspannungen nachts. Durch Kauen und Zusammenbeißen der Zähne versucht der Körper Anspannung abzubauen.

Entlastungsgriff: Lege Zeige- und Mittelfinger im Verstärkungsgriff beidseits auf die Wangen. Kaue ein paar Mal, um den kräftigen Masseter-Muskel aufzuspüren. Dort, wo du die Kaubewegung deutlich spürst, hast du ihn gefunden. Öffne den Mund etwas und suche auf dem Masseter-Muskel nach verspannten Punkten. Hast du einen gefunden, beginnst du mit dem Verstärkungsgriff auf dem verspannten Muskel zu kreisen, bis sich die Anspannung löst und sich das Areal durchblutet anfühlt.

Drücken und Ziehen zum Abschluss 6 Diese Technik reguliert die Leitbahnen am Kopf (zum Beispiel den Gallenblasenmeridian oder den Du mai) und durchblutet die Kopfhaut.

Abschlussgriff: Lege alle Fingerkuppen auf den Kopf und massiere die gesamte Kopfhaut mit kreisenden oder drückenden Bewegungen ordentlich durch! Schenke der Region rund um die Ohren besondere Beachtung (Gallenblasenmeridian). Vielleicht spürst du gerade zum ersten Mal in deinem Leben, wie verspannt deine Kopfhaut ist! Knete sie durch, bis sich der Kopf durchblutet anfühlt. Als Nebeneffekt regst du durch die regelmäßige Kopfhautmassage das Wachstum der Haare an.

GELENK- UND MUSKELSCHMERZEN AM GANZEN KÖRPER

Diese Art von Schmerzen schränken die Lebensqualität in vielen Bereichen stark ein. Meistens sind die Beschwerden diffus und man wird von einem Arzt zum anderen geschickt, um am Ende doch keine Diagnose zu bekommen.

Schmerz ist eigentlich eine Warnfunktion, die den Körper vor schädlichen oder gefährlichen Einflüssen schützt. Wenn du dir beispielsweise bei einem Sturz vom Fahrrad das Schultergelenk auskugelst, wirst du als Alarmzeichen des Körpers starke Schmerzen verspüren. Durch den Schmerz wird verhindert, dass du deinen Arm bewegst und das Schultergelenk noch schwerer verletzt wird.

Akute Schmerzen hängen direkt mit einem auslösenden Ereignis zusammen. Subakute und chronische Beschwerden, die du hauptsächlich mit diesem Übungsprogramm selbst behandeln kannst, entstehen über einen längeren Zeitraum. Sie werden allmählich stärker und breiten sich nach und nach im Körper aus. Dann ist der ursprüngliche Auslöser der Schmerzen oftmals gar nicht mehr auszumachen. Die Schmerzen haben sich verselbstständigt, und der Arzt findet keine eindeutige Diagnose.

Ebenso kann anhaltender Stress die Schmerzverarbeitung im Gehirn beeinträchtigen und eine klare Diagnose verhindern. Denn viele Betroffene berichten dann von einem verstärkten Schmerzempfinden, das dem eigentlichen körperlichen Schaden häufig nicht entspricht: Eine banale Nackenverspannung wird als starker Schmerz mit Bewegungseinschränkungen empfunden.

Ein Handwerkszeug gegen Gelenk- und Muskelschmerzen am ganzen Körper kann von einem Arzt daher oftmals nicht geboten werden. Statt einer Vielzahl an schmerzlindernden und entzündungshemmenden Medikamenten wäre jedoch ein »alternatives Rezept« eine Möglichkeit, die Schmerzen dauerhaft zu reduzieren und sich die fehlende Lebensqualität zurückzuholen. Auf solch einem Rezept sollte als heilbringender Mix viel Bewegung stehen, dazu eine Prise Sonnenlicht und frische Luft, ein ordentlicher Schwung gesunde und ausgewogene Ernährung sowie ein Sack voll glücklicher Gefühle, der im Herzen Einzug findet. Jede Wette, den meisten Patienten würde es schon nach einigen Monaten deutlich besser gehen!

Körperliche Bewegung und Aktivität wirkt bei Muskelschmerzen ähnlich wie ein Schmerzmittel, denn durch Bewegung setzt der Körper Stoffe frei, die schmerzlindernde Wirkung haben. Außerdem regt Bewegung die Durchblutung und den Muskelstoffwechsel an. Sie sorgt für eine Nährstoffflut, die Knorpel elastisch und Knochen stabil hält. Bewegung hat noch weitere Vorteile für das Muskel-Skelett-System: Dein Wohlbefinden wird gesteigert, du wirst belastbarer und verbesserst dein Gleichgewicht. Dadurch schulst du deine Reaktionen und hast ein tolles Prophylaxetraining, das dich vor Stürzen schützt.

Schmerzen aus Sicht der TCM

Auch in der TCM ist das »Symptom« Schmerz bekannt und wird zunächst schlicht als Blockade im Energiesystem gesehen. Während der Untersuchung wird das blockierte Meridian (zum Beispiel das Leber- oder Milzmeridian) aufgespürt und analysiert, welche Ursache die Blockade ausgelöst hat. Im Unterschied zur Schulmedizin, die Schmerzen überwiegend symptomatisch behandelt, wird in der TCM versucht, die Ursache der Schmerzen zu beseitigen.

Eine häufige Ursache ist beispielsweise eine »Schleimblockade«. Mit Schleim ist hier jedoch nicht der Schleim gemeint, der bei einer Bronchitis oder bei einer Erkältung in den Atemwegen auftritt, sondern der Schleim in den Meridianen. Dieser entsteht durch pathologische Eindickung von Körperflüssigkeiten. Nach den Lehren der TCM wird die Eindickung durch schlechte Lebensgewohnheiten, wie Ernährungsfehler und Bewegungsmangel, begünstigt. Fehlt dem Körper die Möglichkeit, ein Zuviel an Schleim abzubauen, setzt er sich demnach in den Meridianen und ihren zugeschriebenen Organen fest und verursacht an verschiedenen Stellen im Körper Schmerzen. Neben Schleim können noch weitere pathogene Faktoren zu Meridianblockaden führen: Kälteeinwirkungen oder Hitze, ein Energiemangel oder Veränderungen im Blut sind laut der TCM ebenfalls Ursachen für Schmerzen. Ein Arzt, der TCM praktiziert, findet die schmerzauslösende Ursache heraus und setzt lindernde Kräuter, Akupunktur, das Schröpfen oder bestimmte manuelle Techniken zur Auflösung der Beschwerden ein.

Die TCM setzt neben einer guten Behandlung immer auf die Eigenverantwortlichkeit des Betroffenen, damit die Therapie optimal greifen kann. Durch eine tägliche Übungsroutine (in China wird oft Qi Gong oder Tai-Chi angeboten) kann der Betroffene selbst mithelfen, sein Qi zu stärken und die Selbstheilungskräfte zu mobilisieren. Genau das möchte ich dir mit dem folgenden Übungsprogramm auch ermöglichen!

Das Übungsprogramm: bei Gelenk- und Muskelschmerzen am ganzen Körper (Seite 134) baut mit der Auswahl seiner Akupressur-Punkte ganz speziell Energie im Muskel- und Sehnengewebe auf. Es entspannt große Muskelgruppen und dehnt lange Faszienketten. Mit diesem Mix ist der Abtransport von Gewebeschlacken gesichert. Sauerstoff und nährende Vitalstoffe erfrischen die Zellen. On top bekommst du mit Ma 36 einen Anti-Aging-Schub und fühlst dich nach dem Üben beweglicher, schmerzfreier und energiegeladener.

Die heilenden Übungen helfen:

- bei Muskelschmerzen aller Art
- bei Unbeweglichkeit und steifem Gefühl in den Gelenken
- wenn die Psyche unter den permanenten Schmerzen leidet
- wenn du einen Zusammenhang zwischen Muskelschmerzen und Magenproblemen siehst

Zum Üben brauchst du das Bolster oder eine Sofakissen-Alternative. Zwei Klötze oder Bücher entspannen die Arme in der Schmetterlingsposition. Wenn du einen Partner vor Ort hast, kann er deinen Rücken in der Raupen-Haltung schröpfen.

FLOW
BEI GELENK- UND MUSKELSCHMERZEN AM GANZEN KÖRPER

Hier siehst du die Abfolge der Asanas auf einen Blick

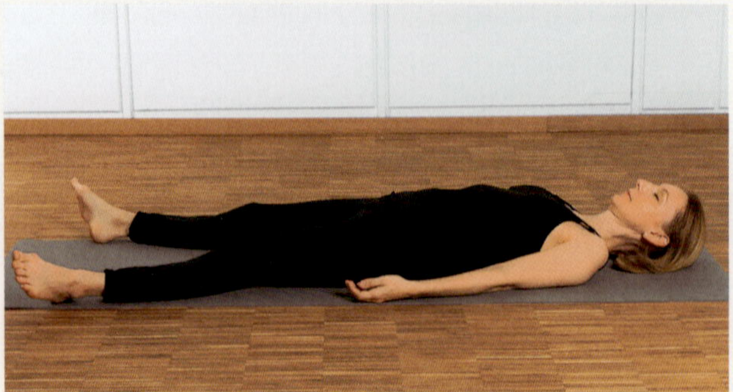

1 Anfangsentspannung mit Atemfokus

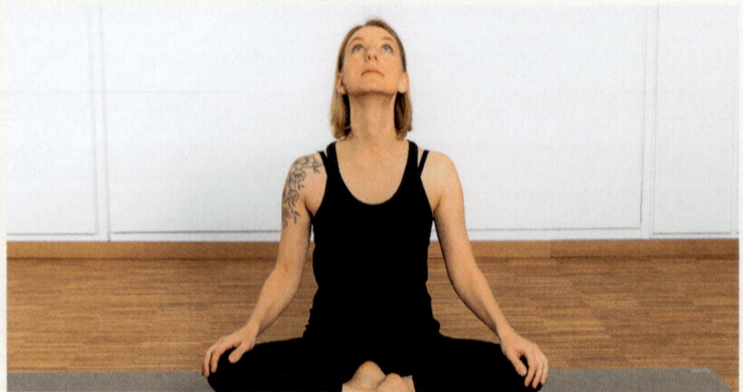

2 Mobility-Pose: Nacken-Qi-Gong (Seite 110)

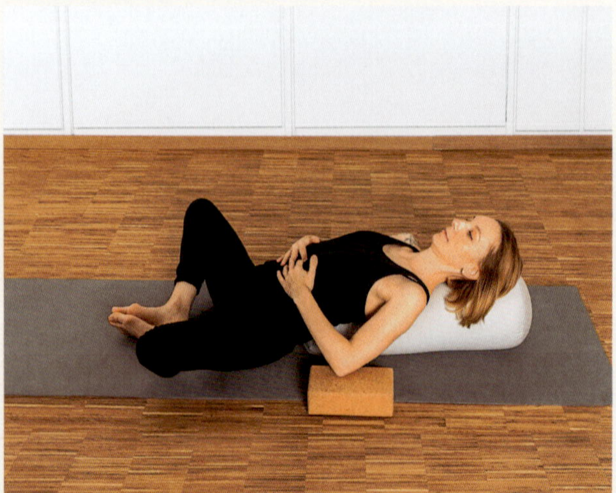

3 Schmetterling mit KG 12 (Seite 80)

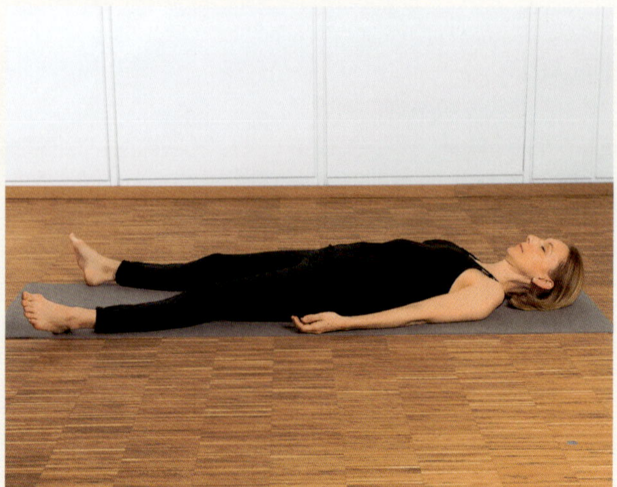

4 Ruhepose: Entspannte Rückenlage (Seite 66)

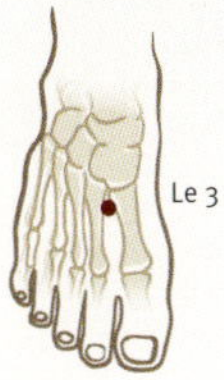

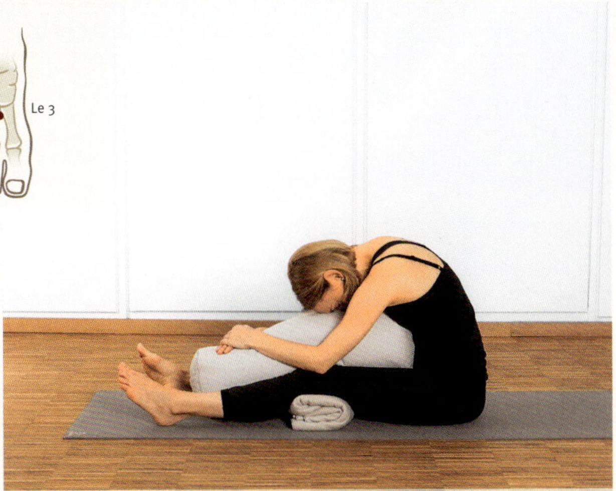

5 Raupe mit Bolster und Le 3 (Seite 98 bzw. 90)

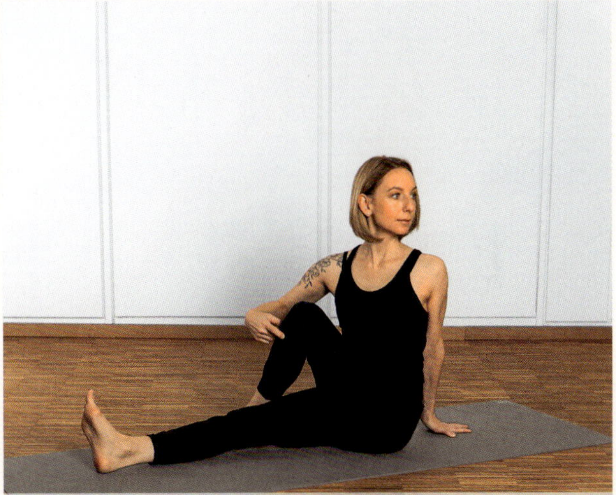

6 Drehsitz mit Ma 36 (Seite 94)

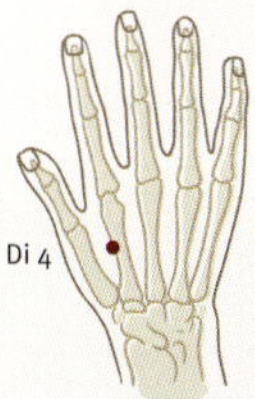

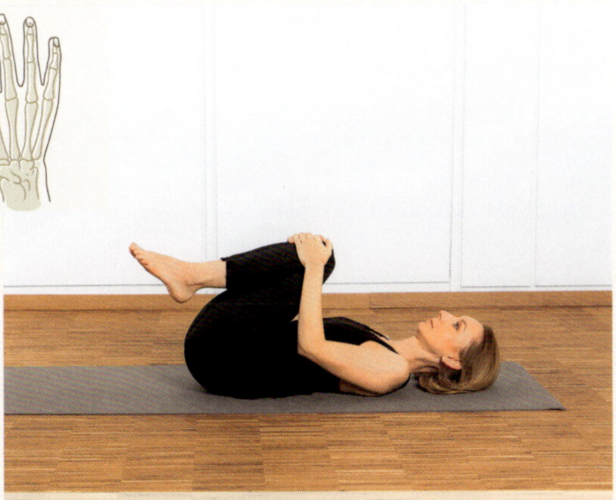

7 Paket mit Di 4 (Seite 74 bzw. 102)

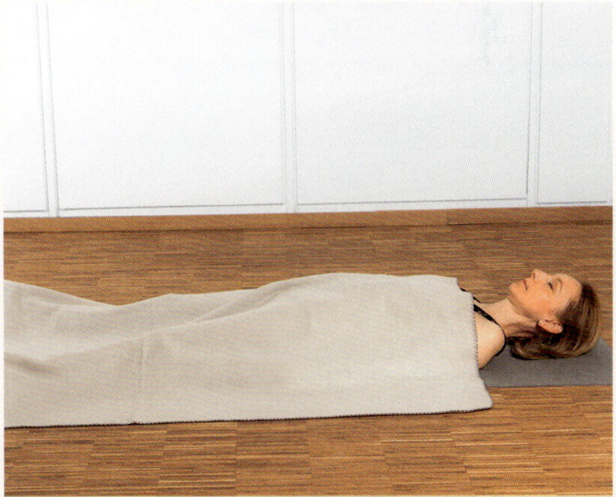

8 Shavasana (Seite 66)

SCHRÖPFEN IST EINE TRADITIONSREICHE METHODE

_ Schröpfen bewirkt einen Energieschub für das Gewebe und für die Zellen. Darüber hinaus funktioniert es bei Verspannungen und Schmerzen. Es gibt verschiedene Schröpftechniken. Manche funktionieren auch in der Selbstbehandlung.

Alle giftigen Stoffe, mit denen der Körper über die Nahrung, Atmung, Haut oder die Umwelt in Berührung kommt, breiten sich zwischen den Zellen, im sogenannten extrazellulären Gewebe, aus. Setzen sie sich dort fest, weil der Abtransport nicht funktioniert, verändert sich der pH-Wert und es entstehen schmerzhafte Gelosen (Verkrampfungen) in den Muskeln und in den Faszien.

Wenn du bei dir verspannte, druckschmerzhafte Punkte am Rücken oder in der Schulter-Nacken-Muskulatur spürst, kannst du deinem Körper mit einem uralten Ausleitungsverfahren, dem Schröpfen, bei der Aktivierung des Abtransports helfen. Das Schröpfen wird seit über 5000 Jahren als entgiftendes und regulierendes Heilverfahren in der TCM und in vielen anderen Kulturen eingesetzt. Es baut stagniertes, altes Blut ab, löst Schlacken im extrazellulären Gewebe und stellt den Abtransport wieder her.

Trockenes Schröpfen zur punktuellen Schmerzlösung: In der TCM werden drei Behandlungsvarianten mit Schröpfgläsern unterschieden: das blutige Schröpfen, das trockene Schröpfen und die Schröpfmassage. Die beiden letzten Varianten sind risikoarm und eignen sich gut zur Selbstbehandlung.

Beim Trockenschröpfen wird das Glas oder der Cup auf punktuelle Gelosen aufgesetzt und verbleibt dort für zehn Minuten. Eine starke Rötung wird unter dem Glas sichtbar und ist ein gewolltes Zeichen der Durchblutungssteigerung. Toxine werden zusammen mit stagniertem Blut aus der Haut abgezogen, der Lymphfluss wird angekurbelt, und Schlacken im extrazellulären Gewebe bauen sich leichter ab. Während der Abbauprozesse reguliert sich auch die Zell-Passage für Vitalstoffe und lebensspendenden Sauerstoff. Zurück bleibt ein schmerzfreies Hämatom (Extravasat) auf der Haut, das den Blutfluss für wichtige Abtransportprozesse weiter vorantreibt.

Das Schröpfen erfolgte bislang mittels Sauggläsern, welche durch Hitze (Flamme) oder durch eine Vakuumpumpe auf die Haut aufgesetzt werden. Durch den entstehenden Unterdruck wird die Haut hochgezogen und das Schröpfglas sitzt fest. Mittlerweile gibt es auch moderne Schröpfcups aus Silikon, die von der Handhabung sehr einfach sind: Das Vakuum unter dem Cup wird mit der Hand und durch zusammendrücken des Cups erzeugt.

Die Schröpfmassage: Nahezu alle schmerzhaften Muskeln und Faszien, an die du gut selbst herankommst, kannst du mittels Schröpfmassage behandeln. Für Rückenverspannungen und Schmerzen in der Schulter-Nacken-Muskulatur brauchst du einen Partner.

Massiere etwas Öl in das Hautareal, das du behandeln möchtest, zum Beispiel den vorderen Oberschenkel. Setze den Schröpf-Cup auf, drücke ihn zusammen und prüfe, ob er fest auf der Haut aufsitzt. Dann ziehst du ihn in mehreren Bahnen über die gesamte Oberschenkelmuskulatur, bis eine leichte Rötung entsteht. Gehe genauso bei der Behandlung anderer Muskeln und Faszien vor.

Willst du die Schröpfmassage für den Rücken anwenden, muss dir dein Partner helfen. Setze dich mit leicht nach vorn gebeugtem Oberkörper bequem auf einem Stuhl (die Haltungen Kind oder Raupe eignen sich auch). Für die Behandlung muss der Rücken frei sein. Der Partner reibt den ganzen Rücken mit Öl ein. Dann setzt er den Cup ganz unten am Rücken neben der Wirbelsäule auf und zieht ihn in mehreren Bahnen nach oben Richtung Kopf und über die Nackenmuskulatur. Die Massagebahnen werden rechts und links neben der Wirbelsäule für jeweils bis zu drei Minuten wiederholt.

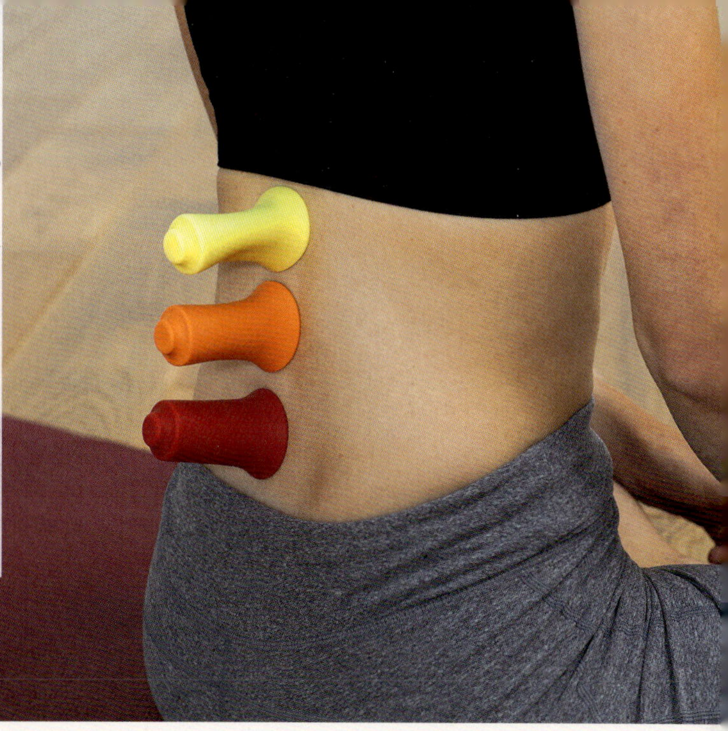

Bartrow K. Cupping. Die sanfte Art des Schröpfens. Stuttgart: TRIAS; 2021

Zum Schluss kann der Partner nach druckschmerzhaften Punkten in der Muskulatur suchen und den Cup punktuell aufsetzen. An dieser Stelle verbleibt er bis zu zehn Minuten. Beachte, dass ein sichtbares Extravasat entstehen kann, das erst nach mehreren Tagen vollständig abgebaut ist.

Bitte beachten: Es gibt auch Situationen, in denen das Schröpfen nicht zum Einsatz kommen darf. Bei akuten Entzündungen, allergischen Hautreaktionen, bei Gerinnungsstörungen oder bei der Einnahme eines Blutverdünners solltest du auf Schröpfen verzichten.

Die Schröpfmassage kann alle drei Tage bis zur Beschwerdelinderung angewendet werden. Beim Trockenschröpfen können die Cups bis zu 15 Minuten auf der Haut bleiben. Wird die Haut dunkelrot oder blau, löse den Cup vorzeitig ab.

Die bei der Behandlung entstehende Lymphlast wird zum Teil über die Nieren abgebaut. Um die beiden Organe zu entlasten, musst du nach der Selbstbehandlung viel stilles Wasser trinken. Als positiver Nebeneffekt reichert das Wasser das Gewebe mit Spurenelementen und Mineralien an und hilft beim Entsäuern.

In den Autorenempfehlungen findest du Bezugsquellen fürs Schröpfen (Seite 164).

HERAUSFORDERNDES LEBEN UND DAUERSTRESS

Wer entspannt ist, ist präsent, offen und freundlich. Er hat die Kraft, viel auszuprobieren, findet immer wieder von selbst in Ruhephasen. Dieser Zustand ändert sich, wenn Dauerstress den Alltag bestimmt.

Ich glaube, wenn du dich für dieses Programm interessierst, wirst du selbst schon die Wirkung von Stress an dir erfahren haben. Dann hast du sicher schon recherchiert, wie Stress entsteht, und kennst bestimmt das Zusammenwirken von Sympathikus und Parasympathikus. Möchtest du doch noch mehr über die Reaktionen von Stress und die detaillierten Auswirkungen auf den Körper erfahren, verweise ich dich auf Literatur, Blogs und Podcast, die sich mit der Thematik näher beschäftigen. In meiner Literaturliste (Seite 162) schlage ich dir auch noch ein paar Titel vor.

Im Rahmen dieses Buches möchte ich dir zwei verschiedenen Stresslevel vorstellen, damit du dein Übungsprogramm gezielter anwenden kannst. Die beiden Level unterscheiden, ob du noch »im Stress« bist oder bereits »überfordert«. Jemand, der im Überforderungsmodus lebt, braucht andere Übungsreize und eine klare Orientierung. Finde zunächst heraus, in welchem Stresslevel du dich momentan befindest.

In welchem Stress-Level befindest du dich?

Dauerstress: Der Sympathikus, der aktive Strang des vegetativen Nervensystems, ist ständig aktiviert. In diesem Stadium wirkt sich der Stress merklich auf die Organe aus: Der Magen ist übersäuert (Reflux und Sodbrennen), die Darmperistaltik gestört (Verstopfung, Blähungen) und die Atmung zu flach (Übersäuerung des Gewebes und des Blutes). Die Organe kommen zu kurz, unternehmen aber noch Versuche, sich selbst zu regulieren und den Schaden zu begrenzen.

Der Geist ist fahrig und zerstreut: Du empfindest dich, als ob du schnell noch etwas tun müsstest, hast Angst, etwas zu verpassen, kannst nicht lange stillsitzen und baust fast noch einen Unfall, um pünktlich zu deinem Termin zu kommen.

Die überschüssige »Stressenergie« sollte für das Yoga-Programm genutzt, verbraucht und dann losgelassen werden – ein Trainingstipp, um Spannungen langfristig abzubauen. Für dein Übungsprogramm bedeutet das, du solltest zusätzlich zu

Sonnengruß für mehr Resilienz und Stressabbau durch Bewegung

Die Affirmationen zu den einzelnen Yoga-Haltungen aus dem klassischen Sonnengruß helfen, mehr Resilienzkraft zu entwickeln und sich selbst zu entfalten. Die Intensität darf ruhig etwas fordernd sein und wird zum Ende hin ruhiger werden. Entscheide die Anzahl der Wiederholungen intuitiv, denn mal hat man mehr überschüssige »Stressenergie« und an manchen Tagen weniger.

1. *Tadasana (Bergposition): Ich vertraue mir.*
2. *Urdhva Hastasana (gestreckte Bergposition): Ich schöpfe aus meinen Möglichkeiten.*
3. *Uttanasana (Vorbeuge): Ich bin für mich selbst verantwortlich.*
4. *Utthita Ashwa Sanchalanasana (Sprinter): Ich habe ein Ziel vor Augen.*
5. *Chaturanga Dandasana (hohes Brett): Ich habe keine Angst vor meiner Kraft.*
6. *Bauchlage: Ich ziehe mich zurück.*
7. *Bhujangasana (Kobra): Ich schütze mein Herz.*
8. *Adho Mukha Svanasana (herabschauender Hund): Ich befreie mich von Last.*
9. *Utthita Ashwa Sanchalanasana (Sprinter): Ich entwickle mich weiter.*
10. *Uttanasana (Vorbeuge): Ich bleibe authentisch.*
11. *Urdhva Hastasana (gestreckte Bergposition): Ich entfalte mein Potenzial.*
12. *Tadasana (Bergposition): Ich vertraue mir.*

den heilenden Yin-Yoga-Übungen eine dynamische, etwas anstrengende Sequenz mit einbauen, die du öfter wiederholst.

In der Abbildung (Seite 140) siehst du den »Sonnengruß«, der eine dynamische Sequenz ist. Baue ihn sinnvoll in das folgende Übungsprogramm (zum Beispiel nach der Schmetterlingshaltung) mit ein. Durch die dynamische, anstrengende Sequenz baut sich überschüssige Spannung in den großen »Kampf- und Fluchtmuskeln« der Beine und des Schultergürtels schneller wieder ab. Ganz häufig ist der Kiefermuskel bei Stress genau so fest und angespannt wie die »Flucht und Kampfmuskulatur« der Schultern und Beine. Das liegt daran, dass der Körper nachts den Versuch unternimmt, vorhandenen Stress durch Zähneknirschen zu lösen. Nach dem Nacken-Qi-Gong (Seite 110) kannst du den Tuina-Griff für das Kiefergelenk (Seite 131) mit in dein Programm aufnehmen. Lasse dir in der Mönch-Position besonders viel Zeit. Sie hilft, die Mitte zu ordnen, und trainiert dich still zu sitzen. Die Erfahrung nimmt das Unterbewusstsein für deinen Alltag auf. Statt von einer Aufgabe zur nächsten zu hetzen, gelingt es immer besser, den Herausforderungen des Lebens gelassen zu begegnen und sie auszuhalten.

Überforderung: In der Überforderung hat sich das vegetative Nervensystem bereits zu weit erschöpft. Ein Teil des Vagusnervs übernimmt in einer andauernden Überforderung das Ruder. Organzeichen und Notsignale fallen dann gar nicht mehr auf, deine Körperwahrnehmung verschwimmt. Du spürst dich

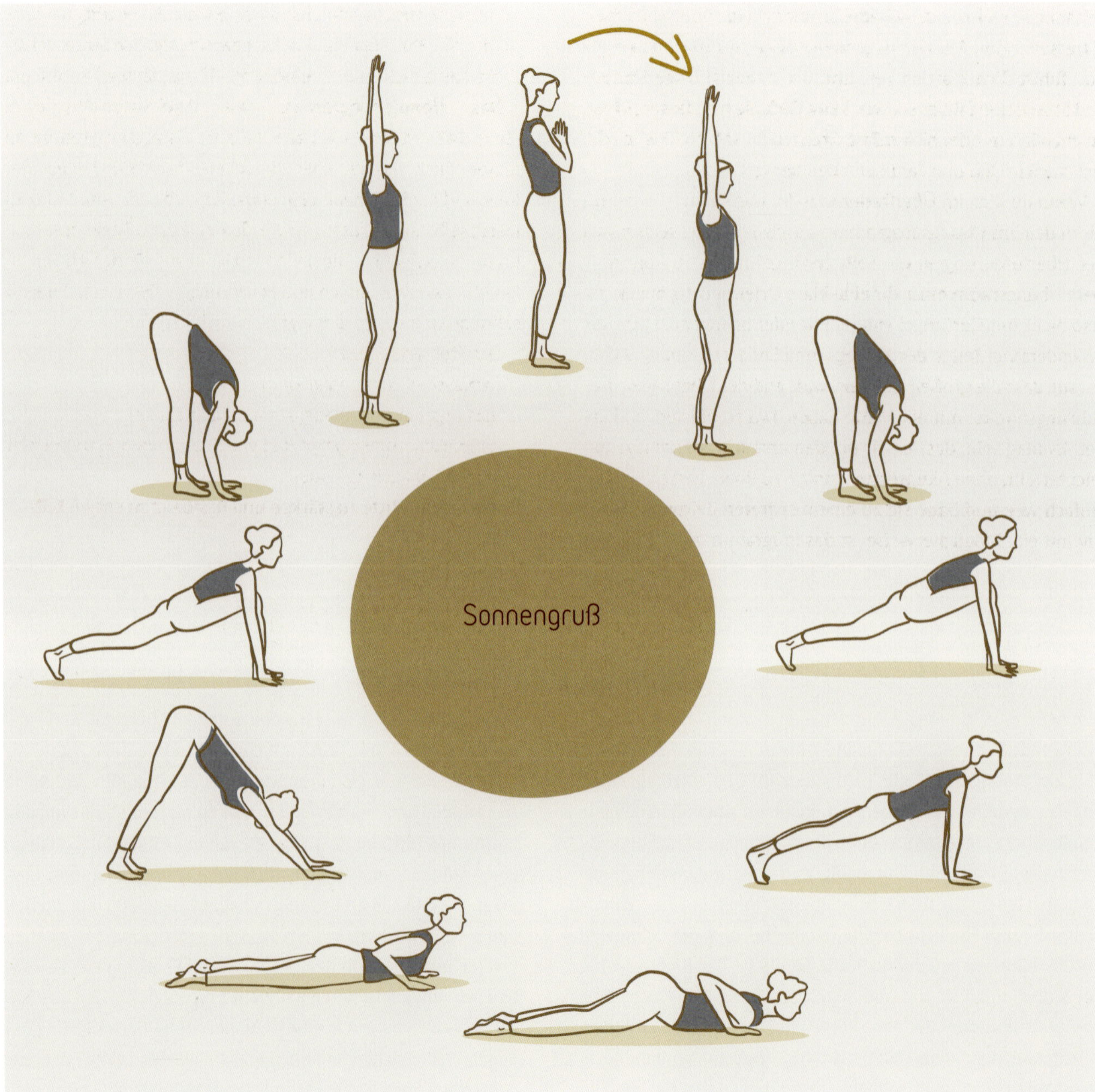
Sonnengruß

selbst nicht mehr. In dem Stadium gibt es keine überschüssigen »Stressenergie«. Alles ist »irgendwie okay«, du »funktionierst« und fühlst dich kraftlos, leer und wie erstarrt. Ohne Antrieb und Motivation fällt es schwer, klare Gedanken zu fassen, Ideen zu entwickeln oder sich selbst Grenzen zu setzen. Das macht sich auch im Job und Familienleben bemerkbar.

Wenn du dich im Überforderungs-Modus siehst, solltest du dir in deinem Übungsprogramm zunächst das Ziel setzen, aus der Überforderung in die Selbstwahrnehmung zu kommen. Dein Übungsraum muss dir eine klare Orientierung bieten, ist also nicht mit Gerümpel vollgestellt oder beengend. Lasse dir besonders viel Zeit in der Anfangs- und Endentspannung. Achte darauf, dass die großen Muskeln während des Übens viele Berührungspunkte mit der Matte haben. Das stabilisiert und erdet. Es mag sein, dass es dir bei den ersten Übungseinheiten leichterfällt, ohne Akupressur-Punkte zu üben. Lasse sie dann einfach weg und baue sie zu einem späteren Zeitpunkt intuitiv mit ein. Möglicherweise ist das Programm nicht allein zu schaffen. Vielleicht brauchst du eine klare Anleitung, weil das Blättern im Buch und das Nachschauen zusätzlich Stress verursacht. Lasse dich dann in einer Yoga-Therapiestunde anleiten.

Das Übungsprogramm: Das Anti-Stress-Programm (Seite 142) ist länger als alle anderen Übungsprogramme in diesem Buch. Das hat einen einfachen Grund: Der Körper, der Geist und die Seele benötigen etwas Zeit, um sich vom Alltag zu lösen, selbstaufmerksam zu werden und dann Regenerationskräfte zu aktivieren. Die heilenden Übungen lösen dich von allen Alltagsvernetzungen und Forderungen. Du kommst bei dir selbst an und stärkst das eigene Identitätsgefühl.

Das Programm hilft:

- umfassend Stress abzubauen
- das vegetative Nervensystem auszugleichen
- organische Stresssymptome wie Sodbrennen, Herzklopfen und Blähbauch zu lindern
- die eigene Mitte zu stärken und Resilienz zu entwickeln

Resilienz-Sonnengruß

FLOW

HERAUSFORDERNDES LEBEN UND DAUERSTRESS

Hier siehst du die Abfolge der Asanas auf einen Blick

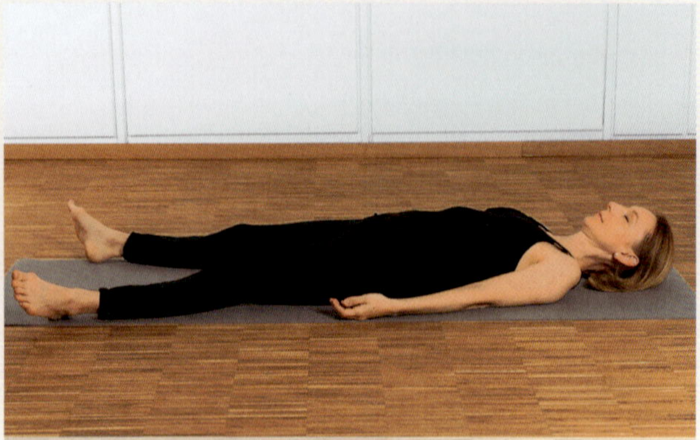

1 Anfangsentspannung mit Atemfokus

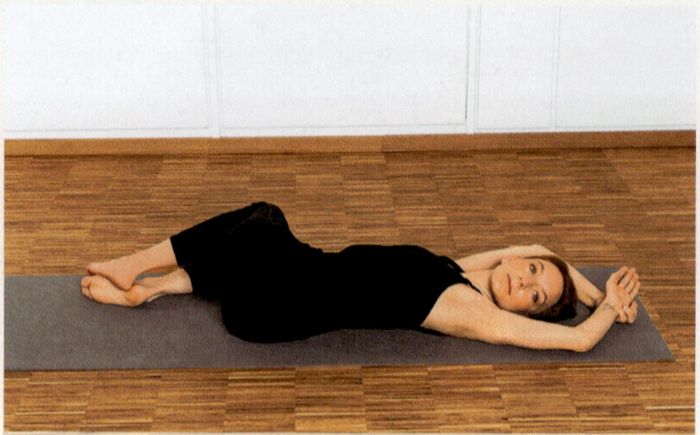

2 Krokodil mit He 7 (Seite 78)

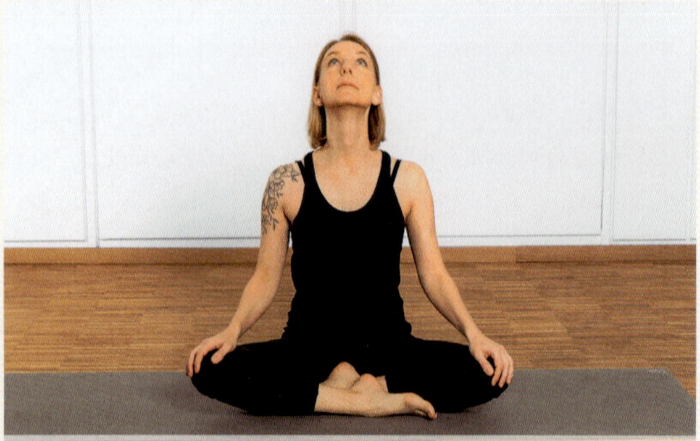

3 Mobility-Pose: Nacken-Qi-Gong (Seite 110)

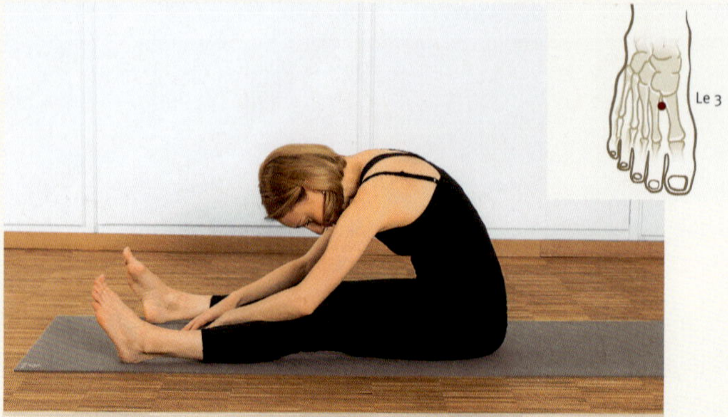

4 Raupe mit Le 3 (Seite 98 bzw. 90)

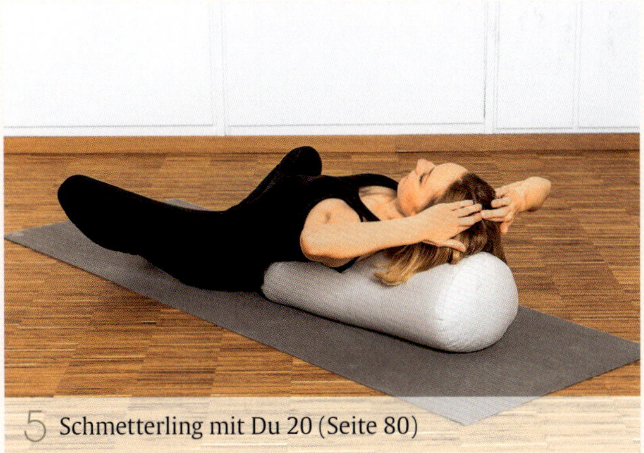

5 Schmetterling mit Du 20 (Seite 80)

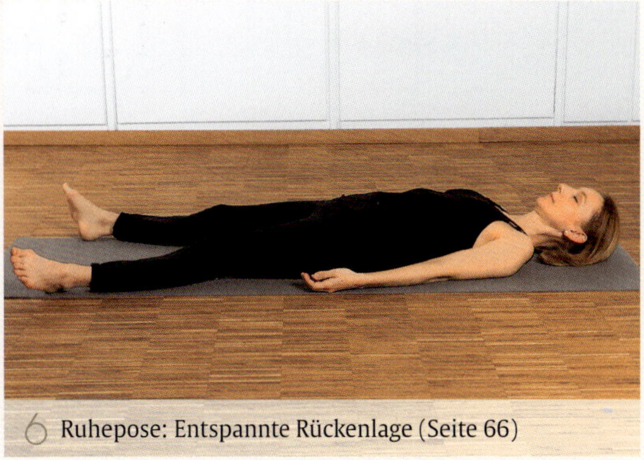

6 Ruhepose: Entspannte Rückenlage (Seite 66)

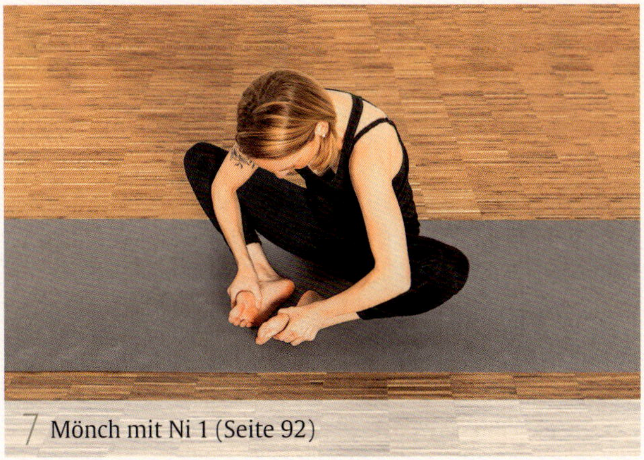

7 Mönch mit Ni 1 (Seite 92)

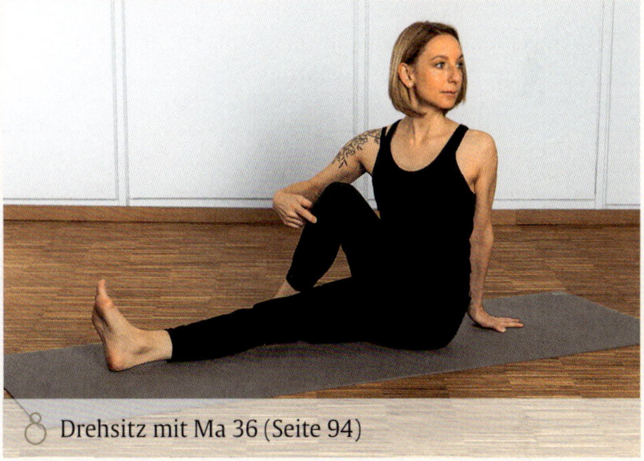

8 Drehsitz mit Ma 36 (Seite 94)

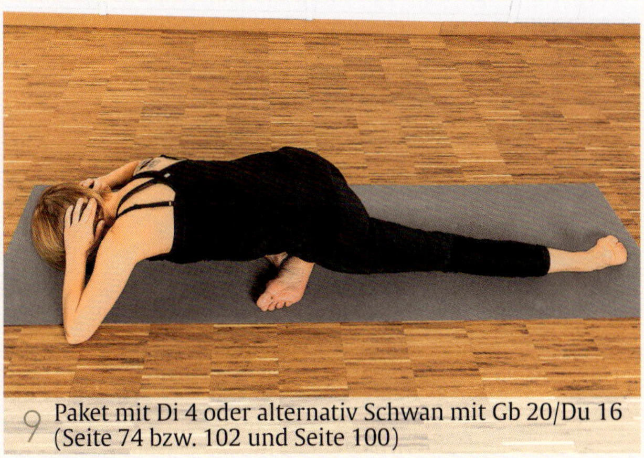

9 Paket mit Di 4 oder alternativ Schwan mit Gb 20/Du 16 (Seite 74 bzw. 102 und Seite 100)

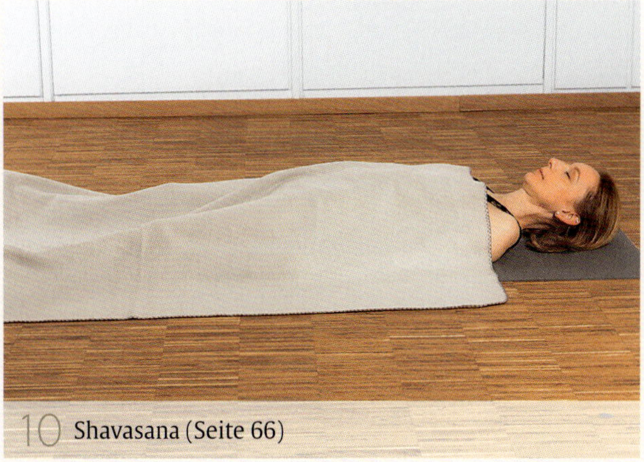

10 Shavasana (Seite 66)

Erholsamer Nachtschlaf:

Das wirksamste Mittel gegen Stress

Ich persönlich habe die Erfahrung gemacht, dass kein einziges Medikament so gut und nachhaltig Stress lindern kann wie tiefer, erholsamer Schlaf während der Nacht. Der Körper und das Gehirn (der Geist) regenerieren und entgiften sich in dieser Zeit.

Man unterscheidet im Wesentlichen drei verschiedene Schlafphasen, in denen unterschiedliche Prozesse aktiv sind. Sie bilden zusammen einen Zyklus von ungefähr 90 Minuten, den du pro Nacht vier bis fünf Mal durchläufst.

Die drei Schlafphasen und was sie bewirken: In der ersten Phase, dem Leichtschlaf, werden die Gehirnfunktionen und der Herzschlag langsamer. Die Atmung vertieft sich und der Körper kommt zur Ruhe. Der Leichtschlaf ist wichtig für das Lernen und das Verarbeiten von Informationen. Sobald es dunkel ist, bildet der Körper das Schlafhormon Melatonin, das die Tiefschlafphase induziert.

In der Tiefschlafphase ist die Muskulatur am entspanntesten und keiner kann dich so leicht aufwecken! Der Körper schüttet nun vermehrt Wachstumshormone aus, die Schäden an den Zellen reparieren. In der Tiefschlafphase findet auch die Entgiftung des Gehirns statt.

Möchtest du dein Gehirn vital und gesund erhalten, solltest du vor 23 Uhr ins Bett gehen und alle Lichtquellen abschalten, damit genügend Melatonin für die regenerierende Tiefschlafphase gebildet werden kann.

Die letzte Phase, die REM-Phase, speichert die Eindrücke des Tages und webt sie in das Unterbewusstsein ein. Träume verarbeiten Gefühle und neue Bewegungsmuster. Wenn die REM-Phasen unterbrochen sind, bleiben Ereignisse unverarbeitet. Es kann sein, dass du dann ohne ersichtlichen Grund im Alltag auf bestimmte Situationen unerwartet emotional reagierst, weil deine Gefühle nicht verarbeitet werden konnten.

Ich fasse für dich die zwei wichtigsten Erkenntnisse aus den Schlafphasen noch mal zusammen: Gehe vor 23 Uhr ins Bett und schalte alle Lichtquellen ab. Wenn du dich gleich mit der Organuhr aus der TCM befasst, kannst du herausfinden, welches Organ zu den jeweiligen Schlafphasen deine Unterstützung braucht, damit du den Tag voller Vitalität beginnen kannst.

Höre auf deine Organe und schlafe besser! In der TCM geht man davon aus, dass jedes Organsystem feste Zeiten hat, zu denen es besonders aktiv ist. Nachts, in der Zeit von 23 bis 5 Uhr morgens, sind insgesamt drei Organe sehr aktiv: die Gallenblase, die Leber und die Lunge. Wenn du nachts immer zu einer bestimmten Uhrzeit wach wirst, ist eines der drei Organe gerade nicht in der Lage, Höchstleistungen zu vollbringen. Dann solltest du dem entsprechenden Organ gezielte Hilfe anbieten, um alle Schlafphasen zu durchleben.

Die Gallenblase: Die Gallenblase hat von 23 bis 1 Uhr nachts ihre stärkste Aktivität. Das ist bei vielen die Leichtschlafphase. Wenn dein Gedankenkarussell weiterfährt und dich am Schlafen hindert, ist laut TCM eine überlastete Gallenblase daran schuld. Sie verhindert auch, klare Entscheidungen zu fällen. So kommst du also nicht weiter! Anstatt am Abend üppig und fettreich zu essen, koche etwas leicht Verdauliches (Suppe, Eintopf, gedünstetes Gemüse). Gegen das Grübeln lege dir ein Schreibheft bereit, in welches du alle deine Gedanken und Ideen vor dem Schlafengehen notieren kannst.

Die Leber: Deine Superdrüse ist zwischen 1 und 3 Uhr nachts in den Tiefschlafphasen und den REM-Phasen hochaktiv. Sie ist dein größtes Stoffwechselorgan und muss während der Nacht viele Aufgaben auf einmal erledigen (Nährstoffe umbauen und selektieren, Medikamente und Gifte abbauen, Hormone herstellen und vieles mehr). Genau wie die Gallenblase findet sie dann keine Zusatzzeit, um ein schweres, spätes Abendessen zu verstoffwechseln. Sie profitiert ebenfalls von einer leicht verdaulichen Abendkost. Vermeide insbesondere Zucker, Kohlenhydrate und Alkohol beim Abendessen und nimm die letzte Mahlzeit des Tages am besten vor 20 Uhr ein. Außerdem ist die Leber sensibel und mag keinen Stress. Zwei Stunden vor dem Schlafengehen kannst du dich mit sanften Übungen, einem entspannten Abendspaziergang oder klassischer Musik auf die Nachtruhe einstellen und die Leber entlasten. Mit einem Löwenzahntee schenkst du ihr viele Bitterstoffe für die bevorstehenden Stoffwechselprozesse. Der Löwenzahn ermöglicht dir, dich besser abzugrenzen, und steigert deinen Selbstwert.

Noch etwas ist der Leber ganz wichtig! Als Organ der Kreativität und Selbstentfaltung leidet sie darunter, wenn du dich während des Tages nicht genug um dich selbst kümmerst und deine Hobbys zurückstecken müssen. Auch dann kommt sie auf die Idee, dich nachts zur Leberzeit aufzuwecken. Denn jetzt kann dich niemand stören, kreativ zu sein und deinen eigenen Bedürfnissen gerecht zu werden. Unternimm doch mal den spannenden Versuch, nachts, wenn du aufwachst, zu meditieren, aufzuräumen, zu malen oder anders kreativ zu werden. Folge deinen inneren Wünschen und Bedürfnissen und lebe dich in der Leberzeit aus! Keine Angst, das wird nicht zum Dauerzustand, denn eigentlich sollst du jetzt ja gerade selig in der Tiefschlafphase oder in der REM-Phase schlummern. Nach vier, fünf ausgelebten Nächten lässt dich die Leber wieder schlafen.

Die Lunge: Zwischen 3 und 5 Uhr läuft dann die Lunge zur Höchstform auf! Weckt dich das Luftorgan jetzt, kann es sein, dass es ihr an Sauerstoff mangelt, denn diesen braucht sie für ihre Arbeit! Probiere aus, mit offenem Fenster und leicht erhöhtem Oberkörper zu schlafen, um die Lunge durch die entlastende Haltung und den frischen Sauerstoff besser zu durchlüften.

Es gibt noch einen anderen triftigen Grund, warum dich die Lunge weckt. Nämlich, wenn du etwas Schreckliches erlebt hast, wie zum Beispiel den Verlust eines geliebten Menschen. In der TCM speichert die Lunge die Emotion Trauer. Zu trauern hat einen ganz bestimmten Sinn, nämlich den, Abschied zu nehmen. Steckt die Trauer fest und kann nicht losgelassen werden, blockiert das Lungen-Qi und damit der ganze Fluss des Lebens. Die Lunge weckt dich dann in ihrer aktiven Phase. Sie erinnert dich daran, dass Abschied immer Wandlung und Veränderung mit sich bringt. Viele fürchten sich vor diesem Schritt und haben Angst, allein zu bleiben. Wenn es dir auch so geht, nimm dir Zeit zum Trauern. Deine Freunde und Bekannte haben für dich Verständnis und unterstützen dich in deinem Prozess. Trauer zu verarbeiten kann aber leichter sein, wenn man professionelle Hilfe von einem Arzt, einem Seelsorger oder einem Heilpraktiker annimmt.

VERDAUUNGSSTÖRUNGEN

Genauso individuell wie der Mensch is(s)t, genauso einzigartig ist auch sein Verdauungssystem! Bestimmt hast du das schon selbst bemerkt, wenn du dir mal das Essen nicht aussuchen konntest.

Dieses Prinzip des individuellen Essens hatten vor vielen Tausend Jahren die ayurvedische Medizin und die TCM längst erkannt. Im Ayurveda unterteilt man die Menschen sogar in drei verschiedene Konstitutionstypen: Vata, Pitta und Kapha.

Ist gesunde Ernährung für jeden gesund?

Der Vata-Typ hat ein recht schwaches Verdauungsfeuer. Das bedeutet, wenn er einen Apfel isst, kann sein Stoffwechsel vielleicht ein Viertel der Nährstoffe aus dem Apfel verwerten. Der Rest wird ungenutzt wieder ausgeschieden. Im Vergleich dazu hat der Pitta-Typ ein hervorragendes, loderndes Verdauungsfeuer. Sein Stoffwechsel hat keine Probleme, alle Nährstoffe aus dem Apfel zu verwerten. Demnach müsste der Vata-Typ häufiger auf Toilette als der Pitta-Typ, und er müsste vier Äpfel essen, wenn er die gleiche Menge Nährstoffe wie der Pitta-Typ aus dem einen Apfel beziehen will. Gleichwohl hat der Pitta-Typ keine Probleme mit schwer verdaulicher Kost wie Rohkost. Bei dem Vata-Typ würde sich der Darm bei zu viel Rohkost und Salat aufblähen wie ein Ballon, und er würde, obwohl Salat und Rohkost allgemein als gesund gelten, einen Haufen Gase und Giftstoffe bilden. Das belastet die Leber, denn sie ist das Stoffwechselorgan, das all diese giftigen Stoffe in mühseliger Feinarbeit abbauen muss.

Das Beispiel von dem Vata- und dem Pitta-Typ soll dir zeigen, dass »gesunde Ernährung« nicht für jeden gleich gesund ist. Sie ist von der Leistung des jeweiligen Stoffwechsels abhängig und von der Zusammensetzung des Blutes. Man kann davon ausgehen, dass selbst die individuelle Blutgruppe das Stoffwechselgeschehen mitbestimmt.

Einige Nahrungsmittel und Ernährungsgewohnheiten sind aber für uns alle unbekömmlich: Zucker, einfache Kohlenhydrate aus Backwaren, Fast Food und Alkohol sind Nahrungsmittel, die jeder Stoffwechsel dankend ablehnt. Zu viel, zu schnell und zu spät zu essen belastet alle Entgiftungsorgane des Körpers, vor allem die Leber, die Milz und den Darm. Mein bester und einfachster Tipp: Nimm dir Zeit für deine Mahlzeit und achte darauf, die Speisen gut durchzukauen. Dann sind sie schon »vorverdaut«, das Drüsensystem ist aktiviert und der Körper hat genügend Zeit, die Verdauungssäfte zu produzieren.

Das Übungsprogramm

- Die ausgewählten Übungen (Seite 150), mit den Akupressur-Punkten kombiniert, bieten Linderung bei den meisten Stoffwechselproblemen. Die Organe werden dadurch weder aktiviert, noch wird ihre Tätigkeit gedämpft. Vielmehr greifen die Übungen regulierend in das Stoffwechselgeschehen ein. Sie sind deshalb bei allen möglichen Problemen im Verdauungssystem anwendbar.

Das Übungsprogramm hilft:

- bei alltäglichen Verdauungsstörungen
- bei Sodbrennen und Reflux
- bei Blähungen und Völlegefühl
- bei stressbedingten Magenschmerzen
- bei Verstopfung

Wenn deine Beschwerden anhalten oder du Blutbeimengungen im Stuhl siehst, solltest du in jedem Fall einen Arzt konsultieren und die Selbstbehandlung mit den Übungen aussetzen. Interessierst du dich mehr für individuelle Ernährung oder wünschst dir gar einen speziell für dich angefertigten Ernährungsplan, suche einen Ayurvedaspezialisten oder einen Stoffwechselexperten auf.

Für dein Übungsprogramm brauchst du nur dein Bolster oder alternatives Lagerungsmaterial.

BONUSÜBUNG: DIE SEEROBBE – EINE WAHRE BAUCHEXPERTIN

Die Seerobbe ist eine hervorragende Übung für die Bauchorgane und für die Verdauung. In der Haltung können keine Akupressur-Punkte gedrückt werden, deswegen habe ich mich dazu entschieden, die Seerobbe nicht bei den heilenden Übungen aufzuführen. Aber ich möchte sie dir nicht vorenthalten. Sie bietet sich in einem Programm als Übung vor der Kind-Haltung an. Nahezu alle Verdauungsorgane werden in der Haltung angesprochen: die Speiseröhre, der Magen, die Milz, die Bauchspeicheldrüse, die Leber und der Darm. Die Organe stimmen sich in der Übung besser aufeinander ab. Das perfekte Zusammenspiel der Verdauungsorgane reguliert Sodbrennen und vegetative Magensymptome (Magendruck, Völlegefühl und dadurch verursachtes Herzrasen). Die Seerobbe eignet sich aber auch hervorragend als Einzelübung für das Verdauungssystem, wenn dir mal die Zeit für ein vollständiges Übungsprogramm fehlt.

Ausgangsstellung: Komme in die Bauchlage.

Ausführung: Lege die Handflächen unter den Schultergelenken auf dem Boden auf. ⎵ Der Körper bildet eine lange Linie, die Ellenbogen sind noch gebeugt, und der Blick richtet sich zum Boden, die Beine sind hüftbreit geöffnet. ⎵ Richte den Oberkörper auf und strecke die Arme vollständig. ⎵ Die Ellenbogen bleiben eng am Körper, das Schambein am Boden. ⎵ Die Schultern und der Kopf dürfen hängen, sich runden und passiv ausgerichtet sein. ⎵ Bleibe für 3 Min. in der Position und schließe die Augen. ❶

Endposition: Sinke in die Bauchlage zurück und nimm dir hier Zeit zum Neutralisieren und Nachspüren.

Variante: Ein großes Bolster oder ein Kissen unter dem Rippenbogen oder unter den Leisten unterstützt dich in der Haltung und bewirkt eine Entlastung der Rückenmuskulatur. Du kannst auch probieren, die Hände weiter nach vorn zu schieben, um Intensität aus der Haltung zu nehmen. ❷

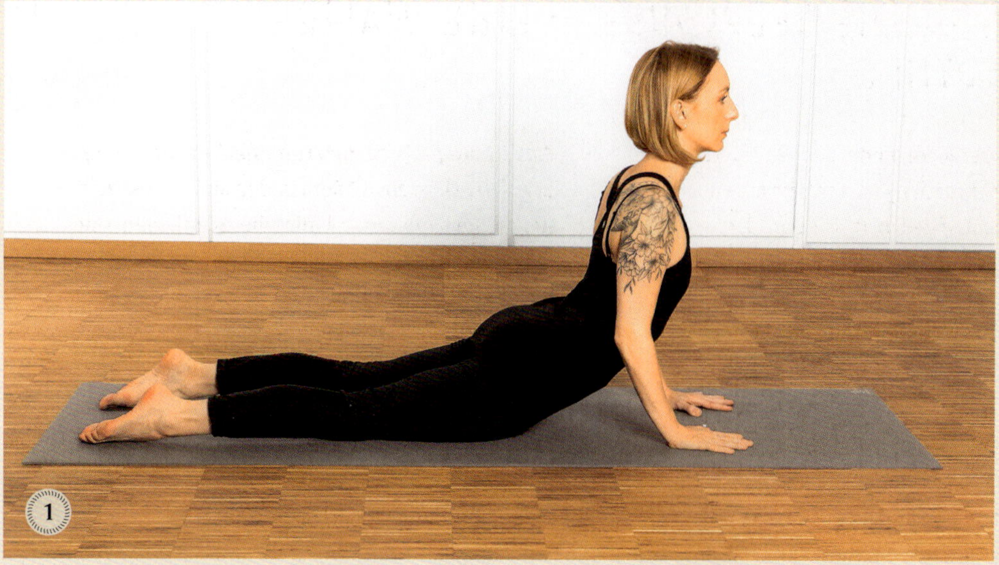
1

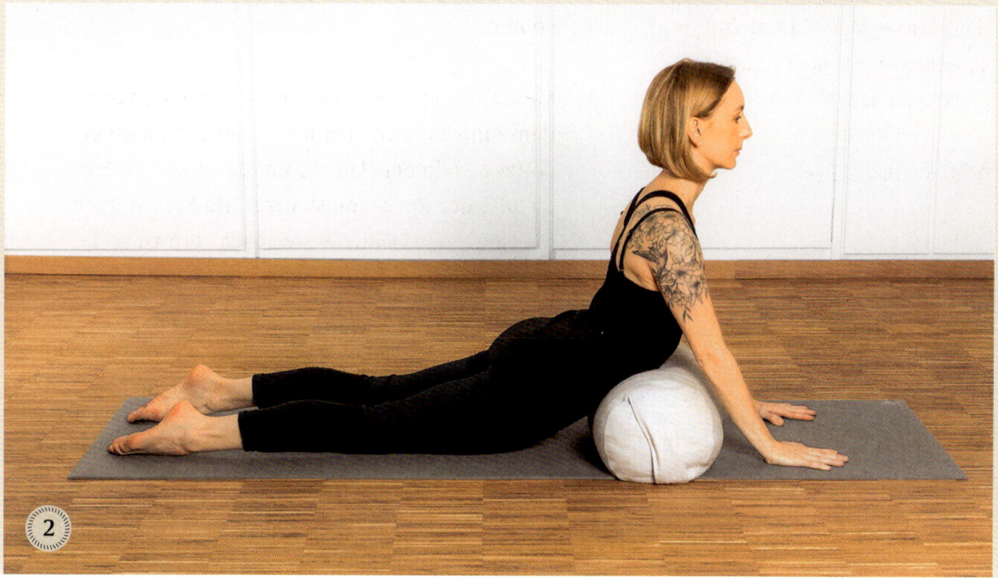
2

FLOW
BEI VERDAUNGSSTÖRUNGEN

Hier siehst du die Abfolge der Asanas auf einen Blick

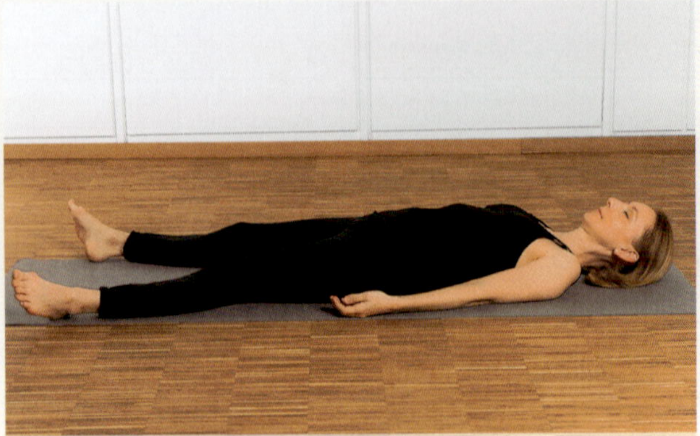

1 Anfangsentspannung mit Atemfokus

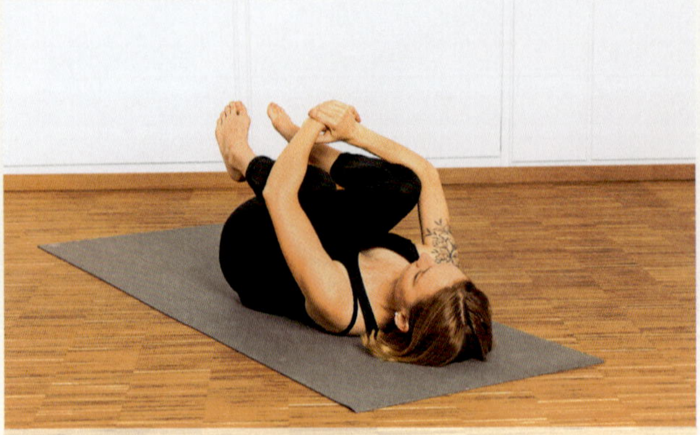

2 Paket mit Pe 6 (Seite 74)

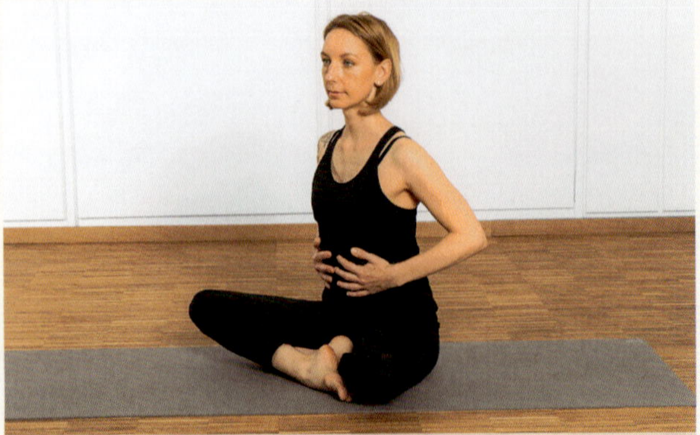

3 Mobility-Pose: Sufi-Kreise (Seite 106)

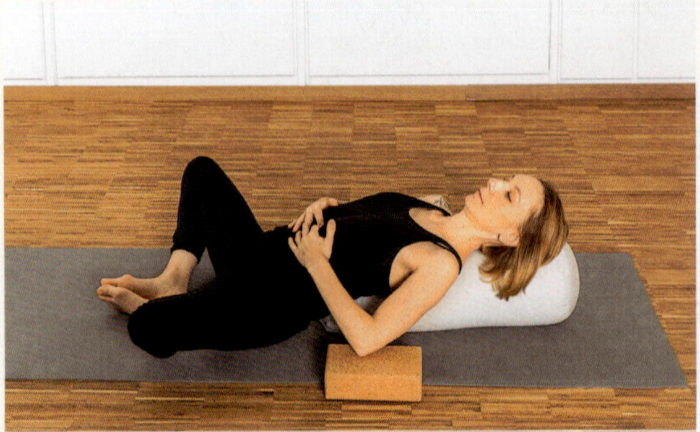

4 Schmetterling mit KG 12 (Seite 80)

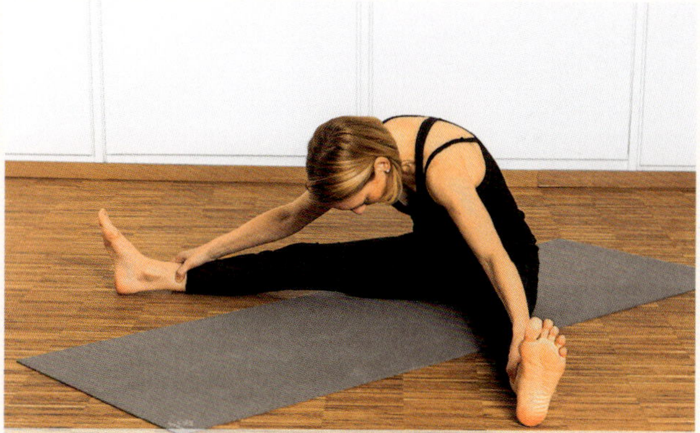

5 Libelle mit Mi 6 (Seite 96)

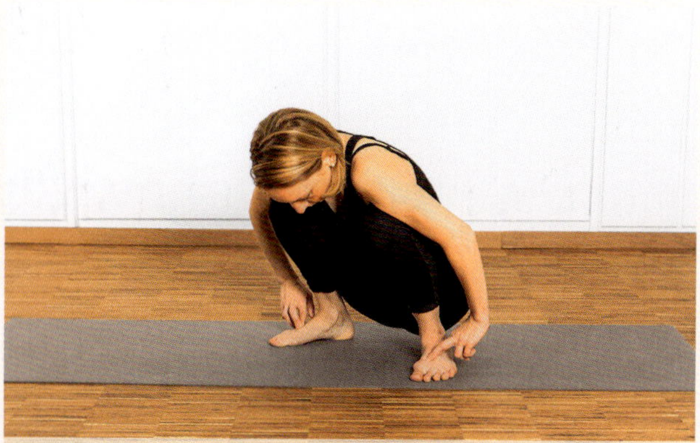

6 Hocke mit Le 3 (Seite 90)

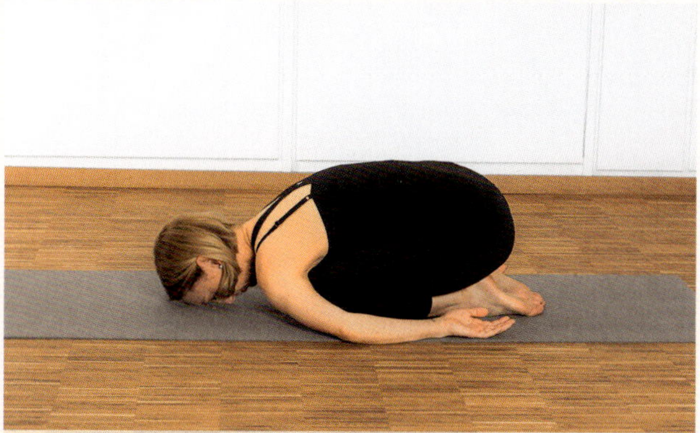

7 Ruhepose: Kind (Seite 52)

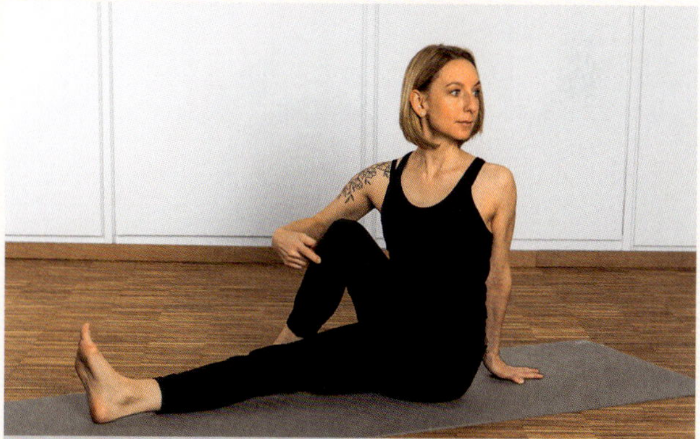

8 Drehsitz mit Ma 36 (Seite 94)

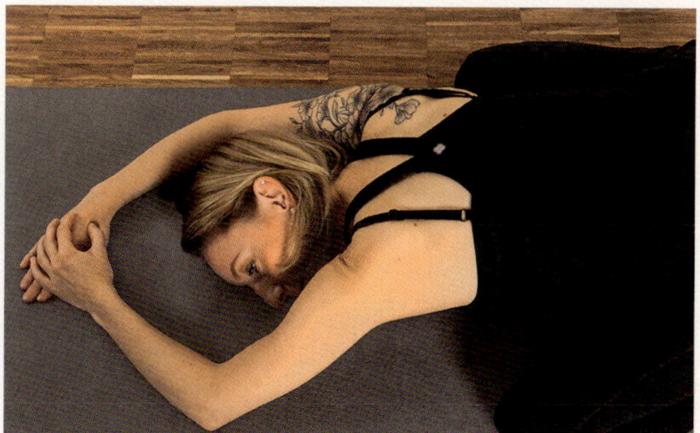

9 Frosch mit Di 4 (Seite 102)

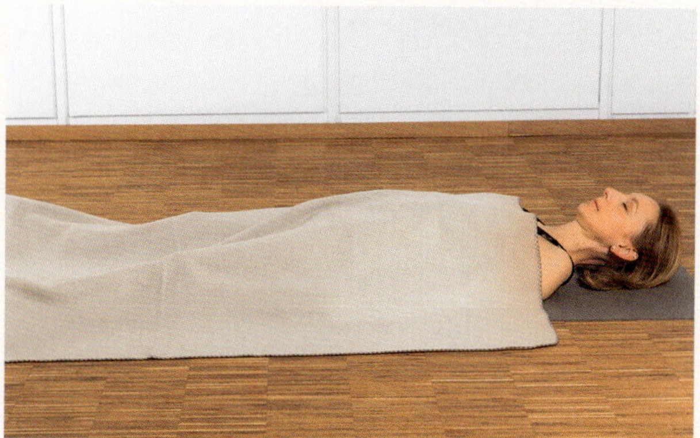

10 Progressive Muskelentspannung und Shavasana (Seite 68)

VITALPILZE MIT STOFFWECHSEL-AKTIVEN ENZYMEN

Vitalpilze werden seit einigen Jahren immer beliebter. Wurden Sie früher nur vom TCM-Arzt verschrieben, kann man sie nun auch in hochwertiger Qualität selbst beziehen oder sogar im Wald sammeln.

Generell sind Pilze reich an Enzymen und Mineralstoffen. Selbst die meisten B-Vitamine sind als Kraftquelle für das Nervensystem in Pilzen enthalten. Die Pilzenzyme sind wahre Bio-Katalysatoren und regulieren alle Stoffwechselvorgänge im Körper, damit die Verdauung geregelt und alle Hormone bestens im Körper verteilt werden können. Einige therapeutisch wertvolle Pilze kann man sogar in unseren heimischen Wäldern finden. Der Birkenporling wächst beispielsweise bevorzugt an abgestorbenen Birkenstämmen in Moorlandschaften, die Schmetterlingstramete an Stümpfen von Laubbäumen.

Die TCM setzt seit Tausenden von Jahren auf Vitalpilze, und mittlerweile konnte die Wirksamkeit der Pilze mit vielen Studien belegt werden. Der bekannteste chinesische Vitalpilz ist der Reishi-Pilz, ein echter Alleskönner, den du gleich im Porträt besser kennenlernen wirst. Als Markenzeichen enthalten chinesische Vitalpilze viele Triterpene (ein Naturstoff aus Kohlenstoffmolekülen), die antiviral, antientzündlich, antitumoral und antiallergisch wirken. Sie senken zu hohen Blutdruck und einen zu hohen Cholesterinwert im Blut. Damit treffen Vitalpilze von ihrer Wirkweise genau den Zahn der Zeit: Sie können begleitend zur Schulmedizin bei nahezu allen Zivilisationskrankheiten eingesetzt werden.

Ich liebe Vitalpilze als natürliche Gesundheitsprophylaxe, denn ihre Wirkstoffe setzen genau da an, wo der moderne Lebensstil etwas im Körper durcheinanderwirbelt: Sie regulieren die Verdauung (ungesunde Ernährungsweise), sie entgiften den Körper (Umweltgifte mit Pestiziden und Elektrosmog) und stellen den Blutfluss (zu wenig trinken, Stress und mangelnder Schlaf) wieder her. Gleichwohl mildern Vitalpilze Nebenwirkungen von Medikamenten ab und helfen, Medikamente durch die Stoffwechselorgane besser abzubauen. Jeder Vitalpilz hat obendrauf noch eine ganz spezifische Wirkung für den Organismus. Der Pleurotus beispielsweise lindert zusätzlich Gelenkbeschwerden.

In der Praxis setze ich Vitalpilze vielfach bei chronischen Krankheiten (Rheuma, Multiple Sklerose, Diabetes Typ 2 und Darmentzündungen) ein. Wenn du an einer chronischen Erkrankung leidest und bereit bist, schädigende Lebensgewohnheiten umzustellen, kannst du zusammen mit den Pilzen die natürliche Regulationsfähigkeit deines Körpers und seine Selbstheilungskraft zurückgewinnen. Damit stellt sich viel mehr Lebensqualität ein! Weil sich chronische Krankheitsprozesse über Jahre in den Systemen des Körpers manifestiert haben, müssen die Vitalpilze über einen langen Zeitraum eingenommen werden (mindestens sechs Monate), bevor du die Linderung deiner chronischen Beschwerden spürst.

Ich stelle dir jetzt drei meiner Lieblingspilze vor, die speziell für ein gesundes Verdauungssystem gedacht sind. Diese Vitalpilze haben drei Wirkungsweisen gemeinsam: Sie spalten Giftstoffe auf und machen sie ausleitungsfähig. Sie wirken antientzündlich an der Darmschleimhaut und entfalten ihre präbiotischen Fähigkeiten im gesamten Darm-Mikrobiom.

Reishi – Balsam für Verdauungsorgane Kaum ein anderer Vitalpilz ist so bekannt wie der Reishi. Ähnlich wie der Akupressur-Punkt Ma 36, gilt er als natürliches Anti-Aging-Mittel und als Kraut für ein langes Leben. Der Reishi pflegt, als Tonikum oder Kapsel eingenommen, eine besondere Beziehung zur Leber. Das macht ihn für das Verdauungssystem so wertvoll! Er hilft der Leber bei der Entgiftung des Körpers und trägt zur Senkung von zu hohen Blutfettwerten bei. Die Leber reagiert empfindlich auf Dauerstress. Wird sie durch anhaltenden Stress erschöpft, äußert sie ihr Befinden als Müdigkeit, Energielosigkeit und mangelnden Antrieb. Hier hilft der Reishi die Leberzellen vor oxidativem Stress zu schützen und die Müdigkeit in Kraft und Energie zu wandeln. Bei Entzündungen im Magen-Darm-Trakt wird der Reishi ebenfalls erfolgreich eingesetzt.

Der Reishi ist voller Triterpene und mit vielen wertvollen Inhaltsstoffen bestückt. Derzeit untersucht man seine Inhaltsstoffe in der Krebsforschung und hat bereits herausgefunden, dass er günstige Einflüsse auf verschiedene Krebsarten wie Prostata-, Brust-, Dickdarm- und Leberkrebs hat.

Ich liebe den Reishi als Vitalpilz! Er strahlt schon eine so besondere Kraft aus, wenn man ihn in den Händen hält. Allein mit seinen glänzenden und schimmernden Fruchtkörpern wirkt er auf mich magisch. Ich esse ihn gerne als Präventionsmittel, denn insgesamt entfaltet er seine Wirkung auf alle wichtigen Körpersysteme: im Verdauungssystem, im Immunsystem und auf das Herz mit seinem Lebensrhythmus. Ist das nicht beruhigend zu wissen? Kein Wunder, denn das Nervensystem wird durch den Reishi ebenfalls reguliert.

Pleurotus – Kraftpaket nach Antibiotika In unseren Breiten kennen die meisten den Pleurotus als Austernpilz. Der Austernpilz ist ein beliebter Speisepilz und liefert wertvolle pflanzliche Proteine. Sein Fruchtkörper schmeckt ähnlich wie Kalbfleisch: voll und kräftig. Das macht den Austernpilz als Fleischersatz bei Vegetariern sehr beliebt. Er liefert unheimlich viele B-Vitamine, Folsäure, Vitamin C und D und Aminosäuren – alles wertvolle Nährstoffe für Muskeln, Faszien, Sehnen und Gelenke! Nach Antibiotikagabe ist der Vitalpilz ein großartiger Helfer für den Darm, um sein Mikrobiom wieder aufzubauen. Mit zahlreichen Ballaststoffen fördert er in erster Linie die probiotische Darmbesiedelung und sorgt für eine geregelte Verdauung. Nebenbei senkt er Cholesterin und Triglyzeride, entlastet die Leber und beugt Stoffwechselerkrankungen (Diabetes Typ 2) vor.

Mit etwas Glück kann man den Austernpilz in unseren Wäldern finden. Man sollte ihn an Totholz suchen oder an geschwächten Laubbäumen wie Eiche und Buche. Dort wächst der Vitalstofflieferant büschelweise in größeren Gruppen.

In meiner Praxis wende ich den Pleurotus am häufigsten als Basismittel nach Antibiotika-Gabe an. Er hat die Aufgabe, das geschwächte Darmmilieu mit Vital- und Ballaststoffen anzureichern, damit sich das Darmmikrobiom wieder aufbauen kann. Zusammen mit der Gabe von ausgewählten Bakterienstämmen kann die Darmgesundheit in den meisten Fällen wiederhergestellt werden.

Auch bei allen Gelenkerkrankungen, die gleichzeitig für Unruhe im Verdauungssystem sorgen (Fibromyalgie, Darmerkrankungen mit Rückenschmerzen), lindert der Pleurotus die Beschwerden. Durch seine Fähigkeiten, Muskeln zu entspannen und Gewebe zu regenerieren, kann er seine Wirkung selbst bei Rücken- und Muskelschmerzen voll entfalten. In Kombination mit Grünlipp (eine Miesmuschel-Art aus den Gewässern rund um Neuseeland) fördert der Austernpilz die Knorpel- und Knochengesundheit.

Hericium – regulierend bei Stresssymptomen Der Hericium (Igelstachelbart) beeindruckt mich, weil er gar nicht aussieht wie ein »richtiger Pilz«. Er ähnelt mehr einem Schwamm oder einer Koralle und wächst auf abgestorbenen Laubhölzern.

Auch sein Geschmack ist ungewöhnlich für einen Pilz: Ein junger, weißer Hericium schmeckt nach Kokos und Lemongras. In Untersuchungen wurde festgestellt, dass der Igelstachelbart reich an Spurenelementen wie Zink, Selen und Kalium ist und fast alle essenziellen Aminosäuren enthält, die der Körper für seinen Stoffwechsel braucht.

Immer dann, wenn jemand über Magen-Darm-Beschwerden in Zusammenhang mit Stress klagt, ist der Hericium mein Basismittel der Wahl. Dauerstress greift die empfindliche Schleimhaut des Magens an und irritiert die Klappen des Mageneingangs und -ausgangs. Bei zu viel Stress können die Klappen weder richtig schließen noch sich vollständig öffnen. In der Folge entstehen Reflux, Sodbrennen und schmerzhafte Entzündungen (Gastritis). In der TCM wird der Hericium als »Quelle innerer Kraft« geschätzt. Er ordnet die körperliche und seelische Mitte, sodass sich das vegetative Nervensystem vom vielen Stress erholen kann.

Man kann den Igelstachelbart genauso wirkungsvoll bei allen Erkrankungen des zentralen Nervensystems einsetzen, die für Unruhe im Verdauungssystem sorgen und psychosomatische Beschwerden hinterlassen. Hier denke ich besonders an Multiple Sklerose, Parkinson und Demenz. Seine Fähigkeiten sind natürlich für Studien in der Alzheimer- und Demenzforschung sehr begehrt. In einigen Studien fanden Forscher heraus, dass die Einnahme des Hericiums Demenzkranken hilft, den Alltag zu bewältigen, und der Krankheitsverlauf sogar verzögert werden kann. Eine langfristige Einnahme des Pilzes lindert die negativen Folgen von Stress im Gehirn, verhilft zu mehr Ausgeglichenheit und fördert die Regeneration.

Wenn ich überhaupt nicht weiß, was mein Patient hat oder wo ich bei ganz vielen verschiedenen Beschwerden anfangen soll zu behandeln, wähle ich als Basismittel den Hericium in Kombination mit Reishi aus. Beide zusammen entfalten ihre Wirkung auf das gesamte Körper-Geist-Seele-System und schützen vor schweren Krankheitsverläufen.

Bezugsquellen von Vitalpilzen Bei dem vielfältigen Angebot an Nahrungsergänzungsmitteln ist es gar nicht so leicht, den Überblick zu behalten. Deswegen gebe ich dir ein paar Hinweise und Kriterien, die du beim Pilz-Pulver-Kauf beachten solltest.

Die Pilze für das Pulver sollten aus Deutschland kommen. Dann kannst du sicher sein, dass alle Reinheitsgebote bei der Herstellung eingehalten wurden. Außerdem sollte das fertige Produkt ein zertifiziertes Bio-Siegel tragen. Mit dem Siegel wird garantiert, dass die Pilze keine Gift- und Schadstoffe enthalten.

Achte darauf, dass die Firma bei der Herstellung ihres Pilz-Pulvers Wert auf die Verarbeitung des ganzen Pilzes legt und die Vitalpilze schonend (bei circa 35 Grad) getrocknet werden. Nur dann erhält das Pulver eine ausgewogene Wirkstoffkombination mit vielen Mineralien, Spurenelementen und stoffwechselaktiven Enzymen. Am Ende des Buches findest du Tipps und Adressen, wo du hochwertiges Pilzpulver kaufen kannst (Seite 164).

Sammelanleitung für die Schmetterlingstramete Die meisten Vitalpilze sind in anderen Ländern heimisch oder werden mittlerweile künstlich gezüchtet. Einen Vitalpilz kannst du allerdings häufig in unseren heimischen Laubwäldern sammeln. Meistens schlendern wir beim Waldspaziergang ganz achtlos an dem wertvollen, nährstoffreichen Vitalpilz vorbei: der bunt schillernden Schmetterlingstramete! Er ist einer der am besten erforschten medizinischen Pilze, da seine immunmodulierende Wirkung äußerst interessant für die Tumortherapie ist. Die Schmetterlingstramete soll die Anlagerung, die Wanderung und die Beweglichkeit von Krebszellen hemmen und sogar Schäden an DNA-Molekülen mindern. Allein aus diesem Grund pflücke ich mir bei einem Waldspaziergang gerne einige Fruchtkörper vom Holzstamm und kaue den Pilz wie ein Kaugummi. Dabei lösen sich die immunstimulierenden Polysaccharide und stärken mich schon während des Spazierengehens.

Doch die Schmetterlingstramete hilft nicht nur vorbeugend gegen allerlei tumoröse und virale Abwehrprozesse im Körper. Ihre Inhaltsstoffe hemmen bestehendes Tumorwachstum, indem der Pilz die Versorgung des Tumors mit Blutgefäßen verhindert und obendrein noch freie Radikale einfängt.

Du findest die halbkreisförmige Schmetterlingstramete im Wald an alten, halbzersetzten Laubbaumstümpfen. Die einjährigen, dünnfleischigen Fruchtkörper sind breit mit ihrer Unterlage verwachsen und haben keinen sichtbaren Stiel. Auf der welligen Hutoberseite sieht man verschiedenfarbige Zonen mit blauen, grünen und rötlichen Farbtönen, die sich mit helleren Zonen abwechseln. Die Unterseite ist cremig-weiß und von winzigen Poren besetzt. Solange die Unterseite richtig schön weiß ist, kannst du den Pilz ernten und verwenden.

Schneide den Pilz sauber vom Holz ab und lasse immer einige Pilze stehen, damit sie sich weiter vermehren können und das Biotop nicht geschädigt wird. Die Schmetterlingstramete hilft nämlich mit, Holz im Wald zu zersetzen und den Boden mit Nährstoffen anzureichern. Sammle die Vitalpilze in einem kleinen Weidenkörbchen und entferne zu Hause groben Schmutz mit einer Pilzbürste. Achte bei deinem Sammelgebiet darauf, dass es nicht mit Giftstoffen (Schwermetalle, Pestizide) belastet ist, und erkundige dich, ob das Gebiet radioaktiv belastet sein könnte. Pilze nehmen bekanntlich gerne allerlei Giftstoffe in sich auf und reinigen ihre Umgebung. Die Giftstoffe sollten jedoch nicht in deinem Tee landen!

Tee-Kur mit der Schmetterlingstramete Die Schmetterlingstramete ist sehr zäh und nicht als Speisepilz gedacht. Da der Pilz eher kräuterartig und leicht im Geschmack ist, wird er lieber als Tee verwendet und schmeckt dann meistens auch den Menschen, die normalerweise keine Pilze mögen. Du hast zwei Tee-Optionen: Entweder du bereitest ihn aus frischer Schmetterlingstramete zu oder du trocknest den Pilz schonend im Backofen und pulverisierst ihn später mit einer Mühle. Mit der zweiten Option kannst du dir einen kleinen Vorrat für den Winter und für die Grippezeit anlegen.

Ich selbst mache zwei Mal im Jahr eine Kur mit der Schmetterlingstramete. Im Frühsommer (ab Juni) sammle ich frische Pilze und bereite mir daraus Tee zu. Als empfohlene Tagesempfehlung verwende ich 9–15 g Pilz-Fruchtkörper. Bevor ich die Pilze mit heißem Wasser überbrühe (nicht zu heiß, circa 40 Grad), zerreibe ich die Fruchtkörper etwas mit den Händen, damit sich die Inhaltsstoffe herauslösen. Den Sud lasse ich circa 20 Minuten ziehen und trinke dann mein erstes Glas und im Laufe des Tages den ganzen Liter. Meine Frühsommer-Kur ziehe ich für vier Wochen durch.

Im Sommer und Herbst sammle ich so viele Fruchtkörper, dass ich einen kleinen Vorrat für die kalte Jahreszeit habe. Bei circa 40–50 Grad trockne ich die Pilze im Backofen, bis sie richtig durchgetrocknet sind, und pulverisiere die Fruchtkörper mit einer Kaffeemühle. Kurz vor der Erkältungszeit starte ich meine zweite Kur, um mein Immunsystem zu stärken und mich gegen Grippe- und Erkältungserreger zu wappnen. Den Tee bereite ich wie oben beschrieben zu, nur dass ich die angegebene Menge als Pulver im Teebeutel verwende.

ATEMBESCHWERDEN

Die Atmung beeinflusst einfach alle Prozesse in unserem Körper, und eine gute Atemfunktion ist die Grundvoraussetzung für Gesundheit! Wie also können wir zu einer guten Atmung kommen?

Durch den Einatem werden die Zellen mit Sauerstoff versorgt. Dem Körper wird Energie eingehaucht. Eine ausgeglichene Atmung bewirkt Stressabbau, beruhigt die Nerven, stärkt das Immunsystem und bewegt die Energie in den ganzen Körper.

Viele Menschen atmen in ihrem Alltag nicht mehr auf natürliche, gesunde Weise. Durch Dauerstress etwa wird der Atemfluss flacher. Bei einer sitzenden Tätigkeit bleibt die Atmung oftmals einfach im Brustkorb stecken.

Vielleicht ist dir schon mal aufgefallen, dass du in bestimmten Situationen kurz aufhörst zu atmen, beispielsweise, weil du dich erschrocken hast oder jemandem gespannt zuhörst.

Vielleicht fallen dir jetzt Besonderheiten deiner Atmung auf, weil ich dich darauf gestoßen habe. Wenn du sie als zu flach oder zu hastig empfindest, leidest du eventuell unbewusst an den Folgen und kannst jetzt einen Zusammenhang zu Schlaflosigkeit oder Erschöpfung erkennen.

Die Bedeutung der Atmung in der TCM

Die TCM betrachtet die Atemvorgänge anders als wir sie kennen. Mehrere Organe (Lunge, Nieren und Milz) sind an der Verteilung des Sauerstoffs beteiligt.

Die Lunge beherrscht das Qi. Sie nimmt durch die Einatmung Qi aus der Umgebung auf und erhält zudem von der Milz »Nähr-Qi« aus der Nahrung. Aus diesem Energiepaket filtert die Lunge reines Qi und trübes Qi. Das reine Qi versorgt den ganzen Körper und die Haut. Das trübe Qi leitet sie an die Nieren weiter. Die Nieren wiederum filtern aus dem trüben Qi weitere brauchbare Energien. Die herausgefilterte Energie wird mit der Aufgabe, die Lunge zu befeuchten, wieder zurück zur Lunge geschickt. Der unbrauchbare Rest wird über die Nieren ausgeschieden. Bei Atemproblemen behandelt der TCM-Arzt neben der Lunge immer die Milz und die Nieren mit, damit die Lunge als Basis der Heilung besser befeuchtet werden kann.

OPTIMIERE DEINE ATMUNG UND ERLEBE INNEREN FRIEDEN!

Wo lässt sich die Atmung besser erleben als an der frischen Luft? Gehe raus in die Natur und suche dir einen kraftvollen Baum. Lehne deinen Rücken daran, schließe die Augen und beobachte deinen Atem.
Wie atmest du ein? Wie lang ist diese Phase? Ist die Ausatmung anstrengend? Ist die Ausatemphase länger als die Einatmung? Wohin fließt die Atemluft zuerst? Machst du eine natürliche Atempause? Was bewirkt sie in dir? Wenn du ein Gefühl für deinen Atem bekommen hast, kannst du ihn jetzt optimieren:

- *Lasse tief und langsam mit der Einatmung Luft einfließen. Stelle dir vor, wie die Kraft der Nieren den Brustkorb auf die einfließende Luft vorbereitet.*
- *Es entsteht eine Pause. Nutze sie, um deine Seele zu fühlen, und stelle dir vor, wie sie frei ist, sich zu entfalten.*
- *Beim etwas längeren Ausatem lassen der Körper und die Seele los, was nicht mehr gebraucht wird.*

Angelehnt an deinem Baum findet sich die natürliche Atemweise wieder. Mit dem Fluss der Atmung gibst du dich dem Leben hin. Widerstände (gegen sich selbst) werden durchbrochen. Zurückgekehrt in den eigenen Rhythmus findest du Frieden.
Wenn du dich nach innerem Frieden sehnst und aus ihm Energie schöpfen willst, räume dir in deinen Alltag Pausen für die Atemoptimierung ein. Vielleicht kannst du deine Mittagspause dafür nutzen oder Situationen, in denen Langeweile aufkommt (im Stau, an der Kasse oder an der roten Ampel).

Einatmen. Pause. Ausatmen.

Auch die drei Atemphasen haben in der TCM jeweils eine spezielle Bedeutung für die Gesundheit. Die Einatmung wird in der TCM als ein aktiver Prozess gedeutet, der über die Nieren gesteuert wird. Durch die Nierenenergie entsteht die Kraft, den Brustkorb für die Atemluft zu bewegen und auszudehnen. Zwischen der Einatmung und der Ausatmung entsteht eine natürliche Pause. Sie ermöglicht den Rückzug zur eigenen Mitte und die Entfaltung der Seele. Die Ausatmung ist ein passiver, von der Lunge erwirkter Prozess. Ausatmend schenkst du deiner Umwelt etwas von dir selbst. Mit der Einatmung hingegen nimmst du einen Teil der Welt in dir auf. Die Nase dient bei den Atemvorgängen als Ventil. In der TCM sagt man, hier öffne und zeige sich der Gesundheitszustand der Lunge.

Das Übungsprogramm

- Genieße mit dem Übungsprogramm (Seite 158) die Stille der Atemprozesse und verfeinere deine Atemqualität. Wo der Atem frei fließt, bewegt sich auch das Qi, und Schmerzen finden keinen Raum.

Das Übungsprogramm hilft:

- die Atmung zu normalisieren
- Erschöpfung in pure Vitalität zu wandeln
- Schmerzen zu lösen
- Atemwegserkrankungen zu lindern
- das Nervensystem zu entspannen

Lege dir die Faszienbälle im Säckchen und das Bolster bereit. Zur Entspannung der Arme bei der Aktivierung von Du 20 helfen zwei Klötze oder dicke Bücher. Noch eine kleine Anregung: Das Übungsprogramm entfaltet seine ganze Kraft nach einem kurzen Spaziergang, bei dem du ruhig atmest.

FLOW
BEI ATEMBESCHWERDEN

Hier siehst du die Abfolge der Asanas auf einen Blick

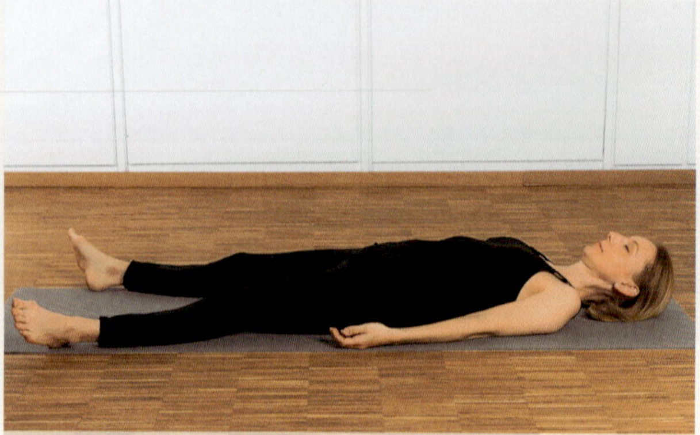

1 Anfangsentspannung mit Atemfokus

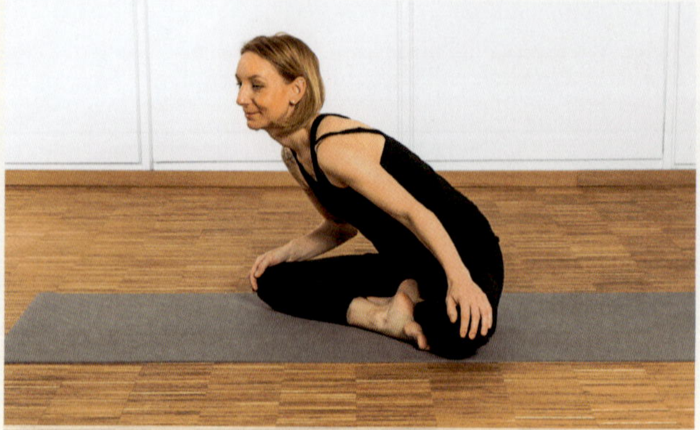

2 Mobility-Pose: Sufi-Kreise mit Fokus auf die Brustwirbelsäule (Seite 106)

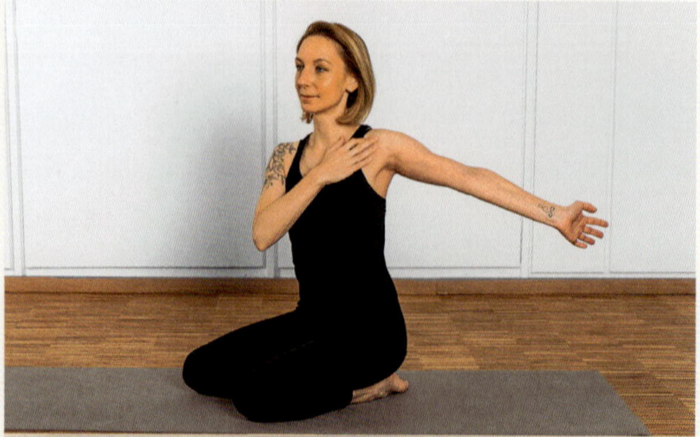

3 Kniesitz mit Lu 1 (Seite 88)

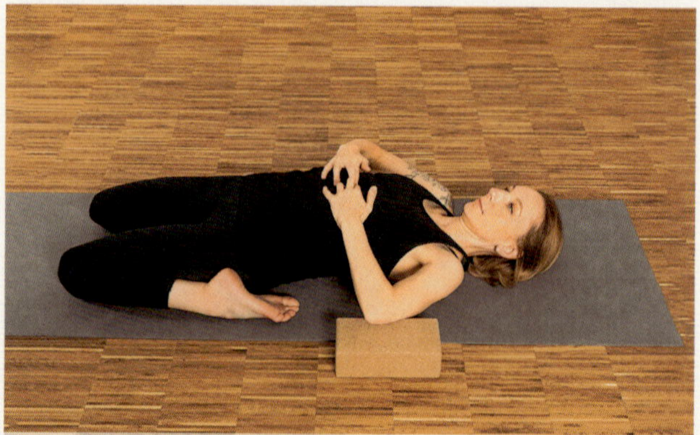

4 Sattel mit KG 17 (Seite 82)

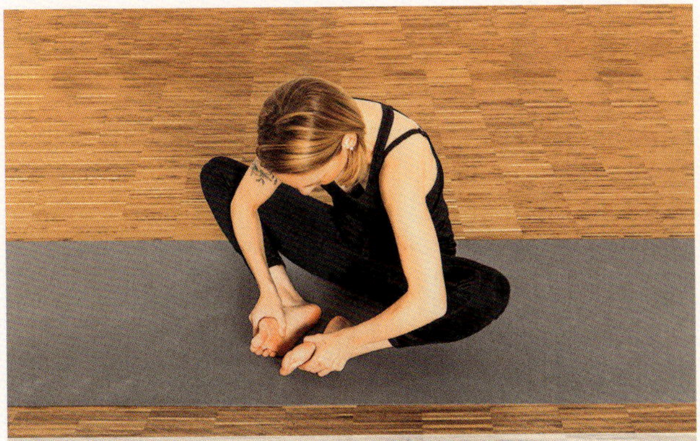

5 Mönch mit Ni 1 (Seite 92)

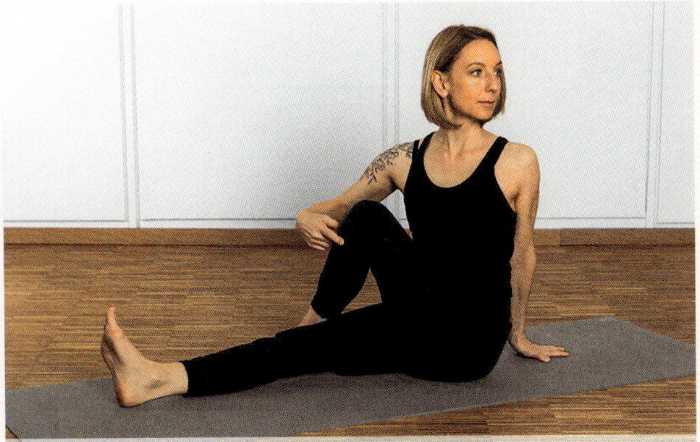

6 Drehsitz mit Ma 36 (Seite 94)

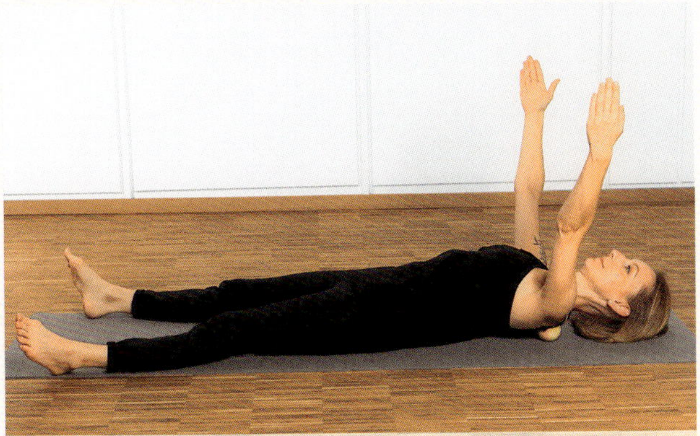

7 Mobility-Pose: Brustkorbbälle (Seite 108)

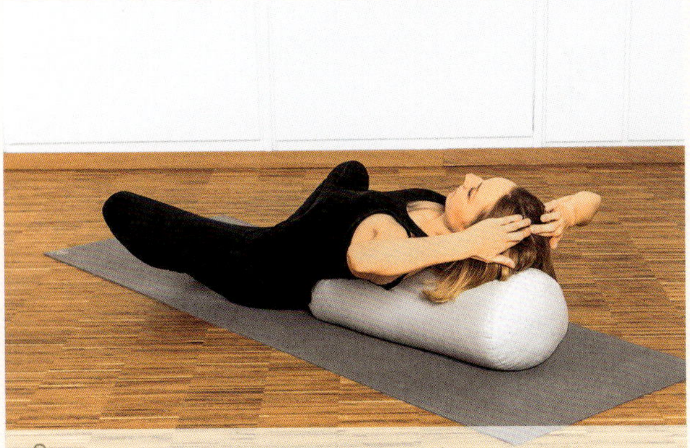

8 Schmetterling mit Du 20 (Seite 80)

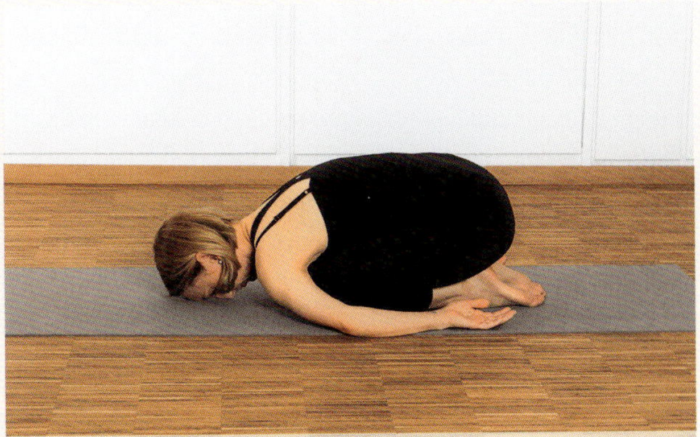

9 Ruhepose: Kind (Seite 52)

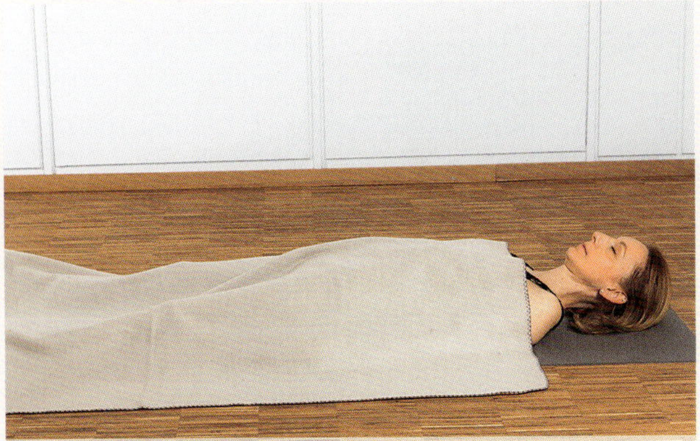

10 Shavasana (Seite 66)

DAS AKU-TAPE VEREINT AKUPRESSUR UND TAPING

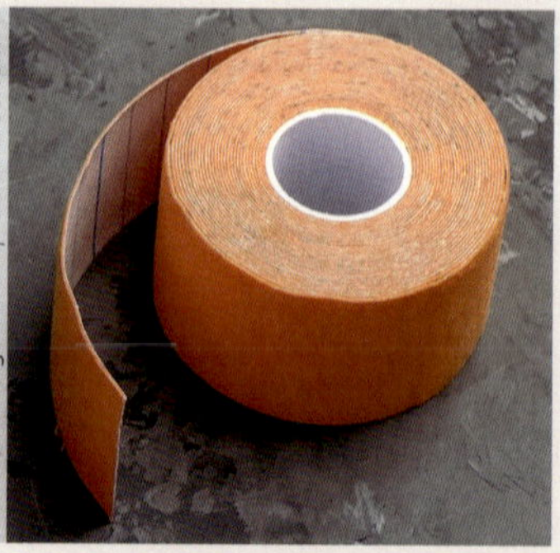

Anfang der 1970er-Jahre entwickelte Kenzo Kase das bunte Kinesio-Tape zur Schmerzlinderung und zur Prophylaxe im Leistungssport. Heute wird es vielfältig von jedermann eingesetzt. Die Klebestreifen werden auf bestimme Art und Weise über schmerzende Muskeln, Sehnen und Gelenke geklebt. Anders als bei einer Bandage werden die Bewegungen durch die Tapes nicht gehemmt. Vielmehr lenken die speziell aufgeklebten Pflaster die überlasteten Muskeln und Sehnen zurück in ihre normale Funktion. Schmerzen und psychovegetative Symptome lösen sich durch eine verbesserte Durchblutung wieder auf.

Das Aku-Tape ist eine Weiterentwicklung des Kinesio-Tapes. Es vereint die Akupressur-(Akupunktur)-Methode mit dem Taping. Die Tapes werden über Teile blockierter Meridian-Leitbahnen geklebt. Mit Gittertapes (komprimierte, kleine Tapes) können einzelne Akupunktur-Punkte in das Leitbahn-Tape einbezogen werden. Das ermöglicht die gezielte Linderung weiterer Beschwerden. Aku-Tapes erreichen ähnliche Effekte wie die Akupunktur. Durch die Verschiebung bestimmter Hautareale wird eine gezielte Leitbahnmassage ausgelöst, mit der sich die betroffene Energiebahn reguliert.

Ein buntes Pflaster für den Lungen-Meridian In deinem Übungsprogramm hast du im Kniesitz den Lungenmeridian über den Punkt Lu 1 bereits aktiviert. Mit einem Aku-Tape für den Lungenmeridian kannst du den Energiefluss den ganzen

Tag weiter stärken. Wenn du in letzter Zeit nachts zur Lungenhochzeit gegen drei Uhr aufwachst, klebe dir abends ein Lungentape und gehe damit schlafen. Grundsätzlich habe ich die Erfahrung gemacht, dass ein Meridian-Tape bis zu drei Tage kleben bleiben kann. Wird die Wirkung für dich zu intensiv, löse das Tape einfach schon früher.

Für die Tape-Anlage musst du den groben Verlauf des Lungenmeridians kennen. Es beginnt mit dem Punkt Lu 1 am äußeren Ende unter dem Schlüsselbein. Dann verläuft es weiter an der Oberarminnenseite, über die Ellenbeuge und am Daumenballen entlang.

Stelle dich aufrecht mit geradem Oberkörper hin. Die Schultern sind entspannt und die Arme so geöffnet, dass die Handflächen nach vorn zu deinem Partner zeigen. Während der Partner das Tape aufklebt, wird die Haltung nicht verändert. Die Basis des Tapes wird über dem Punkt Lu 1 unter dem Schlüsselbein aufgeklebt. Ohne Zug wird das Klebeband auf der Arminnenseite über die Ellenbeuge und zuletzt bis über den Daumenballen über den Punkt Lu 9 aufgeklebt. Durch mehrmaliges Streichen über das Tape klebt es gut an der Haut. Jetzt kannst du dich wieder aus der Position lösen. Duschen schadet dem Aku-Tape nicht. Tupfe es nach dem Duschen vorsichtig wieder trocken. Löst sich das Tape frühzeitig, verliert es an Wirkung. Ziehe es dann vorsichtig ab. Mit dem Aku-Tape erfährst du bei allen möglichen Atemwegsproblemen Linderung. Es hilft sogar bei sich taub anfühlenden, kribbelnden Händen, wenn du zu lange am Computer gesessen hast.

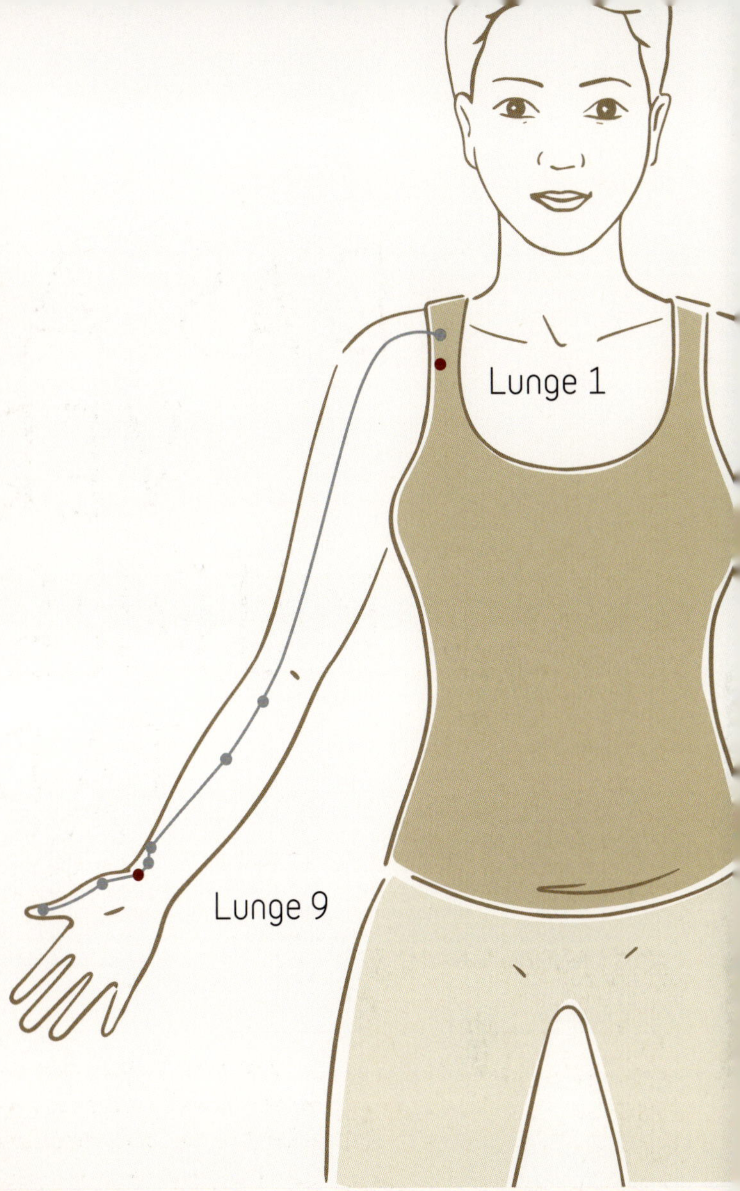

Akutape für den Lungenmeridian

SERVICE

WEITERFÜHRENDE LITERATUR

Adler, Kristin und Fengler, Arndt: **Gesunde Faszien. Ihr Trainingsprogramm. Weniger Schmerzen – mehr Beweglichkeit.** Stuttgart: TRIAS 2016

Adler, Kristin und Fengler, Arndt: **Psoas-Training für Vielsitzer. Schmerzfrei und beweglich: Die Lendenmuskulatur kräftigen.** Stuttgart: TRIAS 2018

Bihlmaier, Susanne: **Die Akupunktur. Lehrbuch, Bildatlas, Repetitorium.** Marburg: KVM Verlag 2009

Guthmann, Jürgen: **Heilende Pilze. Die wichtigsten Arten der Welt.** Wiebelsheim: Quelle & Meyer Verlag 2021

Hecker, Hans-Ulrich und Liebchen, Kay: **Aku-Taping. Akupunkturpunkte, viszerale und Myofasziale Triggerpunkte.** Stuttgart: Karl F. Haug Verlag 2012

Linnartz, Kerstin: **Business Yoga. Mit leichten Übungen zur Leistungssteigerung und Stressabbau.** Hilden: Becker Joest Volk Verlag 2015

Reumann, Friederike: **Das Workbook. Eine Arbeitshilfe aus der YogaPraxis.** Norderstedt: BOD 2012

Reumann, Friederike: **Ich stärke meine Selbstheilungskräfte. Das Übungsprogramm für dauerhafte Gesundheit.** Bielefeld: Lüchow Verlag 2021

Reumann, Friederike: **Selbstheilung mit Yoga und Osteopathie. Mit osteopathischen Techniken in der Yogapraxis Beschwerden behandeln und Schmerzen lindern.** München: Riva Verlag 2021

Sun, Weizhong und Kapner, Arne: **Praxis der Tuina-Therapie. Atlas zur Behandlung von Erwachsenen und Kindern.** Stuttgart: Hippokrates Verlag 2007

Thambirajah, Radha: **Energetik in der Akupunktur.** München: Urban und Fischer Verlag 2006

Trökes, Anna: **Anti-Stress-Yoga.** Freiburg: Herder Verlag 2019

Wagner, Dr. Franz: **Akupressur. Heilung auf den Punkt gebracht.** München: GU Verlag 2012

Wurster-Ilg, Esther: **Das praxisnahe 1×1 des Schröpfens: Häufige Krankheitsbilder, dazugehörige Schröpforte mit Abbildungen und Angaben zur Geräteeinstellung.** Berlin: BOD 2012

STICHWORTVERZEICHNIS

A

Akupressur 16, 57
- Grifftechnik 60
- Verstärkungsgriff 60
- Zangengriff 60

Akupressurpunkte 57
Aku-Tape 160
Atembeschwerden 156
Atemübung 70, 157
Atemverbesserung 82, 88
Austernpilz 153

B

Beckenbodenanspannung 96
Beckenschiefstand 76
Beckenschmerzen 84
Bindegewebe 13
Brücke 24, 76
Brustkorb-, Kreuzbein- und Nackenbälle 108

C

Cun 61

D

Dao 57
Drehsitz 42, 94
Drei Längen zum Fuß 94
Duftöl 59
Du mai (Lenkergefäß) 55, 122

E

Energiebahnen 55
Energieschwankungen, häufige 58
Energiesystem 54
Entspannungsübungen 64
Ernährung 146

F

Faszien 10, 12, 13, 17
Fingertest 18
Frosch 50, 102
Fuß-Pattern 107

G

Gelenk- und Muskelschmerzen 132
Großer Schluchtenbach 84
Großer Wasserschlund 86
Großes Heranstürmen 90
Grundhaltungen 17

H

Halbmond 34, 86
Happy Baby 32, 84
Hatha Yoga 11
Hauptmeridiane 55
Hericium 154
Herzentlastung 86
Hilfsmittel 12, 19
Hocke 38, 90

I

In der Mitte der Beuge 98

K

Katze/Kuh 105
Kindsposition 52
Kinesio-Tape 160
Kniesitz 36, 88
Konfuzianismus 57
Kopfschmerzen 100, 124
- Ursachen 124

Kreuzung der drei Yin 96
Krokodil 26, 78
Kunlun-Gebirge 76

L

Lebensenergie 54
Libelle 44, 96

M

Magenprobleme 80
Menschen, ältere 12
Meridiane 55, 57
Mitte der Brust 82
Mittlere Magengrube 80
Mobility-Posen 104
Mönch 40, 92
Moxa 122
Müdigkeit 15

N

Nacken-Qi-Gong 110
Nackenverspannungen 124
Nervensystem, vegetatives 14
Notfall-Punkt 111

O

Ohr-Pforte 88
Organuhr 144

P

Paket 22, 74
Parasympathikus 14
Passtor des Inneren 74
Pforte der Geisteskraft 78
Pleurotus 153
Progressive Muskelentspannung 68

Q

Qi 54

R

Raupe 46, 98
Reishi 153
Ren mai (Konzeptionsgefäß) 55
Residenz der Mitte 88
Residenz des Windes 100
Rückenschmerzen 84, 118

S

Sattel 30, 82
Schlaf 144
Schlafprobleme 80
Schmerz 132
Schmetterling 28, 80
Schmetterlingstramete 155
Schröpfen 136
Schwan 48, 100
Seerobbe 148
Shavasana 66
Sonnengruß 139
Sportler 13
Sprudelnde Quelle 92
Stressabbau 14, 74, 94, 138
Sufi-Kreise 106
Sympathikus 14

T

Tal am Zusammenschluss 102
Teich des Windes 100
Traditionelle Chinesische Medizin (TCM) 54
Tuina 128

U

Übungsmännchen 113
Übungsprogramme 117
Übungsprogramm, eigenes 112

V

Verdauungsstörungen 146
Vitalpilze 152

W

Wirbelsäulenblockaden 78

Y

Yin 11
Yin und Yang 56

Z

Zink, Paulie 11
Zusammenkunft aller Leitbahnen 80

Empfehlungen von Friederike Reumann

Im Folgenden finden Sie weiterführende Empfehlungen

Bezugsquellen

Bei Dragonspice findet man eine große Auswahl an ätherischen Ölen und Naturprodukten:

www.dragonspice.de

Primavera vertreibt ätherische Öle in hervorragender Bioqualität:

www.primaveralife.com

Vitalpilze und Pilzpulver vom ganzen Pilz bekommt man bei:

www.mycovital.de

Hier findest du eine große Auswahl an losen Kräutertees und fertige Teemischungen. Geboten wird auch eine tolle Beratung für deine individuelle Teemischung:

www.meine-teemischung.de

Moxa-Zigarren zum fairen Preis bestellt man bei:

www.dmc-natur.de

Auf dieser Internetseite findest du die von mir eingesetzten Faszienbälle aus Naturkautschuk. Sie sind gut geeignet als Massage- oder Yoga-Ball:

www.harmonyball.de

Die Firma Bellabambi bietet Schröpfcups in verschiedenen Größen an. Sie sind kinderleicht zu bedienen und bestehen aus hautfreundlichem Material:

www.bellabambi.de

Bibliografische Information der Deutschen Nationalbibliothek
Die Deutsche Nationalbibliothek verzeichnet diese Publikation in der Deutschen Nationalbibliografie; detaillierte bibliografische Daten sind im Internet über http://dnb.d-nb.de abrufbar.

Programmplanung: Celestina Filbrandt
Projektmanagement: Annalena Müller
Redaktion: Gabriele Gaßmann
Bildredaktion: Christoph Frick

Umschlaggestaltung: © Thieme
Layout: CYCLUS · Visuelle Kommunikation, Stuttgart

Bildnachweis:
Umschlagmotiv und Bild S. 3: © Prostock-studio/stock.adobe.com – Stock photo. Posed by a model.
Fotos im Innenteil: © S. Schneider/Thieme; S. 122: © Andrey Popov/stock.adobe.com; S. 160: © suravikin@gmail.com/stock.adobe.com
Autorinnenfoto: Studioline Hannover
Zeichnungen: Susi Schaaf, Bellheim
Die abgebildeten Personen haben in keiner Weise etwas mit dem Thema zu tun.

1. Auflage 2022

TRIAS Verlag in Georg Thieme Verlag KG
Rüdigerstraße 14, 70469 Stuttgart, Germany
www.trias-verlag.de

Printed in Germany

Satz: Fotosatz Buck, Kumhausen
Repro: LUDWIG:media gmbh, Zell am See, Österreich
Druck: AZ Druck und Datentechnik GmbH, Kempten

Gedruckt auf chlorfrei gebleichtem Papier

ISBN 978-3-432-11513-9 2 3 4 5 6

Auch erhältlich als E-Book:
eISBN (ePub) 978-3-432-11514-6

Wo datenschutzrechtlich erforderlich, wurden die Namen und weitere Daten von Personen redaktionell verändert (Tarnnamen). Dies ist grundsätzlich der Fall bei Patienten, ihren Angehörigen und Freunden, z. T. auch bei weiteren Personen, die z. B. in die Behandlung von Patienten eingebunden sind.

Thieme Publikationen streben nach einer fachlich korrekten und unmissverständlichen Sprache. Dabei lehnt Thieme jeden Sprachgebrauch ab, der Menschen beleidigt oder diskriminiert, beispielsweise aufgrund einer Herkunft, Behinderung oder eines Geschlechts. Thieme wendet sich zudem gleichermaßen an Menschen jeder Geschlechtsidentität. Die Thieme Rechtschreibkonvention nennt Autor*innen mittlerweile konkrete Beispiele, wie sie alle Lesenden gleichberechtigt ansprechen können. Die Ansprache aller Menschen ist ausdrücklich auch dort intendiert, wo im Text (etwa aus Gründen der Leseleichtigkeit, des Text-Umfangs oder des situativen Stil-Empfindens) z. B. nur ein generisches Maskulinum verwendet wird.